中国康复医学会"康复医学指南"丛书

康复护理指南

主　编　李秀云　郑彩娥

副主编　蔡文智　贾　勤　孟　玲

人民卫生出版社

·北京·

图书在版编目（CIP）数据

康复护理指南 / 李秀云，郑彩娥主编 . —北京：
人民卫生出版社，2022.11（2024.3重印）
ISBN 978-7-117-33807-3

Ⅰ.①康… Ⅱ.①李… ②郑… Ⅲ.①康复医学–护
理学–指南 Ⅳ.①R47-62

中国版本图书馆 CIP 数据核字（2022）第 195289 号

人卫智网	**www.ipmph.com**	医学教育、学术、考试、健康， 购书智慧智能综合服务平台
人卫官网	**www.pmph.com**	人卫官方资讯发布平台

康复护理指南
Kangfu Huli Zhinan

主　　编：李秀云　郑彩娥
出版发行：人民卫生出版社（中继线 010-59780011）
地　　址：北京市朝阳区潘家园南里 19 号
邮　　编：100021
E - mail：pmph @ pmph.com
购书热线：010-59787592　010-59787584　010-65264830
印　　刷：三河市宏达印刷有限公司
经　　销：新华书店
开　　本：787×1092　1/16　印张：12
字　　数：300 千字
版　　次：2022 年 11 月第 1 版
印　　次：2024 年 3 月第 2 次印刷
标准书号：ISBN 978-7-117-33807-3
定　　价：69.00 元

打击盗版举报电话：010-59787491　E-mail：WQ @ pmph.com
质量问题联系电话：010-59787234　E-mail：zhiliang @ pmph.com
数字融合服务电话：4001118166　E-mail：zengzhi @ pmph.com

编者（按姓氏笔画排序）

丁　琳（武汉市中心医院）

丁　慧（江苏省人民医院）

王金凤（佳木斯大学附属第三医院）

王雪芳（郑州大学第三附属医院）

历　虹（佳木斯大学附属第三医院）

方衡英（中山大学附属第三医院）

卢　湘（复旦大学附属华东医院）

申红梅（首都医科大学附属北京康复医院）

白姣姣（复旦大学附属华东医院）

吕复莉（安徽医科大学第一附属医院）

吕慧颐（山西医科大学第一医院）

朱小平（武汉大学中南医院）

朱世琼（四川省医学科学院·四川省人民医院）

刘承梅（河南中医药大学第一附属医院）

刘淑芹（青岛大学附属医院）

安德连（中山大学附属第三医院）

孙　薇（北京博爱康复医院）

杜春萍（四川大学华西医院）

李　洁（沈阳市儿童医院）

李秀云（华中科技大学同济医学院附属同济医院）

李艳芳（宁波市康复医院）

杨凤翔（十堰市太和医院）

杨艳萍（空军杭州特勤疗养中心）

辛　霞（西安交通大学第一附属医院）

宋银萍（佳木斯大学附属第三医院）

陈克妮（海南成美医院）

陈晓玲（海南省人民医院）

周玉妹（南昌大学第二附属医院）

周君桂（南方医科大学南方医院）

郑彩娥（浙江省人民医院望江山院区）

孟　玲（华中科技大学同济医学院附属同济医院）

俞伟蔚（上海市第一康复医院）

袁小萍（武汉大学人民医院）

贾　勤（浙江省人民医院）

高　娜（北京协和医院）

郭声敏（西南医科大学附属医院）

唐　芳（四川省医学科学院·四川省人民医院）

梅　菁（武汉大学中南医院）

盛芝仁（宁波大学医学院附属医院）

韩　燕（山西医科大学第一医院）

温贤秀（四川省医学科学院·四川省人民医院）

蔡文智（南方医科大学深圳医院）

黎巧玲（西安交通大学第一附属医院）

滕立英（首都医科大学附属北京康复医院）

中国康复医学会"康复医学指南"丛书

序言

受国家卫生健康委员会委托,中国康复医学会组织编写了"康复医学指南"丛书(以下简称"指南")。

康复医学是卫生健康工作的重要组成部分,在维护人民群众健康工作中发挥着重要作用。康复医学以改善患者功能、提高生活质量、重塑生命尊严、覆盖生命全周期健康服务、体现社会公平为核心宗旨,康复医学水平直接体现了一个国家的民生事业发展水平和社会文明发达程度。国家高度重视康复医学工作,近年来相继制定出台了一系列政策文件,大大推动了我国康复医学工作发展,目前我国康复医学工作呈现出一派欣欣向荣的局面。康复医学快速发展迫切需要出台一套与工作相适应的"指南",为康复行业发展提供工作规范,为专业人员提供技术指导,为人民群众提供健康康复参考。

"指南"编写原则为,遵循大健康大康复理念,以服务人民群众健康为目的,以满足广大康复医学工作者需求为指向,以康复医学科技创新为主线,以康复医学技术方法为重点,以康复医学服务规范为准则,以康复循证医学为依据,坚持中西结合并重,既体现当今现代康复医学发展水平,又体现中国传统技术特色,是一套适合中国康复医学工作国情的"康复医学指南"丛书。

"指南"具有如下特点:一是科学性,以循证医学为依据,推荐内容均为公认的国内外最权威发展成果;二是先进性,全面系统检索文献,书中内容力求展现国内外最新研究进展;三是指导性,书中内容既有基础理论,又有技术方法,更有各位作者多年的实践经验和辩证思考;四是中西结合,推荐国外先进成果的同时,大量介绍国内开展且证明有效的治疗技术和方案,并吸纳中医传统康复技术和方法;五是涵盖全面,丛书内容涵盖康复医学各专科、各领域,首批计划推出66部指南,后续将继续推出,全面覆盖康复医学各方面工作。

"指南"丛书编写工作举学会全体之力。中国康复医学会设总编写委员会负总责,各专业委员会设专科编写委员会,各专业委员会主任委员为各专科指南主编,全面负责本专科指南编写工作。参与编写的作者均为我国当今康复医学领域的高水平专家、学者,作者数量达千余人之多。"指南"是全体参与编写的各位同仁辛勤劳动的成果。

"指南"的编写和出版是中国康复医学会各位同仁为广大康复界同道、

为人民群众健康奉献出的一份厚礼，我们真诚希望本书能够为大家提供工作中的实用指导和有益参考。由于"指南"涉及面广，信息量大，加之编撰时间较紧，书中的疏漏和不当之处在所难免，期望各位同仁积极参与探讨，敬请广大读者批评指正，以便再版时修正完善。

衷心感谢国家卫生健康委员会对中国康复医学会的高度信任并赋予如此重要任务，衷心感谢参与编写工作的各位专家、同仁的辛勤劳动和无私奉献，衷心感谢人民卫生出版社对于"指南"出版的高度重视和大力支持，衷心感谢广大读者对于"指南"的关心和厚爱！

百舸争流，奋楫者先。我们将与各位同道一起继续奋楫前行！

中国康复医学会会长

方国恩

2020 年 8 月 28 日

中国康复医学会"康复医学指南"丛书
编写委员会

中国康复医学会"康复医学指南"丛书

目录

30. 精神疾病康复指南	主编	贾福军		
31. 生殖健康指南	主编	匡延平		
32. 产后康复指南	主编	邹 燕		
33. 疼痛康复指南	主编	毕 胜		
34. 手功能康复指南	主编	贾 杰		
35. 视觉康复指南	主编	卢 奕		
36. 眩晕康复指南	主编	刘 博		
37. 听力康复指南	主编	周慧芳		
38. 言语康复指南	主编	陈仁吉		
39. 吞咽障碍康复指南	主编	窦祖林		
40. 康复评定技术指南	主编	恽晓萍		
41. 康复电诊断指南	主编	郭铁成		
42. 康复影像学指南	主编	王振常		
43. 康复治疗指南	主编	燕铁斌	陈文华	
44. 物理治疗指南	主编	王于领	王雪强	
45. 运动疗法指南	主编	许光旭		
46. 作业治疗指南	主编	闫彦宁	李奎成	
47. 水治疗康复指南	主编	王 俊		
48. 神经调控康复指南	主编	单春雷		
49. 高压氧康复指南	主编	潘树义		
50. 浓缩血小板再生康复应用指南	主编	程 飚	袁 霆	
51. 推拿技术康复指南	主编	赵 焰		
52. 针灸康复技术指南	主编	高希言		
53. 康复器械临床应用指南	主编	喻洪流		
54. 假肢与矫形器临床应用指南	主编	武继祥		
55. 社区康复指南	主编	余 茜		
56. 居家康复指南	主编	黄东锋		
57. 心理康复指南	主编	朱 霞		
58. 体育保健康复指南	主编	赵 斌		
59. 疗养康复指南	主编	单守勤	于善良	
60. 医养结合康复指南	主编	陈作兵		
61. 营养食疗康复指南	主编	蔡美琴		
62. 中西医结合康复指南	主编	陈立典	陶 静	
63. 康复护理指南	主编	李秀云	郑彩娥	
64. 康复机构管理指南	主编	席家宁	周明成	
65. 康复医学教育指南	主编	敖丽娟	陈健尔	黄国志
66. 康复质量控制工作指南	主编	周谋望		

前言

　　康复护理学是一门旨在研究伤病者与伤残者身体、精神及其康复护理理论、知识、技能的科学。康复护理是康复医疗的重要组成部分，贯穿于康复全过程，尤其在维持生命、保障健康、促进与提高患者生活自理能力，使患者重返家庭和社会的过程中承担着重要职责。

　　随着人们群众对健康需求的多元化，康复护理学科的内涵正在发生新的变化，康复护理要精准对接新时代人民群众日益增长的多元化健康需求。根据《"健康中国 2030"规划纲要》，康复护理职能得以拓展。康复护理不仅致力于功能障碍者的功能康复，还应在健康管理、疾病预防、健康教育、患者照护、慢性病管理及老年康复护理等方面，全方位、全生命周期保障人民健康。

　　为给临床护士提供相关疾病的康复护理实践新观念、提高康复护士慢性病管理、老年康复护理等的照护能力和专业理论水平，规范及指导护士的康复护理专业技术，中国康复医学会康复护理专业委员会发布了《神经源性膀胱康复护理指南（2011 年版）》，并于 2017 年对该指南进行了修订；2016 年，制定了《颅脑创伤临床康复护理策略专家共识》。《神经源性膀胱护理实践指南（2017 年版）》的发布，帮助护士掌握神经源性膀胱护理操作的关键技术，有助于提高患者的生活质量，降低泌尿系统感染发生率。

　　近年来，随着康复知识向临床专科的普及和推广，以及老年病和慢性病患者的增多，康复护理已经从只服务康复医学科患者，拓展到医院其他临床科室和社区，并强调康复护理的早期介入和全程介入。为此，我们组织全国康复护理专家，以循证护理为基础，参考大量国内外文献，同时吸取了广大康复护理人员长期的临床实践经验，编写了这本常见疾病的《康复护理指南》，其宗旨是传播、推广疾病康复相关领域的最新知识，学习和掌握疾病的康复护理评定技术和康复护理常规操作技术、常见并发症的处理预防和健康教育等。提高肢体康复、心肺康复、言语康复、心理康复等护理能力，以期帮助患者缓解症状、减轻痛苦、减少并发症的发生、预防继发性功能障碍、提高日常生活质量、促进患者全面康复。

　　本书是中国康复医学会"康复医学指南"丛书中的一册，具有较强的实用性和可操作性，对于指导和规范临床康复护理工作、提高临床康复护理质量，有着重要的临床意义和指导作用。本书在撰写过程中得到了康复医学界专家们的指导和帮助,在此表示诚挚的感谢!

鉴于我们经验和水平有限,书中难免存在不足之处,希望广大读者提出宝贵意见,使其日臻完善。

李秀云　郑彩娥

2022 年 6 月

目录

第一章　绪　论

第一节　康复护理学概述

人口老龄化、疾病谱的变化和生活方式的改变,给人民健康带来了一系列新的挑战。自 20 世纪末我国进入老龄化社会以来,老年人口数量和比例持续增长。据国家统计局数据,截至 2021 年末,全国 60 周岁及以上老年人共 2.67 亿,占总人口的 18.9%,其中,65 岁及以上人口为 20 056 万人,占总人口的 14.2%。人口老龄化背景下如何提高康复护理服务能力,这给康复护理提出了更高的要求。康复护理事业的发展,要以人民健康为中心,以社会需求为导向,加强康复护士队伍建设,拓宽康复护理内涵,大力发展老年康复护理服务,促进康复护理事业与社会经济协调发展,不断满足人民群众日益增长的健康服务需求。

随着我国将"健康中国"定为国家发展战略,把人民健康放在优先发展的战略地位,在保障人民健康方面,康复护理发挥着越来越重要的作用。因此,规范康复护理的专业行为,制定康复护理相关指南,对于慢性病的康复护理、老年康复护理以及居家康复护理的发展都有着深远的指导意义。

医学康复是指尽可能改善由疾病或外伤所引起的生理或心灵的损伤,不论在躯体还是精神上都能最大限度地使患者提升个人的能力,使其功能逐渐恢复,重返家庭、社会生活。为了能够使患者回归社会,康复不只是医学方面的康复,还应包括心理、社会、经济、职业、教育等多方面的康复。在康复护理的全过程中,康复护士除为患者提供一般护理服务外,还应运用康复护理相关技术,为患者提供全面的康复护理服务。依据康复治疗阶段,选择合适的评定项目,依据评定结果,提出相关康复护理问题,针对康复护理问题制订康复护理干预措施,对康复对象进行精神、行为以及躯体等全方位的康复护理服务。

康复护理应建立在长期康复目标基础上,帮助患者尽可能地实现短期康复目标。如帕金森病康复治疗长期目标和短期目标的主要内容来看,康复治疗的短期目标主要是扩大及维持关节活动度,预防挛缩和纠正不良姿势,预防或减轻失用性肌萎缩及肌无力,增强姿势、平衡反应、安全意识,提高步行能力,提高日常生活能力(ADL)以及帮助患者调整心理和生活方式。长期目标主要是维持或提高基本功能,预防和减少继发性损伤的发生。

为满足人民群众对健康的需求,康复护理服务范畴在不断延伸,从功能障碍或残疾人的康复,拓展到早期重症康复、快速康复外科、老年康复护理、社区康复护理、居家康复护理等,康复护理专业得以快速发展。康复护理的过程是通过教育和训练患者,使患者充分发挥功能上的潜力和个人的主动性,学习新的技能和生活方式,康复护理全过程就是将被动护理转变为主动自我护理,通过康复教育,使患者的康复治疗依从性提高,最大限度地帮助患者的身心功能障碍得到改善,恢复其生活自理能力和工作能力,尽早回归社会和家庭。康复护理不仅局限于医院康复,还更多地涉及家庭和社区康复,大部分患者存在长期的功能障碍,有的甚至是终生。这就决定了康复护理的长期性和延续性。康复护理还应将早期康复贯穿于康复护理的始终,功能训练要以预防为主,及时发现潜在的问题,并要与日常生活活动相结合,注重实用性,以达到提高患者生活质量的目的。在帮助患者克服功能障碍的同时,还要重视患者的心理康复,针对患者的心理特点,采取相应的心理康复护理措施,鼓励患者主动参与功能训练,以具备回归社会的能力,最大限度地适应社会环境,更好地融入社会。

康复护理秉承以人为本,全面康复的原则,努力维护患者的生理、心理功能,协助患者功能障碍的训练,预防并发症,注重对患者及其家属的康复教育,教会患者维持自身健康及日常生活方面的知识和技能,指导、训练患者的自我照顾能力,预防和减少继发性损伤的发生,教会患者代偿策略,减少辅助,延缓疾病的发展进程。

第二节 康复护理评定

为明确康复护理问题,制订康复护理目标,康复护士要掌握康复评定方法,通过康复护理评定,对患者的功能预后做出客观、准确的预测,使其了解哪些功能障碍通过康复治疗可以改善或恢复,哪些不能得到改善或恢复,从而使患者对康复护理结果有正确的认识。世界卫生组织将功能障碍分为功能形态障碍、能力障碍和社会因素障碍。在康复评定中,功能形态障碍评定包括肌力、肌张力、关节活动度、身体形态测量、平衡功能、协调功能和认知功能评定等;能力障碍评定包括独立生活能力评定、作业活动能力评定等;社会因素障碍评定包括自然环境、人文环境和职业环境评定。

康复评定不同于临床医学的疾病诊断,它不是寻找疾病的病因和诊断,而是对患者功能状况和潜在能力的判断,通过收集患者功能和社会环境等资料,与正常标准进行比较分析,确定康复护理问题,为制订康复护理措施提供参考依据。应根据不同疾病的特点,选择合适的评定内容和方法。康复护理评定一般分为:一般状况评定(包括生命体征、营养状态、面容与表情、体位、姿势与步态),专科评定(包括日常生活活动能力、疼痛、运动功能、平衡功能、认知功能、心肺功能、膀胱功能、直肠功能、言语与吞咽功能、生活质量),风险评定(包括压疮、跌倒、误吸、深静脉血栓形成等)。其评定方法可以是沟通交流法、观察法、量表测评法及填写调查问卷。

第三节 康复护理管理

一、康复病房管理

(一)科室及床单元设置

1. 科室 独立设置康复门诊、康复中心、康复病区及康复护理工作区域。康复科设置临床康复评定室、物理治疗室、作业治疗室、言语治疗室、传统康复治疗室、康复工程室、心理评定治疗室等。

2. 床单位 根据需求和医院规划设定康复床位,有安全、舒适的床单位设施,每床使用面积不少于 $6m^2$,床间距不少于 1.2m。

(二)病区环境管理

医院康复医学科(中心)住院环境应当体现"以患者为中心"的服务宗旨,便利、舒适、整洁、安全。

1. 无障碍设计　门诊、病区及相关公用场所应当执行国家无障碍设计规定的相关标准。病区环境应宽敞明亮；病房走廊加宽，以利于轮椅交换；病房走廊均不能加床。门、卫生间、病床之间的距离应足够轮椅的进出，方便患者转移。

2. 安全管理　病房整体设施符合消防、安保、应急疏散和防跌倒、防坠床、防自残（自杀）等功能要求。有预防意外事件的警示标识与防范措施；室内地面有防滑装置，卫生间设置坐厕，厕所、走廊应安装扶手，以利于患者行走训练；病房床头、走廊、厕所、淋浴间均应安装呼叫器，方便患者紧急呼叫；有患者发生意外事件的应急预案。

（三）医院感染控制管理

应当遵循《医院感染管理办法》及相关法律法规的要求，加强医院感染管理，建立突发公共卫生事件的报告及科学的防控制度；有健全的医院感染管理制度和消毒隔离措施，严格执行手卫生和标准预防措施。

二、人力资源管理

（一）康复护士的配置与管理

1. 康复科应该配备足够数量、受过专业训练，掌握康复护理理论、基础知识、基本操作技术，具备独立工作能力的康复护士。康复病房护理人员总数与实际床位比不低于0.4∶1。病房日间每位护士平均负责患者数≤8人，根据床位数和工作量合理配置夜班护士人数。

2. 根据康复患者治疗特点合理设岗，按需排班，护理人员分管患者护理级别符合护理人员能级水平，根据收住患者特点、护理等级比例、床位使用率等动态调配护理人员。

3. 制定康复护理人员岗位管理制度，实施护理人员分层级管理，明确岗位设置、岗位职责、岗位技术能力要求和工作标准，制订基于护理工作量、护理质量、患者满意度、护理难度及技术要求绩效考核方案，绩效考核结果与评优、晋升、薪酬挂钩，实行同工同酬。

（二）康复护士专业人才培养

1. 开展临床康复护士在岗培训，以需求为导向，以岗位胜任力为核心，建立临床康复护士培训制度，创新培训方法，提高培训效果。按照国家培训大纲和要求，制订康复专科护理人员培训方案和培养计划。

2. 医院康复科接受省级及以上专科护士培训人员数一般不少于科室护士数的30%。定向培养康复专业护士，临床工作要体现康复护士专业能力及重点康复护理专业技术。

3. 康复专科护士要发挥康复专业职能作用，参与会诊、专科门诊、疑难危重病案讨论，深入研究康复相关疾病的康复护理内涵，康复技能专科拓展，开展社区和居家康复护理延伸服务。

4. 培养康复护士专业能力，提升康复护士对患者病情评定、康复护理常见评定技术（平衡、认知、运动、ADL、营养筛查及吞咽等）、康复护理设备和辅助支具操作及对意外事件紧急处置的能力。

三、康复护理质量管理

1. 建立康复护理质量管理体系　科室应设立护士长领导下的护理质量控制小组，负责拟定科室护理质量管理计划，对护理工作实施日常监控，并定期组织质量工作会议。综合性医院应设有院级康复护理工作组,负责全院康复护理工作的推进。

2. 完善康复护理工作制度 以相关法律、法规、标准、指南为依据制定康复护理常规、工作制度及质量标准,并定期更新。

3. 康复护理质量指标监测管理

(1)监测护理敏感质量指标:对住院患者约束率、压疮发生率、跌倒发生率、非计划性拔管发生率、导尿管相关尿路感染发生率、呼吸机相关性肺炎发生率及导管相关血流感染发生率等指标实时进行监测,根据相关标准、指南,结合专科自身发展特点设置合理的康复护理质量指标,根据监测结果以"计划 - 执行 - 检查 - 处理"(plan-do-check-act,PDCA)和根本原因分析(root-cause analysis,RCA)的方法实施质量改进。

(2)建议使用康复护理专科监测指标:包括抗痉挛体位摆放合格率,入院 24h ADL 评定率,入院 24h 压疮、跌倒、误吸风险筛查率等。

4. 深化康复护理服务内涵 对住院患者实施责任制整体护理,康复护理重点是要关注患者的功能恢复、心理健康、情绪管理及营养支持,提供多渠道健康教育,满足患者及家属的基本需求;依患者的需求,提供个性化护理服务。

5. 开展早期康复护理 加强医护人员的沟通,建立多学科融合的康复团队协作机制,康复护士应与康复医师和治疗师协作共同深入临床科室,为患者提供早期、专业的康复医疗护理服务。

6. 开展延续康复护理服务 建立出院指导与随访工作管理相关制度,为转入专业康复机构、社区及家庭的患者提供转诊后康复训练指导方案,制订出院后康复护理计划,可采用书面随访、电话随访、复诊、居家随访等,并应有随访记录。

7. 创新康复护理服务模式 充分利用信息技术为术后康复患者、慢性病患者、晚期肿瘤患者以及失能失智、完全不能自理的老年患者及残疾人等提供全流程、全周期的专业便利的智慧康复护理服务。

四、临床康复护理技术

由于康复护理对象都存在着不同程度的功能障碍,严重影响其日常生活活动能力和社会参与能力。为此,康复护士必须教育、指导和训练患者,使患者充分发挥功能上的潜力和个人的主动性,提高和改善患者日常生活活动能力水平,使之早日回归家庭、社会。推荐临床护士以《康复护理操作技术规程》《心肺康复护理操作技术规程》为蓝本,提升相关康复护理操作技术。

(李秀云 杨艳萍 辛 霞 陈克妮 黎巧玲)

参 考 文 献

[1] 国家卫生健康委员会,国家发展和改革委员会,教育部,等.关于印发促进护理服务业改革与发展指导意见的通知[R/OL].(2018-6-21)[2021-9-1].http://www.gov.cn/zhengce/zhengceku/2018-12/31/content_5435177.htm.

[2] 郑彩娥,李秀云.实用康复护理学[M].北京:人民卫生出版社,2018:19-24,94-100.

[3] 吕慧颐,薛平,武俊英.山西省康复护理发展现状调查[J].护理研究,2016,30(15):1908-1909.

[4] 王霞,孟玲,李秀云.康复护理专科护士培训实践[J].护理学杂志,2018,33(20):65-66.

［5］陈思荣.早期综合康复锻炼在脑卒中治疗中的临床意义［J］.中国继续医学教育,2017,9(36):118-119.

［6］郭燕红,李秀华.脑卒中专科护理［M］.北京:人民卫生出版社,2016.

［7］孙晖.康复护理学［M］.北京:人民卫生出版社,2018.

［8］盛芝仁,徐倩,郑彩娥.我国康复专科护士发展的研究进展［J］.护理与康复,2017,16(3):240-243.

第二章　心肺疾病康复护理指南

我国心血管病流行趋势明显，心肺疾病的发病人数逐渐增加，预计到 2030 年，我国的年心血管疾病发病率将增长 50% 以上。每年有 300 多万人死于心血管疾病，75% 的患病幸存者劳动能力出现了不同程度的丧失。

国际心脏康复体系发展已有百年历史，近几年我国的心肺康复护理发展很快。以运动为基础的心脏康复可使冠心病患者全因病死率下降 15%～28%，心源性病死率下降 26%～31%，猝死降低 37%。通过生活方式改善，控制心血管疾病的各种危险因素，可延缓动脉粥样硬化进程，降低急性缺血性冠状动脉事件的发生率和住院率。

第一节　冠心病康复护理指南

一、概述

冠状动脉粥样硬化性心脏病(coronary arthrosclerotic heart disease)是指冠状动脉粥样硬化使血管狭窄或阻塞，和 / 或因冠状动脉功能性改变(痉挛)导致心肌缺血缺氧或坏死而引起的心脏病，简称冠心病。

（一）宗旨

冠心病康复是指综合采用主动积极的身体、心理、行为和社会活动的训练与再训练，帮助患者缓解症状，改善心血管功能，在生理、心理、社会、职业和娱乐等方面达到理想状态，提高生活质量。制定《冠心病康复护理指南》，旨在进行冠心病康复治疗的同时强调积极干预冠心病危险因素，阻止或延缓疾病的发展过程，降低疾病再次发作的危险。

（二）目标

为提高冠心病患者的生活质量，维持健康能力，中国康复医学会康复护理专业委员会组织心血管和康复护理专家，结合心血管疾病特点和康复护理专业技术，制定了《冠心病康复护理指南》。该指南重点帮助患者建立健康的生活方式，加强早期康复护理训练，同时为我国各层级护理人员开展冠心病临床康复护理提供参考和指导意见，以达到冠心病康复护理目标，合理控制危险因素，改善患者心脏功能，减少再梗死和猝死的发生，提高生活质量。

二、临床知识

（一）定义

冠状动脉粥样硬化性心脏病是冠状动脉血管发生动脉粥样硬化病变而引起血管腔狭窄或阻塞，造成心肌缺血、缺氧、组织坏死。

（二）病因

1. 病因　冠状动脉血管发生动脉粥样硬化病变。

2. **危险因素** 高血压、吸烟、血脂异常、糖尿病、肥胖、体力活动不足、不合理膳食、代谢综合征、大气污染等。

冠心病可归因于12种常见的、可改变的危险因素。①4种代谢危险因素：高血压、糖尿病、腹型肥胖和高血脂；②4种行为危险因素：吸烟、饮酒、饮食因素和身体活动因素；③4种其他危险因素：受教育程度低、抑郁、握力低和家庭空气污染。

冠心病的发生、发展不是孤立的，而是多因素协同作用的结果。冠心病的危险因素很多，可控与不可控的危险因素间也存在着内在联系。

（三）冠心病分型

根据冠状动脉病变的部位、范围、血管堵塞程度，以及心肌供血不足的发展速度、范围和程度不同，世界卫生组织（WHO）将之分为五种临床类型：无症状型心肌缺血、心绞痛型冠心病、心肌梗死型冠心病、缺血型心肌病、猝死型冠心病。

（四）临床症状

冠心病在早期无特异性症状，在初期诊断中也很容易与其他心肌疾病混淆。随着病情的恶化，冠心病常伴随心绞痛、心肌梗死、心肌缺血、心力衰竭和猝死。

1. 无症状性心肌缺血患者虽无症状，但静息、动态时或负荷试验心电图有ST段压低、T波降低、变平或倒置等心肌缺血的客观证据；或心肌灌注不足的核素心肌显像表现。

2. 心绞痛是由于心肌暂时性缺血而引起的一种发作性的胸骨后或胸骨略偏左处，或在剑突下的压榨性、闷胀性或窒息性疼痛和不适感。并可放射至左肩或上臂内侧，可达无名指和小指，疼痛可持续1～5min，休息或含服硝酸甘油可缓解。

3. 心肌梗死是因冠状动脉闭塞、血流中断，使部分心肌因严重而持久的缺血发生坏死，临床上常出现较心绞痛更为严重和持久的胸痛，硝酸甘油不能缓解，多伴有发热、恶心、呕吐等症状，常并发心律失常、心衰和休克等。

4. 缺血性心肌病表现为心脏增大、心力衰竭和心律失常，为长期心肌缺血或坏死导致心肌纤维化而引起。部分患者原有心绞痛发作，以后由于病变广泛，心肌广泛纤维化，心绞痛逐渐减少到消失，却出现心力衰竭的表现，如气紧、水肿、乏力等，还有各种心律失常，表现为心悸。还有部分患者从来没有心绞痛，而直接表现为心力衰竭和心律失常。

5. 猝死是指突然和出乎意料的死亡。世界卫生组织将发病后6h内死亡者定义为猝死，多数学者主张为1h，但也有人将发病后24h内死亡也列为猝死。心源性猝死中冠心病猝死最常见，急性心肌缺血造成局部电生理紊乱引起暂时的严重心律失常，可使心脏突然停搏而引起猝死。

三、康复治疗

（一）康复治疗分期

根据冠心病康复治疗的特征及五大处方，将康复治疗分为三期：

Ⅰ期：指急性心肌梗死或急性冠脉综合征住院期康复，一般时间为3～7d。

Ⅱ期：指患者出院开始，至病情稳定性完全建立为止，时间为5～6周。由于急性阶段缩短，Ⅱ期的时间也趋向于逐步缩短。

Ⅲ期：指病情处于较长期稳定状态，或Ⅱ期过程结束的冠心病患者，包括陈旧性心肌梗死、稳定型心绞痛及隐性冠心病。康复疗程一般为2～3个月，自我锻炼应该持续终生。有人将终生维持的锻炼列为第Ⅳ期。

（二）康复治疗

1. Ⅰ期（医院康复）指急性心肌梗死或急性冠脉综合征住院期康复。时间 3～7d。

（1）康复目标：低水平运动试验阴性，可以按正常节奏连续行走 100～200m 或上下 1～2 层楼而无症状和体征。运动能力达到 2～3METs（代谢当量），METs 通常以安静、坐位时的能量消耗为基础，表达各种活动时相对能量代谢水平，1MET 相当于 3.5ml/（kg·min）。能够适应家庭生活。患者理解冠心病的危险因素及注意事项，在心理上适应疾病的发作和处理生活中的相关问题。

（2）治疗方案：以循序渐进地增加活动量为原则，生命体征一旦稳定，无并发症时即可开始。要根据患者的自我感觉，尽量进行可以耐受的日常活动。此期康复一般在心脏科进行。

（3）适应证：患者生命体征稳定，安静状态下心率＜110 次/min，无明显心绞痛；无新发的心衰现象；无心律失常。

（4）运动反应：心脏康复可以继续进行的指标包括，①合适的心率增加，比安静时增加 5～20 次/min；②合适的血压增加，比安静时增加 10～20mmHg，若血压收缩压下降 10mmHg 要注意；下降 20mmHg 必须停止，此时说明左室或者左主干存在问题；③心电监护未见心律失常和 ST 段的改变；④无心血管症状，如心悸、气促、过度疲劳；无心力衰竭、严重心律失常和心源性休克，血压基本正常，体温正常。

2. Ⅱ期（康复中心、家庭康复）指患者出院开始，至病情稳定性完全建立为止。时间 5～6 周。适应证：患者病情稳定，运动能力达到 3METs 以上，家庭活动时无显著症状和体征。

（1）康复目标：逐步恢复一般日常生活活动能力，包括轻度家务劳动、娱乐活动等。运动能力达到 4～6METs，提高生活质量。对体力活动没有更高要求的患者可停留在此期。此期在康复中心或患者家庭完成。

（2）治疗方案：通过评估给合适的运动处方。可进行提高心肺功能的运动、体力耐力训练、医疗体操、气功、家庭卫生、厨房活动、园艺活动或在邻近区域购物，活动强度为 40%～50% 最大心率（HRmax），自觉劳累程度（RPE）不超过 13～15。一般活动均需医护监测；较大强度活动时可用远程心电图监护系统监测，无并发症的患者可在家属帮助下逐步过渡到无监护活动。

3. Ⅲ期（社区康复）指病情处于较长期稳定状态，或Ⅱ期过程结束的患者，包括陈旧性心肌梗死、稳定型心绞痛及隐性冠心病。康复疗程一般为 2～3 个月，自我锻炼应该持续终生。适应证：临床病情长期稳定者。

（1）康复目标：巩固Ⅱ期康复成果，控制危险因素，改善或提高体力活动能力和心血管功能，恢复发病前的生活和工作。此期可以在康复中心完成，也可以在社区进行。

（2）治疗方案：全面康复方案包括有氧训练、循环抗阻训练、柔韧性训练、医疗体操、作业训练、放松性训练、行为治疗、心理治疗等。在整体方案中，有氧训练是最重要的核心。

（3）性功能障碍及康复：Ⅲ期康复应该将恢复性生活作为目标（除非患者没有需求）。判断患者是否可以进行性生活的简易试验有：①上二层楼试验（同时做心电监测），通常性生活中心脏射血量约比安静时高 50%，这和快速上二层楼的心血管反应相似。②观察患者能否完成 5～6METs 的活动，因为采用放松体位的性生活最高能耗为 4～5METs。在恢复性生活前应该经过充分的康复训练，并得到经治医生的认可。

四、康复护理策略

（一）康复护理评定

1. 一般情况评定

（1）一般身体状况：身高、体重、BMI、腰围、腰臀比、体脂含量。

（2）危险因素：评定是否有高血压、高脂血症、吸烟、肥胖、糖尿病、精神神经因素及家族遗传史、年龄、性别等。

2. 专科评定

（1）心肺功能评定、心肺功能分级、心脏超声、运动负荷试验。

（2）6 分钟步行试验（6MWT）。

（3）疼痛、营养评定。

3. 心理社会功能评定

（1）焦虑自评量表（SAS）、抑郁自评量表（SDS）、汉密尔顿抑郁量表（HAMD）等评定患者是否存在焦虑、抑郁等不良情绪。

（2）睡眠质量评定，采用匹兹堡睡眠质量指数量表（PSQI）评定患者的睡眠情况。

（3）家庭情况评定，包括家族史、遗传史。

（二）康复护理策略

冠心病康复治疗及康复护理，遵循心脏康复五大处方，各期康复护理策略如下：

1. Ⅰ期康复护理策略

（1）患者早期病情评定：包括病史、体格检查、冠心病危险因素的评定、心理社会功能评定以及心肺功能的专项评定、行为类型的康复评定等。

（2）健康知识教育：对患者进行疾病知识教育，了解冠心病的发病特点、注意事项和防止复发的方法。进行养成良好生活习惯的教育，如保持大便通畅，低盐规律饮食，保持良好的生活习惯等。

（3）"双心"护理：患者急性发病后会出现焦虑和恐惧感，做好心理评定和心理康复护理。

（4）早期康复运动：运动治疗前需综合评定，运动方案须循序渐进。

1）床上活动：在床上做四肢各关节的主、被动活动，逐渐增加活动量，完成 ADL。

2）坐位训练：从被动运动开始，逐步过渡到床上坐位，坐位双脚悬吊在床边。

3）步行训练：从床边站立开始，再床边步行，病房内行走，走廊行走。步行距离从 100～800m 逐渐增加。

4）上下楼：开始缓慢上楼，上一台阶可稍休息片刻，以不出现不良反应为负荷。

（5）运动康复监测指导：早期康复运动和 ADL 自理必须在心电和血压监护下进行，运动量宜控制在较静息心率增加 20 次 /min 左右，同时患者感觉不明显费力（Borg 评分 <12 分）。

2. Ⅱ期康复护理策略　Ⅱ期指自患者出院至出院后一年内，按照心脏康复的五大处方进行康复护理。

（1）药物处方：是心脏康复五大处方的基石。药物处方应重视"三性"，即有效性、安全性和依从性的管理。①与患者有效的沟通治疗的方法、药物的性质、作用、可能的不良反应。②注意心血管用药与运动反应之间的关系。③观察心血管药物的作用及不良反应。④应用洋地黄类药物要测脉搏，指导患者使用硝酸甘油注意事项及药物保管。

（2）运动处方：运动处方是患者康复安全有效的保障。运动处方包括四大部分，即运动强度、运动频率、运动时间和运动类型。

1）根据评定，强调以安全性为原则，制订个性化运动处方，运动治疗必须长期坚持。

2）常见运动项目：有氧运动、抗阻运动、柔韧性训练、平衡训练。常见的运动方式有走步、跑步、骑车、游泳、固定踏车、平板等。建议强度为最大运动强度的 50%～80%，每次运动时间为 20～40min，运动频率 3～5 次/周。

3）运动程序包括三个步骤，每次训练都必须包括准备、训练和结束活动。

第一步：准备活动，即热身运动，目的是预热，即让肌肉、关节、韧带和心血管系统逐步适应训练期的运动应激。一般采用医疗体操、太极拳等，持续 5～10min。

第二步：训练阶段，包含有氧运动、抗阻运动、柔韧性运动、平衡功能等各种运动训练。其中有氧运动是基础，抗阻运动和柔韧性运动是补充。持续 15～40min。

第三步：结束活动，让高度兴奋的心血管应激逐步降低，适应运动停止后血流动力学改变。运动方式可以与训练方式相同，但强度逐步减小，持续 5～10min。

4）运动监测注意事项：①要教会患者自己数脉搏，在运动后即刻数脉搏。②只在感觉良好时运动。感冒或发热症状和体征消失 2d 以上再恢复运动。③注意周围环境对运动反应的影响，避免在寒冷、炎热气温时剧烈运动；穿戴宽松、舒适、透气的衣服和鞋，上坡时要减慢速度，饭后不做剧烈运动。④定期检查和修正运动处方，避免过度训练。药物治疗发生变化时，要注意相应调整运动方案。⑤警惕状态，运动时如发现心绞痛或其他症状，应停止运动。⑥训练必须持之以恒。⑦避免在运动后即刻用热水洗澡，应在休息 15min 后，并控制水温在 40℃以下。

（3）生活方式指导：指导患者养成良好的生活习惯，避免危险因素，预防冠心病复发、进展。

1）饮食清淡少盐，可选禽肉，增加鱼类摄入。

2）增加日常蔬菜、水果和奶制品摄入，增加钾、钙、镁摄入。

3）限酒：严格控制饮酒量，白酒不超过 50ml/d，或葡萄酒 250ml/d，或啤酒 750ml/d。

4）戒烟：戒烟评定与教育，根据患者《吸烟者尼古丁依赖检验量表（FTND）》测评结果，采取适当方式开展戒烟教育。

5）指导患者控制和减少诱发因素：合理安排日常活动，劳逸结合，保证充足的睡眠，控制并减轻体重。

（4）营养处方　膳食治疗是预防和治疗心血管疾病的基石。

1）总能量摄入与身体活动要平衡：保持健康体重，即 BMI<24.0kg/m^2。

2）低脂肪、低饱和脂肪膳食：膳食中脂肪提供的能量不超过总能量的 30%。

3）减少反式脂肪酸的摄入，控制其不超过总能量的 1%。

4）足量摄入新鲜蔬菜（400～500g/d）和水果（200～400g/d）。

（5）心理处方

1）增强健康知识：通过床边宣讲、视频、讲座或健康宣传手册等方式使患者和家属学习心血管疾病的病因、发展过程、症状、并发症、治疗方法及预防措施，从而使其深入了解疾病，积极配合治疗。

2）不合理认知的分析及合理替代：鼓励患者找出自身不良行为或导致不良情绪的事件，纠正不合理认知和行为方式，建立健康的合理认知及生活方式。

3）良好的社会支持环境：使家属积极配合，主动关心患者，配合做好支持性心理治疗。

4）通过心理疏导认识高危因素，控制高血压、高血脂、肥胖、糖尿病及戒烟，积极预防及控制动脉粥样硬化。

3. Ⅲ期康复护理策略　Ⅲ期康复指出院后一年以上的社区家庭心脏康复阶段。

（1）康复疗程一般为2~3个月，自我训练应该持续终生。

（2）社区或家庭康复期做好延伸康复护理。

（3）在患者的院外康复期，根据患者自身情况的不同，应对患者有不同的运动指导和运动监护。同时加强对疾病各种危险因素的控制。

（4）最常用的运动方式有行走、慢跑、骑自行车、游泳等。计划约需12周时间，可安全完成7~8METs。

（三）常见并发症的预防与处理

1. 心力衰竭　以左心衰竭比较常见，表现为活动耐力下降，劳力性呼吸困难，甚至出现急性左心衰发作，也有可能表现为全心衰竭，有双下肢水肿，颈静脉怒张，肝脏增大，胸水样改变。

（1）预防

1）早期针对冠心病的危险因素进行健康教育，如吸烟、肥胖、高血压、血脂异常和糖尿病等进行积极的有针对性的教育和指导。

2）按心脏康复五个处方，针对病情分Ⅰ、Ⅱ、Ⅲ期进行冠心病的康复治疗和护理指导，改善心功能，预防冠心病并发症的发生。

（2）对患者进行整体治疗，包括药物、非药物、营养、康复、心理、社会支持等各方面，并且长期随访，从而显著提高治疗效果，改善预后，降低心衰住院风险。

1）急性期评定：①生活质量的评定：采用明尼苏达心衰生活质量量表（MLHFQ）和堪萨斯城心肌病患者生活质量量表（KCCQ）；②营养、睡眠、心理、戒烟的评定；③液体潴留程度评定（监测体重、胸腹部X线检查）。

2）急性心力衰竭的患者病情不稳定，需卧床休息，一切以减轻心脏负担为主，期间不做运动康复，优化用药方案，适当进行呼吸锻炼，保持低盐饮食，加强能量补给，少量多餐，控制饮水量，保持大便通畅，监测每日体重及潜在的病情恶化。

3）稳定期评定：①心肺功能评定（心肺运动试验、6MWT、超声心动图、动态心排量评定）；②运动能力的评定（活动能力、肌力、平衡能力、步行速度、柔韧性测定、ADL评定）。

4）运动康复：①活动部位：四肢及核心肌群。活动强度，心率100~120次/min和/或Borg评分12~13分为宜；热身运动可做呼吸操，松弛运动可做哑铃上举、花生球运动。②呼吸锻炼。③对疼痛、睡眠、心理干预。④营养：根据营养评定结果对症给予营养干预，指导患者进食高蛋白、高热量、高纤维素、低盐、低脂、易消化的饮食，同时注意监测血糖和血脂的情况。

5）合理使用药物是改善心力衰竭患者预后的重要措施。优化药物治疗，做好药物处方治疗的康复护理。

2. 急性心肌梗死　临床表现有持久的胸骨后剧烈疼痛、发热、白细胞计数和血清心肌坏死标志物增高以及心电图进行性改变。

（1）预防

1）从生活方式和饮食做起，主要目的就是控制血压、血脂、血糖，降低心脑血管疾病复发的风险,减少并发症的发生。

2)保持愉快的心情,良好睡眠,合理饮食,戒烟戒酒,避免重体力劳动或者是突然的用力,饱餐后不宜运动。

3)坚持锻炼身体,做一些适度的有氧运动,切勿剧烈运动;坚持长期服药,减少并发症的发生。

（2）处理

1)对于急性 ST 段抬高型心肌梗死患者,早期治疗的关键在于开通梗死相关血管（IRA）,尽可能挽救濒死心肌,降低患者急性期的死亡风险并改善长期预后。

2)做好经皮冠脉介入术（percutaneous coronary intervention, PCI）围手术期康复护理,详见本章第二节。

（四）健康教育与随访

1. 康复健康教育内容

（1）冠心病防治教育:冠心病患者的二级预防即为恢复期的防治重点,应该从饮食、运动、用药、危险因素控制等进行综合性防治,对已发生的冠心病患者,预防的目的就是改善症状,防止进展、复发。

（2）改变生活方式:合理膳食,控制体重,适当运动,戒烟,减轻精神压力。养成良好的生活习惯,保证充足睡眠,注意劳逸结合,量力而行,不过于劳累。

（3）避免诱发因素:告知患者及家属过劳、情绪激动、饱餐、寒冷刺激等都是心绞痛发作的诱因,应注意尽量避免。

（4）病情自我监测:指导患者及家属心绞痛发作时的缓解方法,胸痛发作时应立即停止活动或舌下含服硝酸甘油。如服用硝酸甘油不缓解,或心绞痛发作比以往频繁,程度加重,疼痛时间延长,应立即到医院就诊,警惕心肌梗死的发生。不典型心绞痛发作时可能表现为牙痛、上腹痛等,为防止误诊,可先按心绞痛发作处理并及时就医。

（5）用药指导:指导患者出院后遵医嘱服药,不要擅自增减药量,自我监测药物不良反应。外出时随身携带硝酸甘油以备急需。

2. 定期随访

（1）定期复查:告知患者定期复查,复查心电图、血糖、血脂等。

（2）建立冠心病随访制度,制订规范化随访流程,建立患者的随访档案,并定期进行随访。

五、常用康复护理技术

（一）呼吸训练技术

1. 腹式呼吸　掌握要领。

（1）吸气:采取仰卧或舒适的坐姿,一手放在肚脐处,放松全身,先自然呼吸,然后吸气,最大限度地向外扩张腹部,使腹部鼓起,胸部保持不动。

（2）呼气:向内收缩腹部,把所有废气从肺部呼出去。吸气和呼气时间比为 1：2。

2. 缩唇呼吸

（1）舌尖轻顶上颚,用鼻子慢慢吸气,让气体从鼻孔吸入,由 1 默数到 3。

（2）舌尖自然放松,嘴唇撅起如"吹口哨"状,使气体轻轻吹出,由 1 默数到 6,维持呼气时间是吸气时间的 2 倍。腹式呼吸结合缩唇呼吸,每天练习 3~4 次,每次 15~30min。

3. 双手置上腹呼吸 通过加大膈肌运动,诱导腹式呼吸,改善肺通气和异常呼吸。

(1)患者坐位或仰卧位,双腿屈膝,放松腹部、胸部和肩部。

(2)双手分别置于左右上腹部,吸气时腹部缓缓隆起,双手加压作对抗练习;呼气时腹部下陷,两手随之下沉,在呼气末稍用力加压,以增加腹内压,使横膈进一步抬高。

(3)缩唇呼气,双手随腹部下沉稍加压,使膈肌最大程度上抬,收紧腹部肌肉。每次5～10min,每天2～3次。

(二)六分钟步行试验

1. 适应证 6分钟步行试验可综合评定慢性疾病患者运动能力,主要适用于以下疾病:

(1)慢性肺部疾病:肺移植、肺切除、肺减容术、肺的康复、COPD、肺囊性纤维化。

(2)心血管疾病:肺循环高压、心力衰竭、周围血管疾病、纤维肌痛、老年患者、心力衰竭、特发性肺动脉高压。

2. 禁忌证

(1)绝对禁忌证:1个月内有不稳定型心绞痛或心肌梗死。

(2)相对禁忌证:包括静息状态心率超过120次/min,收缩压超过180mmHg,舒张压超过100mmHg。

3. 操作准备

(1)试验场地准备:室内封闭走廊,少有人走动。地面平直坚硬,在长30m的走廊上,每3m做一个标记,折返点放置锥形路标,在地上标出条带状起始线,标记每圈的起始。

(2)设备与物品准备:6分钟步行试验测试系统或计时器和圈数计数器、氧气源(如需要)、血压计、简易呼吸器、除颤仪、记录表、便于推动的椅子、标记折返点的标记物、心电血压监护仪。

(3)患者准备

1)穿舒适的衣服和合适的鞋子。

2)晨间和午后进行试验的患者试验前可少量进餐。

3)试验前2h内患者不要做剧烈运动,试验前不应进行热身活动。

4)患者应继续应用原有的治疗;可使用日常的行走工具(如拐杖等)。

(4)试验方法

1)患者在试验前10min到达地点,患者在场地附近就坐休息,患者无禁忌证,确认患者是否符合试验时着装。测量血压、脉搏、血氧饱和度,填写工作表的第一部分。

2)让患者站立,应用Borg评分对其基础状态下的呼吸困难情况进行评估。

3)指导患者完成6min步行距离测试。

(5)6分钟步行试验:>450m为轻度心衰,300～450m为中度心衰,150～300m为重度心衰,<150m为极重度心衰。

(三)有氧运动训练技术

1. 平板运动训练技术是一种主动运动,通过改变运动时的速度和坡度逐级增加运动负荷量,进行有氧耐力训练,从而增加心肌的耗氧量,提高患者心肺功能。

2. 平衡性训练是人体基本活动的能力之一,平衡性训练可以提高平衡能力有效提高日常活动能力,降低跌倒风险。常用训练方法有徒手、平衡垫、器械等,根据由易到难的原则,个体化进行。

(四)柔韧性训练技术

柔韧性训练的主要作用是拉伸肌肉和韧带。虽然对心血管疾病无直接治疗作用,但可以缓解情绪、增加关节活动度、预防腰背痛发生。推荐颈部、上肢、躯干、下肢拉伸各 2 组，建议强度为有拉伸感觉而无明显疼痛，每次持续时间 15～30s，总时间 10min 左右，鼓励每天进行。

（五）相关心肺康复护理操

包括八段锦、哑铃、弹力带、握力器、徒手操、三位呼吸操等，指导患者训练及掌握。以上所有康复训练，须做到：

1. 训练前准备

（1）对患者进行一般情况和体适能评定，了解患者年龄、疾病、诊断、功能障碍，并进行运动风险评定。

（2）根据心脏康复医师开出的运动处方，做好患者运动训练的准备工作，包括平板运动、运动强度、运动时间及运动频率等。

（3）备好抢救设备及药品，配备监护设备，随时监测患者动态心电图、血压、血氧饱和度等变化。

2. 训练程序　准备运动、运动训练、整理运动。

（六）运动训练安全问题

1. 进行评定或训练运动前须备好抢救车、急救物品等应急物品。

2. 停止运动指标

（1）有明显呼吸困难或乏力，运动中呼吸频率 >40 次 /min。

（2）脉压 <10mmHg，运动加量时血压下降 >10mmHg。

（3）大汗、脸色苍白或意识不清。

（4）运动中室上性或室性早搏增加。

（5）肺啰音增加；第二心音亢进。

3. 具备心肺复苏术的能力，需要时应保证相关的抢救人员到场。

（郑彩娥　俞伟蔚　滕立英）

参 考 文 献

［1］吴岳，李庆印．冠心病患者心脏康复护理研究现状［J］．护理研究，2017，31（18）：2180-2184.

［2］李彬，李慧，李昕．冠心病康复护理的研究进展［J］．中西医结合心血管病杂志，2018，6（32）：122.

［3］于晓丽，于晓焕，叶杰．康复护理路径对老年冠心病住院患者心功能及运动耐力的影响［J］．中国临床研究，2018，31（11）：1598-1600.

［4］黄晓铭，温清秀，林立．人文关怀在老年冠心病康复护理中的效果观察［J］．心血管病防治知识，2018，4：32-33.

［5］中华医学会心血管病学分会心力衰竭学组，中国医师协会心力衰竭专业委员会，中华心血管病杂志编辑委员会，等．中国心力衰竭诊断和治疗指南 2018［J］．中华心血管病杂志，2018，46（10）：760-789.

［6］郑彩娥，李秀云．心肺康复护理技术操作规程［M］．北京：人民卫生出版社，2020.

［7］Longo DL，Diehl AM，Day C. Cause，pathogenesis，and treatment of nonalcoholic steatohepatitis［J］. N Engl J Med，2017，377（21）：2063-2072.

［8］Bender SB，de Beer VJ，Tharp DL，et al. Severe familial hypercholesterolemia impairs the regulation of coronary blood flow and oxygen supply during exercise［J］. Basic Res Cardiol，2016，111（6）：61.

第二节 经皮冠脉介入术围手术期康复护理指南

一、概述

经皮冠脉介入术(percutaneous coronary intervention,PCI)是介入性治疗,对急性心肌梗死而言,支架是救命的最佳措施,它可以使心肌血管再造,改善心肌再灌注,挽救生命。随着心脏介入治疗的发展,术后生存质量和冠状动脉再狭窄成为临床研究的热门课题。PCI仅是治疗的开始,PCI术后还要规范的管理。

(一)宗旨

PCI是最重要的血运重建手段,开创了缺血性心脏病治疗的新纪元,最大程度地挽救了患者生命,改善了预后。国外文献表明,规律康复运动者发生冠脉再狭窄的程度低于不运动者,国内实验研究和临床观察均表明了康复医学对冠脉再通有积极意义。制定《经皮冠脉介入术围手术期康复护理指南》旨在进一步提高PCI围手术期护理质量,促进患者早期康复,规范PCI术后康复护理行为,为临床护士提供关于PCI术后康复护理实践的可行性参考。

(二)目标

制定本指南的目标是规范PCI围手术期康复护理,为我国各层级护理人员开展PCI术后临床康复护理提供参考和指导意见,以期早日改善患者心脏功能,避免再梗死和猝死的发生。通过规范、持续的康复训练,改善生活方式,改善心肺功能,提高远期疗效,促进患者身心健康,使患者尽早重返家庭和社会。

二、基础知识

(一)定义

PCI是指采用经皮穿刺技术送入球囊导管或其他相关器械,解除冠状动脉狭窄或梗阻,重建冠状动脉血流的技术。冠脉内支架置入术主要是通过介入手术,把支架送入心脏的血管,把它打开撑起,解除心脏血管的狭窄。

(二)病因

1. 病因　冠状动脉发生动脉粥样硬化病变。

2. 诱因　传统的冠心病危险因素有:吸烟、血脂异常、高血压、糖尿病、肥胖、精神应激、缺乏运动、心血管病家族史。冠心病的发生、发展不是孤立的,而是多因素协同作用的结果。冠心病的危险因素很多,有可控与不可控危险因素,而且可控与不可控危险因素间也存在着内在联系。

(三)术前临床主要症状

典型胸痛:因体力活动、情绪激动等诱发,突感心前区疼痛,多为发作性绞痛或压榨痛,从心前区放射至左肩、左臂、无名指、小指,休息或含服硝酸甘油可缓解。部分患者症状不典型,可表现为以胃肠道症状为主。

1. 心绞痛型　表现为胸骨后的压榨感和闷胀感,伴随明显的焦虑,持续3～5min,常发散到左侧臂部、肩部、下颌、咽喉部、背部,也可放射至右臂。

2. 心肌梗死型 梗死发生前一周左右常有前驱症状,表现为静息和轻微体力活动时发作的心绞痛,伴有明显的不适和疲惫。

3. 无症状性心肌缺血型 很多患者有广泛的冠状动脉阻塞却没有感到过心绞痛,甚至有些患者在心肌梗死时也没感到心绞痛等临床主要症状。

三、康复治疗

多项国内外研究表明 PCI 术后风险依然存在,PCI 不能逆转或减缓冠脉粥样硬化的进程;支架术后有再狭窄、术后血栓形成、心力衰竭、心律失常、猝死等风险。为此,术后当天就可以开展康复治疗、康复护理。

1. PCI 术及支架术后无出血、血管闭塞、严重心律失常、心衰、心绞痛症状均可进行康复训练。

2. 根据评估结果划分低、中、高运动强度组。运动强度规定为运动训练心率(THR)范围,取患者运动试验中达到最大心率(THR)的 75% ~ 85%,或用自觉劳累程度(RPE)的 Borg 评分从 11 ~ 16,即从"有点用力"到"用力"。

3. 制订个性化的低、中、高强度训练方案。

4. 训练内容有主动运动、步行、踏车、活动平板等。

5. 对症治疗。

训练内容、训练方法详见本章第一节冠心病 Ⅱ 期康复相关内容。

四、康复护理策略

(一)康复护理评定

1. 一般情况评定

(1)基本指标:身高、体重、BMI、腰围、腰臀比、体脂含量。

(2)危险因素评定:评定是否有高血压、高脂血症、吸烟、肥胖、糖尿病、精神神经因素及家族遗传史、年龄、性别等。

2. 专科评定

(1)心肺功能评定、心肺功能分级、心脏超声。

(2)6分钟步行试验(见第二章第一节)。

(3)运动负荷试验。

3. 心理社会功能评定 评定患者的抑郁、焦虑情况,家族史等。

(二)围手术期康复护理

1. 术前康复护理

(1)健康教育:告知疾病的危险因素,避免危险因素重要性,术后康复的意义。

(2)心理护理:向患者解释手术的过程,嘱其保证充足的睡眠,避免焦虑紧张情绪。

(3)局部护理:根据手术部位选择桡动脉或股动脉,术前清洁双上肢前臂,尤其是手腕部的皮肤以及双下肢大腿部位的皮肤,同时在左侧上肢或者下肢留置套管针。手术前应对患者进行 Allen 试验,确定患者尺动脉的血液回流供应。术前在患者的双侧足背动脉搏动最强点做好标记,方便做术后对比。

(4)预康复训练:术前指导患者进行呼吸和咳嗽训练;指导术后手指操训练;讲解术后康复的程序,指导运动方法。

（5）饮食准备：饮食避免过饱，进清淡易消化食物。

2. 术后康复护理

（1）一般常规护理：观察生命体征，观察穿刺部位有无渗血、血肿，观察肢端循环情况、前臂肿胀、硬结情况；鼓励患者多饮水，一般术后 6～8h 饮水量为 1 000～2 000ml，术后 4～6h 内尿量应达到 1 000～2 000ml。

（2）桡、股动脉穿刺术后康复护理

1）桡动脉穿刺术后指导患者避免用力握拳、支撑床面等用力动作，手指可进行适当活动，指导术后手指操训练。

2）股动脉穿刺部位用：弹力绷带加压 12h 以上，保持术侧下肢伸直并制动，可活动双上肢及健侧下肢。动脉鞘管拔出后 6h 可以进行术侧翻身、坐起、下床。

3）观察患者下肢循环情况，如双侧足背动脉搏动，双侧腿围、皮温、颜色等。定期为患者进行腓肠肌的按摩，指导患者踝泵训练，防止下肢静脉血栓的形成。

3. 疼痛护理 麻醉作用消失后，开始出现切口疼痛，在术后 24h 内最剧烈，2～3d 后逐渐减轻。剧烈的疼痛可影响各器官的正常生理功能和休息，故需关心患者，并给予相应的处理和护理。

（1）评定和了解疼痛程度，采用口述疼痛分级评定法、数字疼痛评分法、视觉模拟疼痛评分法等。

（2）观察患者疼痛的时间、部位、性质和规律；鼓励患者表达疼痛的感受，简单解释切口疼痛的规律。

（3）遵医嘱给予镇静药、镇痛药；满足患者对舒适的要求，如协助变换体位，减少压迫等。

（4）指导患者运用正确的非药物镇痛法，减轻机体对疼痛的敏感性，如分散注意力。

4. 康复护理训练（行股动脉穿刺患者）

（1）第一阶段：术后 1d。主要康复运动内容为床上被动活动和主动活动。包括四肢关节的屈曲伸展、按摩和远端小关节等活动。穿刺侧下肢避免较大幅度的活动，协助患者床边站立 5～10min。

（2）第二阶段：为术后 2～5d。进行以步行为主的康复训练。在卧床期后，从床边短时间短距离步行开始，遵循由低强度到高强度、由短时间到长时间的训练原则。步行距离由 25m 开始逐渐增加至 800m。

（3）第三阶段：为术后 5～7d。仍以步行为主要康复训练内容，逐渐加大步行的距离和速度，并结合上、下楼梯等训练。

急性心肌梗死患者及择期 PCI 术后康复程序见表 2-2-1、表 2-2-2。

表 2-2-1 急诊股动脉穿刺 PCI 术后 1 周康复程序

时间	第 1 天	第 2 天	第 3 天	第 4 天	第 5 天	第 6～7 天
能量消耗	1～2METs	1～2METs	2～3METs	3～4METs	3～4METs	4～5METs
日常生活（ADL）	卧床，在协助下完成 ADL	主动完成 ADL	生活自理	生活自理	生活自理	生活自理

续表

时间	第1天	第2天	第3天	第4天	第5天	第6~7天
康复训练	加压包扎12h,被动、主动床上关节运动,踝背屈、趾屈2次/h	床边坐位、站位、主动进行关节、四肢活动、床边行走15m	下床热身运动,病房内行走活动20~100m,做体操,2次/d	在走廊室外,中速步行100~200m,可上、下1层楼,2次/d	步行200~400m,踏车20~40W,上、下2层楼,2次/d	中速步行500~800m,2次/d,上、下楼梯3层以上
健康指导	讲解心脏康复意义和重要性	介绍康复程序、康复方法,劝其戒烟	介绍五大处方及康复训练注意要点	冠心病危险因素及其控制的健康指导	讲解药物、饮食、运动与心率监测及性生活	讲解随访事项、心理咨询及注意事项

表 2-2-2　择期桡动脉穿刺 PCI 术后 1~3d 康复程序

项目	第1天	第2天	第3天
能量消耗	2~3METs	3~5METs	6~7METs
日常生活	下床,生活自理	生活自理,参与康复训练	坐位淋浴,完成康复训练项目
康复训练	术后即可床边坐位及床旁活动、手指操、步行	完成康复训练项目	康复训练,完成各项运动
健康指导	介绍心脏康复意义和重要性	介绍冠心病易患因素(高血压病、吸烟等)及不良生活方式的矫正	出院前教育,包括随访事项、学会自我监测,用药注意事项,完成运动处方、随访等
注意事项	紧急情况的处置	运动时间以 10~30min,运动强度在 RPE 11~13 级(稍累),靶心率以休息心率增加20~30次/min 为宜	明确出院处方,准备出院

5. 心理康复护理　患者因疾病因素,常常出现焦虑或抑郁,焦虑康复护理、抑郁康复护理,详见第八章精神心理康复护理指南。

(三)常见并发症的预防与处理

1. 心律失常的预防与处理　术后严密监测心电图和血压动态变化。严重心律紊乱是 PCI 术后死亡的重要原因,而持续心电监护对预防和早期发现一些并发症至关重要。PCI 术后须在 CCU 监护系统下进行连续心电监测和记录。严密观察有无频发早搏、室性心动过速、心室颤动、房室传导阻滞等;有无 T 波和 ST 段心肌缺血性改变及心肌再梗死的表现。PCI 术后易发生低血压,密切观察血压动态的变化。

2. 急性血管闭塞的预防与处理　急性血管闭塞是最严重最常见的并发症,发生率高达 4%~12%。

(1)严密观察:①心绞痛症状和心电图表现:及时发现异常变化,同时予以止痛、镇静治疗。②血压变化:急性血管闭塞常可引起严重低血压,若发现血压下降要及时查明原因。③周围血管栓塞的表现:血栓脱落造成的周围血管栓塞常会出现神志及瞳孔改变(脑梗死)

或不明原因的相关部位剧烈疼痛。一旦出现血压下降、心绞痛复发或心电图 ST 段改变等急性血管闭塞表现,应立即配合医生对症处理。

（2）冠脉急性闭塞处理:①冠脉内注射硝酸甘油 200～300μg 或硝普钠 100μg,以解除痉挛。②再次 PCI 对较直血管段可用大 0.5mm 的球囊或灌注球囊以低压力、长时间加压扩张使血管再通,有血栓形成时亦可酌情冠脉内溶栓治疗。冠脉内支架是急性闭塞血管再通并保持通畅的有效措施。③血流动力学不稳定时需使用主动脉内球囊反搏(IABP)。再次扩张或置入支架不成功时酌情行急诊旁路手术(GABG)治疗。

3. 出血的预防与处理

（1）严格监测凝血酶原时间,出现异常情况及时处理。

（2）观察有无穿刺部位活动性血肿形成,皮肤或输液穿刺部位淤斑,牙龈出血等低凝状态的表现。

（3）观察尿液颜色、大便颜色、血压、意识、瞳孔等的改变,尽早发现出血并发症,及时采取有效的治疗措施。

4. 冠状动脉夹层预防与处理　在 PCI 术中,如形成严重冠脉夹层,一般先用球囊以低压力[2～4atm(1atm=101.325kPa)]长时间(数分钟)进行再次扩张。球囊扩张无效的冠脉夹层,考虑放置冠脉内支架;对于较长夹层、夹层累及重要分支以及多支血管病变的患者,放置冠脉支架难以奏效时,尽早进行冠状动脉搭桥术。

5. 血栓预防与处理　多发生于内膜夹层或痉挛之后,对可疑血栓形成者,应使用高压(≥12atm)扩张,术后加用血小板受体拮抗剂,应用氯吡格雷及阿司匹林可降低急性、亚急性血栓发生率。应用超声消融术裂解血栓。同时早期开展 PCI 术后康复程序,运动康复预防血栓形成。

（四）健康教育与随访

1. 健康教育

（1）按照"五大处方"来调整生活方式,健康饮食,控制总量,避免饮食过咸。

（2）坚持康复训练,每周至少 3～5 次,每次半小时以上的有氧训练,劳逸结合,要戒烟,限酒。

（3）药物处方:在医生的指导下按时服药,不自行停药或增减剂量,预防并发症。

（4）指导患者认识术后康复治疗的重要性;鼓励患者主动积极参与康复治疗、康复训练。指导患者出院后定期复查,按照康复运动处方坚持康复运动。

（5）指导患者认识高危因素,了解控制高血压、高血脂、肥胖、糖尿病及戒烟的重要性;术后能建立健康生活习惯,积极预防及控制动脉粥样硬化。

（6）定期复查,保证血压、血糖、血脂、心率都要达标,这样才能有助于血管的长期疏通。

2. 定期随访

（1）建立 PCI 术后随访制,规范 PCI 术后的患者管理。制订规范化随访流程并结合中心信息数字化收集整理,建立健全 PCI 术后患者的随访档案,并定期进行术后随访。

（2）根据患者需求,制订随访康复护理处方,PCI 术后随访时间可以是 1、3、6 个月,1 年及之后的每 1 年,并指导和督促患者完成五大处方。推荐参加"支架人生俱乐部"。

（3）随访内容的设定:①了解患者症状及预后,如,有无心绞痛再发、心功能不全、再发心肌梗死、出血、再住院、死亡等心脏不良事件。②了解药物依从性(采用 Morisky 用药依从性问卷），③了解生活方式的改善情况，采用生活质量评分表（QOL），评估饮食结构、运动情况、戒烟限酒、体重控制情况、心理因素等。④血液检测指标，三大常规、生化系列等。⑤临床检查指标，静息心电图检查、心肺运动功能评定等内容。

五、康复护理技术

（一）了解介入路径

1. 股动脉路径股动脉比较粗大，穿刺成功率高。缺点是术后卧床时间长，穿刺相关并发症发生率较高，如：出血、血肿、假性动脉瘤、动静脉瘘和腹膜后血肿等。

2. 桡动脉路径术后压迫时间短，无需卧床，患者不适感较股动脉路径轻，而且并发症较少，因此逐渐成为目前PCI治疗的首选路径。

（二）康复运动技术

1. 心电、血压监测技术。

2. 有氧耐力训练、抗阻力量训练、柔韧性训练和平衡性训练等技术。

详见冠心病的康复护理指南相关康复护理技术。

（三）相关心肺康复护理操

详见第二章第三节。

（郑彩娥　俞伟蔚　滕立英）

参 考 文 献

［1］胡树罡，王磊，郭兰. 经皮冠状动脉介入治疗术后运动康复专家共识解读［J］. 上海大学学报（自然科学版），2018，24（1）：9-15.

［2］顾淑芳，于艳艳，张丽敏. 急性心肌梗死患者行冠状动脉介入术后即刻康复训练的效果研究［J］. 中华护理杂志，2018，53（2）：173-178.

［3］Anderson L，Oldridge N，Thompson DR，et al. Exercise-based cardiac rehabilitation for coronary heart disease：cochrane systematic review and meta-analysis［J］. J of the Am Coll Cardiol，2016，67（1）：1-12.

［4］中华医学会心血管病学分会心力衰竭学组，中国医师协会心力衰竭专业委员会中华心血管病杂志编辑委员会. 中国心力衰竭诊断和治疗指南2018［J］. 中华心血管病杂志，2018，46（10）：760-789.

［5］中华国际医学交流基金会PMDT专业委员会. 多学科疼痛管理组织构建的专家共识［J］. 临床麻醉学杂志，2017，33（1）：84-87.

［6］韩洁. 规范化疼痛护理管理体系对胸腔镜下食管癌手术患者负性情绪及疼痛的影响［J］. 全科护理，2018，16（31）：3871-3873.

［7］中国康复医学会心血管病专业委员会. 中国心肺康复与二级预防指南（2018版）［M］. 北京：北京大学医学出版社，2018.

第三节 冠状动脉搭桥术围手术期康复护理指南

一、概述

动脉硬化是一种全身性的疾病,可累及主动脉、颈静脉、冠状动脉及下肢动脉,或有多处同时存在。冠状动脉搭桥术(coronary artery bypass graft, CABG)可改善冠脉血供,收缩功能及消除症状。CABG 对于大部分位于心段的节段性病变是一种重要的治疗手段。

(一)宗旨

冠状动脉是心脏的供血动脉,因心肌不停地舒张、收缩,耗氧较多。冠状动脉壁有粥样硬化斑块产生,使冠状动脉管腔狭窄后会影响心肌供血。冠状动脉搭桥能够延长患者的长期生存率,减少心绞痛及心肌梗死的发生率,提高生活质量,尤其对左主干严重双支及三支病变的患者,冠状动脉搭桥能获得最大的效益。心脏康复及二级预防综合干预是冠心病患者冠状动脉旁路移植术后必要的措施。

(二)目标

制定《冠状动脉搭桥术围手术期康复护理指南》旨在进一步规范冠状动脉搭桥术后康复护理程序,为临床护理工作者提供关于冠状动脉搭桥术后康复护理实践的可行性标准,以期为我国各层级护理人员开展冠状动脉搭桥术后临床康复护理提供参考和指导意见。

二、基础知识

(一)定义

冠状动脉搭桥术是用于修复或替换梗阻的冠状动脉以改善心脏心肌血供的手术。冠状动脉搭桥术是用其他血管从近端大血管越过冠状动脉有狭窄病变的部位以供血管狭窄远端的心肌组织,改善血供,收缩功能及消除症状。

(二)病因

冠状动脉狭窄或梗阻是供应心脏本身的冠状动脉管壁形成粥样斑块造成血管腔狭窄所致的心脏病变。由于冠状动脉狭窄的支数和程度不同,其临床症状也有不同。本病病因至今尚未完全明确,但专家认为其与高血压、高脂血症、高血液黏滞度、糖尿病、内分泌功能低下及高龄等因素有关。本病与年龄、性别有关,40 岁后冠心病发病率升高,女性绝经期前发病率低于男性,绝经期后与男性相等。本病与高脂血症有关,除年龄外,脂质代谢紊乱是冠心病最重要危险因素。

(三)术前临床主要症状

术前冠状动脉硬化常见的表现是因管腔狭窄而产生的供血不足的症状,也可产生动脉瘤。临床表现为胸闷、心悸、气急等,严重后果可有心绞痛及心肌梗死。

1. 心绞痛 在劳累、情绪激动、饱餐、受凉等时心脏负荷增加,表现为缺血性疼痛。

2. 心肌梗死 即在已狭窄的基础上有痉挛或血栓形成产生心肌缺血坏死,表现为心前区胸骨后严重而持久的心绞痛,疼痛剧烈,呈难受的压榨、窒息感,伴烦躁不安、大汗、恶心、呕吐等。

3. 心律失常　严重的还可导致心律失常,最严重的是心室颤动,死亡率很高。

三、术后康复治疗

(一)心脏术后康复主要阶段

1. 心脏术后早期　应稳定患者心肺功能状态。在 ICU 阶段,持续遥控监测和常规的生命体征记录能快速对术后并发症做出判断。心脏术后早日离床。拔除气管插管后,刺激咳痰,进行呼吸锻炼和胸部理疗,清除呼吸道分泌物,保持气道通畅,减少肺不张。

2. 心脏术后恢复期　该阶段康复训练主要在院外进行(可在心脏康复中心进行),恢复期康复训练重点是帮助患者重新回到健康时的职业或娱乐活动中去;同时为患者和家属提供相应的健康教育,提供有关缓解压力、戒烟、营养等的咨询和教育。

3. 出院后的心脏康复　出院后的心脏康复是一项长期工程,是为进行二级预防和维持健康生活方式而设置的。为取得理想的效果,患者必须每周完成 3 ~ 5 次的训练课程。患者可以选择锻炼的方式有步行、游泳、骑车、慢跑等。

(二)术后主要康复治疗

1. 运用多模式镇痛　根据评定结果给予干预,包括心理疗法、自控止痛泵、止痛药物等,并可酌情采用中医辨证处方、针灸及手法按摩等方式综合干预。

2. 缩短术前禁食水的时间,早期经口进食,术后清醒 2h 后可进食水;术后 4h 可进清流质饮食,无恶心呕吐可直接经口正常饮食,促进肠功能的恢复。指导患者进食高蛋白、低盐、低脂、促进胃肠功能恢复的饮食,糖尿病、高脂血症的患者加强营养的同时注意监测血糖和血脂的情况。

3. 呼吸训练　通过评定,排除禁忌证,指导呼吸训练。

(1)机械通气:患者锻炼的强度和频率由血气结果、胸片结果等来决定。①体疗膨肺、呼吸机疗法(肺复张等)。②脱机训练,包括脱机呼吸锻炼、减容呼吸锻炼。③气管插管患者进行腹式呼吸,气管切开患者进行腹式缩唇呼吸。锻炼时可适当调节呼吸机参数,推荐在患者自主呼吸的状态下进行。膈肌功能障碍的患者加强呼吸锻炼及辅助呼吸肌的训练,如快吸慢呼、按摩或刺激辅助呼吸肌等。

(2)呼吸训练:腹式缩唇呼吸训练、呼吸肌训练;气道廓清训练,包括有效咳嗽、排痰、拍背、呼吸操。

4. 运动康复　术后早期下床活动,待病情稳定,排除禁忌证,可根据心肺功能评定情况制订患者的运动方案。

四、康复护理策略

(一)康复护理评定

了解患者的心理状态、生活方式、动脉硬化高危因素、身体活动能力、评定康复风险等状况。

1. 一般情况评定

(1)患者基本情况:病史、心肺功能、疾病危险因素、运动能力、营养状况、睡眠状况、心理状况、不良嗜好等,充分了解术前病情。

(2)手术名称,术中情况,心肺功能、血压、中心动脉压、氧分压、呼吸状况、神经系统情况、体温、疼痛、睡眠、心理、营养、谵妄等情况。

（3）术前完成冠状动脉造影、超声心动图、心电图等检查，以明确冠状动脉狭窄的部位和程度，据此决定搭桥的数目和位置。

2. 术后专科评定

（1）心肺运动试验（CPET）：评定患者的心肺储备能力、运动耐力及药物的临床疗效。

（2）六分钟步行试验：见本章第一节。

（3）营养评定：采用主观全面评定量表（SGA）进行营养风险评定。

（4）疼痛评定：常采用疼痛数字评分法（NRS），以 0～10 共 11 点来描述疼痛强度。

3. 心理社会功能评定

（1）评定患者的抑郁、焦虑情况，家族史。推荐采用"患者健康问卷-9 项（PHQ-9）""广泛焦虑问卷 7 项（GAD-7）"评定患者的焦虑抑郁情绪。

（2）睡眠评定：采用匹兹堡睡眠质量指数量表（PSQI）评定。

（二）康复护理策略

1. 术前康复护理策略

（1）冠状动脉旁路移植术患者的评定、康复教育。

1）对患者进行个性化心血管疾病知识，营养、运动、心理（睡眠）和居家康复知识的健康教育，提高患者对手术及术后康复的认知。

2）术前讲解手术过程及术后注意事项、康复及康复护理程序。讲解加速康复外科（enhanced recovery after surgery，ERAS）理念，指导围手术期快速康复，避免精神过度紧张等。

（2）预康复：术前教会患者术后呼吸锻炼及运动康复要点，并使患者规律练习，术前保证患者的肺功能和运动能力达到一个较好的状态，使患者在术后早期轻松回忆康复要点，并熟练应用。

1）预康复训练：教会患者术后急性期的自主深呼吸、腹式呼吸、有效咳嗽、呼吸训练器、呼吸操等方法，训练增强主动排痰能力。

2）肢体运动练习：患者术后的肢体运动，如曲肘、屈膝、翻身。主动活动，如握手、足部背侧曲、抬腿、坐起、坐起转腰、弯腰体屈、踝泵运动等。

（3）心理康复护理：患者焦虑，恐惧，不安及抑郁等不良心理状态，严重影响康复进程及病情恢复。需要做好心理康复护理，帮助患者调整不良情绪，使患者和家属主动配合医护人员工作，提高治疗和康复效果。

2. 术后康复护理策略　术后策略应围绕减轻患者心理和生理的创伤应激反应，从而减少并发症、促进早期康复、缩短住院时间、降低再入院风险及死亡风险。

（1）指导呼吸训练：腹式缩唇呼吸、呼吸训练器、有效咳嗽、排痰、拍背、呼吸操。

（2）运动康复护理：病情稳定早期下床活动，根据心肺功能评定结果制订患者的运动方案。

（3）第 Ⅰ 阶段：早期康复护理

1）生命体征平稳后第 2 天以等张性低强度（1.5～2.5METs）康复活动为宜。指导患者进行主动或被动的上肢、下肢各关节屈伸运动。

2）GABG 后穿弹力袜，促使下肢静脉血回流，有效缓解或改善下肢静脉血流淤滞并减轻伤口的疼痛，预防静脉血栓形成。

3）轻击背部，指导训练患者进行以腹式呼吸为主的深呼吸，指导掌握有效咳嗽、排痰方法，用力咳嗽、排痰，减少呼吸道并发症。

（4）第Ⅱ阶段：恢复期康复护理。以自主运动为主。

1）术后 5~7d 继续上、下肢屈伸、臂举过头活动，日常生活可自理。

2）床边步行：术后第 2 天，每日 1~2 次，强度 2.5~4METs，循序渐进，逐步增加运动时间及步行距离。

3）术后一周：中速步行 500~800m，2 次/d；上、下楼梯 2 层以上，建议在心脏康复中心训练。

（5）第Ⅲ阶段：在心脏康复中心（或门诊心脏中心）训练。

1）病情稳定，伤口愈合，心脏康复机构康复训练，一般手术后 3~4 周。

2）康复运动方式：医疗步行、功率自行车、平板运动仪、医疗体操。

3）通过心肺功能评定，制订个体的康复运动处方，按康复运动程序进行耐力训练、抗阻训练、柔韧性训练等康复运动，完成门诊 36 次运动处方程序。

（6）第Ⅳ阶段：家庭持续康复运动。回归家庭后的康复训练。随着心功能逐渐恢复，在康复医生的指导下坚持运动，可增加运动量及运动时间，避免过重体力活动和过度疲劳。

1）睡眠、心理相关干预。

2）营养：根据营养评定结果对症给予营养干预。

（三）术后常见并发症预防及处理

1. 肺部感染的预防与处理

（1）术前加强呼吸功能锻炼：深吸气及咳痰训练，以便拔除气管插管后及时将痰咳出，吸烟者戒烟 2 周后手术。

（2）体位管理：摇高床头，从卧位→半卧位→坐位→早期下床康复运动，减少肺部感染。

2. 出血的预防与处理

（1）严格按时监测凝血酶原时间，过高过低均应及时处理。

（2）观察有无穿刺部位活动性血肿形成，皮肤或输液穿刺部位瘀斑，牙龈出血等低凝状态的表现。

（3）观察尿液颜色、大便颜色、血压、意识、瞳孔等的改变，尽早发现出血并发症，及时采取有效的治疗措施。

3. 心律失常预防与处理　心房颤动（atrial fibrillation，AF）是最常见的并发症。患者可出现血流动力学不稳定（低血压、心力衰竭、心源性休克）等，发生血栓栓塞。

（1）心律失常常见症状：头晕、胸闷、胸痛、气急、多汗、颜面苍白、四肢发冷、抽搐、昏迷等。心律失常预防的关键是要结合患者个体情况、心律失常发作的类型、有无其他合并症等，控制原发病，去除诱因。

（2）生活要规律，保证充足的睡眠。居住环境安静，避免喧闹。

（3）注意劳逸结合，根据自身的情况，选择合适的体育项目，可以散步，打太极拳，做各种健身操，另外要预防感冒。

（4）保持合适的体重，不暴饮暴食，容易增加心脏负担，引发心律失常。

（5）注意保暖，空气新鲜，清淡饮食，营养均衡，少食多餐，低盐低脂饮食，多食蔬菜水果，补充维生素，不喝浓茶，戒烟。

（6）定期去医院复诊，预防心律失常。

（四）康复健康教育与随访

1. 教育患者建立健康的生活习惯，消除高危因素，控制高血压、高血脂、肥胖、糖尿病及戒烟。强调饮食调节（低盐、低糖、低脂肪饮食）、控制体重、坚持运动的重要性。控制动脉粥样硬化的发生与发展，提高手术的疗效。

2. 教育患者认识到冠状动脉搭桥术后康复治疗的重要性使其能主动积极参与康复治疗、康复训练，积极预防及控制动脉粥样硬化，掌握运动疗法的技术及运动中注意事项，知晓出院后的注意事项及继续康复训练的重要性。

3. 教会患者服药注意事项及自测脉搏的方法。

4. 做好二级预防教育，预防并发症及合并症。

5. 指导患者制订运动处方和完整的康复方案，项目包括：运动前准备，监测设备，热身，运动频率、项目、时间、强度等，放松运动；训练记录，规范用药，合理营养等。

6. 出院后的随访及出院后计划和指导　告知患者定期复查，定期随访。

7. 居家的运动疗法个性化指导　简便易行，安全系数高，强度适中，便于操作，预防运动损伤等，同时督促完成36次运动处方。

五、常用康复护理技术

根据《中国心脏康复与二级预防指南》，CABG 术后患者卧床期间即可开始被动和/或主动肢体活动，主要活动部位为四肢与核心肌群，从卧位逐步过渡到坐位、坐位双脚悬吊在床边、床旁站立、床旁行走、病室内步行以及上一层楼梯或固定踏车训练。推荐以下手术后的康复训练技术：

1. 呼吸训练技术　腹式呼吸、排痰训练、缩唇呼气法、暗示呼吸法等呼吸锻炼。在心电、血压监护下进行中等强度的运动，包括有氧耐力训练技术、抗阻训练技术、柔韧性训练技术和平衡性训练技术。

2. 有氧运动　常见的有行走、慢跑、骑自行车、游泳、爬楼梯以及在器械上完成的行走、踏步、划船等。

3. 抗阻运动　为一系列中等负荷、持续、缓慢、大肌群、多次重复的阻抗力量训练，常用的有哑铃、弹力带等运动器械。与有氧运动相比，抗阻运动引起患者的心率反应性较低。

4. 中医传统康复　太极拳、八段锦、养生气功等中医传统康复方法有利于心血管病患者康复。

（郑彩娥　滕立英）

参 考 文 献

［1］郑彩娥，李秀云.实用康复护理学［M］.2 版.北京：人民卫生出版社，2018.

［2］陈伟伟，高润霖，刘力生，等.《中国心血管病报告 2017》概要［J］.中国循环杂志，2018，33（1）：1-8.

［3］范丽华.冠脉搭桥手术应用优质护理的效果研究［J］.临床医药文献电子杂志，2018，5（61）：111.

［4］World Health Organization.Global status report on noncommunicable diseases 2014［R］.Geneva：World Health Organization，2014.

［5］中国康复医学会心血管病专业委员会.中国心脏康复与二级预防指南［J］.中华内科杂志，2018，57（11）：802-810.

［6］张颖.心肺康复对冠脉搭桥术后患者肺功能及运动耐力的效果分析［J］.中国继续医学教育,2018,
　　10（18）:165-167.

［7］顾淑芳,于艳艳,张丽敏.急性心肌梗死患者行冠状动脉介入术后即刻康复训练的效果研究［J］.中华
　　护理杂志,2018,53（2）:173-178.

［8］中国营养学会.中国居民膳食指南（2022）［M］.北京:人民卫生出版社,2022.

第四节　慢性阻塞性肺疾病康复护理指南

一、概述

慢性阻塞性肺疾病（chronic obstructive pulmonary disease,COPD）是一种可以预防、治疗的疾病,以不完全可逆的气流受限为特点。气流受限常呈进行性加重,且多与肺部对有害颗粒或气体、主要是吸烟的异常炎症反应有关。虽然 COPD 累及肺,但也可以引起显著的全身效应。

（一）宗旨

COPD 是最常见的慢性呼吸系统疾病之一,其特征表现为不完全可逆性气流受限,并呈进行性发展,具有患病率高、死亡率高、再住院率高、经济负担重等特点。2016 版《GOLD 慢性阻塞性肺疾病诊断、治疗和预防的全球策略》中提出:肺康复和体力活动的维持可能是所有 COPD 患者获益的源泉。通过加强对 COPD 疾病相关知识的普及宣传使广大居民掌握对 COPD 的基础性预防知识,能够早预防、早发现、早治疗,从而提高全民的健康素质。

（二）目标

COPD 是呼吸系统疾病,肺功能呈进行性减退,症状逐渐加重。中国康复医学会康复护理专业委员会组织专家制定《慢性阻塞性肺疾病的康复护理指南》,旨在为我国不同层级的护理人员开展 COPD 康复护理提供参考与指导意见,目标是为临床各阶层护理工作者提供 COPD 康复护理实践的新观点,进一步规范 COPD 康复护理行为,采取肺康复手段,减轻呼吸困难症状、改善呼吸功能、克服焦虑、抑郁等心理障碍,延缓疾病进展,提高 COPD 患者生活自理能力,提高患者生存质量。

二、基础知识

（一）定义

阻塞性肺气肿,简称肺气肿,是由于吸烟、感染、大气污染等因素的刺激,引起终末细支气管远端（呼吸细支气管、肺泡管、肺泡囊和肺泡）的气道弹性减退,过度膨胀、充气和容积增大,并伴有气道壁的破坏。

（二）病因

1. 吸烟是 COPD 的主要危险因素。

2. 职业粉尘和化学刺激。

3. 环境污染。

4. 感染　病原体感染是 COPD 发生发展与急性加重的重要因素之一。

5. 蛋白酶-抗蛋白酶失衡。

6. 其他　自主神经功能失调、营养不良、肺生长发育不良、社会经济状况等。

（三）临床主要症状

1. 慢性咳嗽、咳痰　起初呈间歇性，晨起较重，白天较轻，睡眠时有阵咳或咳痰。咳痰为白色黏痰或浆液性泡沫痰，偶带血丝。急性发作期痰量增多，可出现脓性痰。少数患者咳嗽不伴咳痰。也有部分患者虽有明显气流受限但无咳嗽症状。

2. 气短或呼吸困难　早期仅于劳力时出现，后逐渐加重，以致日常活动甚至休息时也感气短。部分患者，特别是重度患者或急性加重时可出现喘息及哮鸣音。

三、康复治疗

（一）急性期

抗炎、平喘治疗。

（二）稳定期

1. 物理疗法　可采用休养疗法，有效咳嗽训练、胸部叩击和体位引流促进排痰，缩唇呼吸、腹式呼吸等呼吸方式管理，提高呼吸效率。

2. 运动训练　运动训练是改善运动耐力最有效的方法，是肺康复的核心内容。包括运动前评估、运动方式、运动强度、运动的编排、运动频率、运动周期和训练效果的维持、提高运动训练效果的方法等。

3. 日常生活能力的训练　日常生活动作的训练，挖掘患者潜能，增加其独立生活能力。

4. 精神和心理的康复。

5. 工作能力的锻练和职业康复。

四、康复护理策略

（一）康复护理评定

早期对患者的肺功能、临床症状及功能状况等进行评定，及早介入康复护理，才能改善患者状况及避免并发症的发生。COPD 患者的康复评定包括患者一般状况评定、专科评定及心理社会评定。

1. 一般情况评定

（1）患者一般资料：如性别、年龄、患病史、用药史、治疗史及心电图、胸部 X 线、CT 检查等。

（2）营养状况评定：①采用主观全面评定量表（SGA）进行营养风险评定，包括患者自评表和医务人员评定表两部分，总分 0 ~ 1 分为 A 级，提示营养良好；2 ~ 8 分为 B 级，提示可疑或中度营养不良；≥ 9 分为 C 级，提示重度营养不良。②根据 2019 年 COPD 诊治指南将 BMI < 21 定为需进行营养干预的指标，18.5 ~ 21 为轻度营养不良，15 ~ 18.4 为中度营养不良，< 15 为重度营养不良。

2. 专科评定

（1）肺功能评定：常用指标包括用力肺活量（FVC）、1 秒用力呼气容积（FEV1）和 FEV1/FVC。

（2）运动耐受能力评定：①六分钟步行试验（6MWT）。②穿梭步行试验（ISWT）。③日常生活活动能力（ADL）评定，Barthel 指数评定是国际康复医学界常用方法，Barthel 指数 40 分以上者康复治疗效益最大。④肌力评定。

（3）呼吸状况评定：Borg 呼吸困难评分表，主要用于评估患者呼吸困难或疲劳程度；mMRC 呼吸困难指数；ATS 呼吸困难评分等。

（4）衰弱评定：Fried 衰弱标准是判定 COPD 患者是否存在衰弱的常用指标。

（5）生存质量评定：常用问卷包括圣乔治呼吸问卷（SGRQ）、慢性阻塞性肺疾病评定测试（CAT）问卷。

3. 心理社会评定

（1）心理健康状况评定：采用焦虑自评量表（SAS）、抑郁自评量表（SDS）、汉密尔顿抑郁量表（HAMD）等评定患者是否存在焦虑、抑郁等不良情绪。

（2）睡眠质量评定：用匹兹堡睡眠质量指数量表（PSQI）评定患者最近 1 个月睡眠质量情况。通过睡眠日记进行主观评定。

（二）康复护理策略

1. 一般康复护理策略

（1）环境维护：保持室内空气流通，维持适宜的室内温湿度（温度 18~20℃，湿度 50%~60%），并注意保暖。

（2）姿势修正：患者采取舒适的体位（取坐位或半卧位），急性加重期宜采取身体前倾位。

（3）保证体液容量：督促患者多饮水，补充体内水分，以利于呼吸道痰液的稀释和排出。

（4）氧疗：一般采取鼻导管 1~2L/min 低流量氧气持续吸入法，每天坚持 15h 以上。运动吸氧能改善运动时产生的乳酸中毒，条件许可的患者尽可能在活动时应用携带式氧气筒。

2. 急性呼吸道感染康复护理策略

（1）病情观察：密切观察患者咳嗽咳痰情况，观察患者痰液的量、颜色、性状及痰液黏稠度。根据情况留取痰标本。

（2）用药及观察：用药过程中要注意观察药物疗效及不良反应。

（3）促进排痰，减轻呼吸道感染：胸部物理治疗作为呼吸道廓清技术的经典方法在临床广泛应用。可采取雾化吸入、翻身拍背、体位引流、胸部振动、有效咳嗽训练、主动呼吸循环技术等，促进痰液排出。必要时也可使用气道廓清仪器，清除气道分泌物。

3. 康复护理策略

（1）呼吸训练：COPD 患者需要增加呼吸频率来代偿呼吸困难，这种代偿多依赖胸式呼吸，而胸式呼吸效能低，患者易疲劳。指导患者进行缩唇呼吸、膈式或腹式呼吸、腹部加压呼吸及吸气阻力器的使用等呼吸训练，可以加强胸、膈呼吸肌的肌力与耐力，改善呼吸功能。每天训练 3~4 次，每次重复 8~10 次。建议在疾病恢复期或出院前进行训练。

（2）排痰训练：包括体位引流、胸部叩击、胸部振动及直接咳嗽。目的是促进呼吸道分泌物排出，降低气流阻力，预防支气管、肺部感染。对于无力咳出黏稠痰液、意识不清或排痰困难者可机械吸痰。

（3）全身训练：稳定期患者可进行放松训练、步行训练、四肢及躯干肌力训练、ADL 训练等，运动强度以患者未出现不适为宜。对于卧床期患者则主要进行主被动训练、循环抗阻训练等。为保持训练效果，患者应坚持终生训练。

4. 心理康复护理　COPD 患者焦虑、沮丧、不能正确对待疾病可进一步加重残障程度，因此心理及行为干预非常必要。应给予安静舒适的环境，提供其所需要的信息，鼓励患者缓慢深呼吸、放松全身肌肉，分散患者注意力。调动患者的社会支持系统，给予关心与支持；鼓励其参与自身康复计划制订等。

5. 营养康复　COPD 患者的营养康复是药物治疗、呼吸康复的基础条件。饮食营养调配以高蛋白、高脂肪、低碳水化合物为原则。

6. 改善睡眠　采取促进睡眠的方法，如睡前听音乐、看报纸、喝牛奶等。如患者仍无法入睡，可遵医嘱合理使用助眠药物。

（三）常见并发症预防与处理

1. 心血管疾病　包括慢性肺源性心脏病、缺血性心脏病、心力衰竭等。

（1）预防：预防和控制感染、心律失常、心力衰竭等；缓解期去除诱因，避免疾病进展。

（2）处理：①休息与活动，在心肺功能失代偿期应卧床休息，代偿期鼓励患者量力而为、循序渐进地活动，以不产生疲劳为度。②病情观察，观察患者生命体征及意识状态，有无呼吸困难，是否出现下肢水肿，颈静脉怒张等右心衰竭的症状。③饮食护理，给予高纤维素、易消化的清淡饮食，避免高糖饮食，以免引起痰液黏稠加重呼吸困难。④用药护理，应用排钾利尿剂要注意补钾；使用洋地黄类药物要注意观察药物毒性反应；应用血管扩张药，注意观察患者的心率及血压情况。

2. 呼吸衰竭

（1）预防：①减少能量消耗，解除支气管痉挛，消除支气管黏膜水肿，减少支气管分泌物，降低气道阻力，减少能量消耗。②改善营养状况，增强营养，给予患者高热量、高蛋白质及各种维生素的摄入量。③坚持呼吸训练，增强呼吸肌的运动功能。

（2）处理：①保持呼吸道通畅，及时清除痰液，按医嘱应用支气管扩张剂，如氨茶碱等。②对病情重或昏迷患者气管插管或气管切开，使用人工机械呼吸器。③氧疗，Ⅱ型呼吸衰竭患者应给予低浓度（< 35%）持续吸氧，Ⅰ型呼吸衰竭则给予较高浓度（> 35%）吸氧。④按医嘱使用抗生素控制呼吸道感染；使用呼吸兴奋剂（如尼可刹米、洛贝林等）。

3. 骨质疏松（预防重于治疗）

（1）预防：①控制炎症反应，全身性炎症可使稳定期 COPD 患者出现低骨密度现象。②积极治疗原发病。③戒烟限酒。④坚持运动，缺乏运动易加速骨质疏松症的发生发展。⑤改变饮食结构，避免酸性物质摄入过量，如肉类、糖等。

（2）处理：①运动训练，坚持有氧运动有助于骨量的维持。要注意预防跌倒。②饮食治疗，足量的钙、维生素 D、维生素 C 以及蛋白质等食物的摄入。③药物治疗，按医嘱用药并做好用药观察。

（四）健康教育与随访

1. 避免劳累　急性期患者以休息为主，稳定期患者可进行适当活动，但要以不感到疲劳，不加重症状为宜。

2、坚持氧疗　告知患者家庭氧疗及运动氧疗的重要性及目的。呼吸困难伴低氧血症者需坚持长期家庭氧疗。

3. 远离危险　告知患者戒烟限酒、避免刺激性有害气体的吸入，注意保暖，预防感冒。

4. 营养指导　饮食应保证有足够蛋白质及食物纤维素,鼓励少量多餐,少食辛辣刺激及产气食物,保证水、电解质正常摄取和维持。

5. 康复指导　制订康复锻炼计划,包括呼吸训练、步行、慢跑等,以提高患者的肺功能及运动耐力。教会患者和家属依据呼吸困难与活动之间的关系,合理安排工作和生活。

6. 心理指导　指导患者以积极的心态对待疾病,向患者说明良好心理状态的重要性,鼓励其培养新的兴趣爱好。动员患者的社会支持系统,使其心理上得以慰藉。

7. 正确用药　向患者说明坚持用药的重要性和必要性,注意观察药物的疗效和不良反应。

8. 良好睡眠　养成良好的睡眠习惯,入睡困难者可于睡前喝牛奶、听音乐,以促进睡眠。仍无法改善睡眠时,可遵医嘱合理使用促睡眠药物。

9. 出院随访　随访内容主要包括饮食、睡眠、用药、康复训练情况。告知患者定期到医院进行肺功能检测,以了解肺功能状况。如病情急性加重应及时到医院就诊。

五、康复护理技术

(一)放松训练

可采取卧、坐、站立位,指导患者放松全身肌肉,对于肌紧张部位可节律性摆动或转动以利于该部肌群的放松。放松练习有利于气急、气短症状的缓解。

(二)呼吸训练

1. 缩唇呼吸　通过缩唇形成的微弱阻力来延长呼气时间,增加气道阻力,延缓气道塌陷。吸气与呼气时间比为1:2或1:3。

2. 膈式或腹式呼吸　患者可采取立位、平卧位或半卧位。与缩唇呼吸相配合,吸气时,膈肌最大程度下降,腹部凸出;呼气时膈肌松弛、腹肌收缩腹部下降,推动肺部气体排出。

3. 腹部加压呼吸　可在卧位或坐位进行,患者用一只手按压在上腹部,呼气时腹部下沉,此时该手再稍加压用力,以使进一步增高腹内压,迫使膈肌上抬。吸气时,上腹部对抗该手的压力,将腹部徐徐隆起。

(三)排痰技术

1. 体位引流　体位引流是依靠重力作用促使各肺叶或肺段气道分泌物的引流排出。适用于神志清楚体力较好,分泌物较多的患者。每天做2~3次,总治疗时间30~45min。宜在早晨清醒后或饭后1~2h做体位引流。

2. 胸部叩击振动　将手掌微曲呈碗口状沿支气管的走向叩击患者胸壁,叩拍力可通过胸壁传至气道将支气管壁上的分泌物松解而易于咳出。高龄或皮肤易破损者可用薄毛巾或其他保护物包盖在叩拍部位以保护皮肤。

3. 有效咳嗽训练　取坐位,双足着地,身体前倾,双手抱枕。深吸气→关闭喉头(增加气道内压力)→收缩腹肌(增加腹压抬高膈肌)→固定胸廓不使其扩张(提高胸腔内压)→肺泡内压力明显增高时→声门打开→痰液随喷出气流排出。

4. 主动呼吸循环技术　患者可取站立或坐立位,流程包括:呼吸控制→胸廓扩张→呼吸控制→用力呼气,达到促进分泌物从体内排出目的。

（四）呼吸肌训练技术

1. 吸气肌训练　采用口径可以调节的吸气管,在患者可以接受的前提下,逐步将吸气阻力增大。开始训练时 3~5min/次,3~5次/d,以后训练时间可增加至 20~30min/次,以增加吸气耐力。

2. 呼气训练　可采取腹部加压呼吸法、吹蜡烛法、吹瓶法、呼吸训练器等进行呼气肌训练。

（五）胸廓松动技术

包括胸腔松动术、上胸部松动技胸肌术,可使牵张、上胸部及肩关节松动,促进呼吸系统整体功能的提高,激发呼吸肌群进行有效运动。

（六）全身训练

稳定期患者可进行有氧户外运动,主要包括步行、慢跑、骑自行车、中医传统健身气功等方式。

1. 上肢训练　上肢肩胛部很多肌群既是上肢活动肌群,又是辅助呼吸肌群,如胸大肌、胸小肌、背阔肌、前锯肌、斜方肌等。COPD 患者在上肢活动时,这些肌群减少了对胸廓的辅助活动而易于产生气促。可以进行上肢负重训练,例如提重物训练等,每活动 1~2min,休息 2~3min,每天 1~2次,以出现轻微呼吸急促及上臂疲劳为度。

2. 下肢训练　下肢训练可明显增加 COPD 患者的活动耐量,减轻呼吸困难症状,改善精神状态。COPD 卧床期患者,下肢肌力减退,活动受限,下肢训练则主要进行力量训练,以及循环抗阻训练。可下地行走的患者主要进行快走、划船、骑车、登山等有氧运动,运动训练频率 2~5次/周,到靶强度运动时间为 10~45min,疗程 4~10周。

（七）呼吸操

稳定期患者可进行呼吸操练习,包括深呼吸与扩胸、弯腰、下蹲和四肢活动等相结合的各种体操运动,锻炼时,量力而行,以不产生呼吸困难为度。

（八）体外膈肌起搏

体外膈肌起搏器可通过脉冲电流刺激膈神经,改善膈肌循环,增加膈肌能量及收缩力,消除膈肌疲劳、扩大胸廓容量、增加潮气量、降低呼吸肌紧张度,从而改善肺通气功能。需强调:训练强度以心率、呼吸频率变化为参考,一般心率控制在比静息状态增加 10~20次/min,最高不超过 130次/min,呼吸频率控制在不超过 30次/min。

（吕慧颐　郑彩娥　韩　燕　滕立英）

参 考 文 献

［1］朱惠莉.老年慢性阻塞性肺疾病的慢病管理现状及进展[J].老年医学与保健,2018,24(3):219-222.

［2］Global Initiative for Chronic Obstructive Lung Disease（GOLD）Global strategy for the diagnosis, management and prevention of COPD（2022 Report）[EB/OL].（2021-11-15）[2022-06-10].http://www.goldcopd.org.

［3］Wedzicha JA, Miravitlles M, Hurst JR, et al.Management of COPD exacerbations:a European Respiratory Society/American Thoracic Society guideline[J].Eur Respir J, 2017, 49(3):1600791.

［4］中国康复医学会重症康复专业委员会呼吸重症康复学组.中国呼吸重症康复治疗技术专家共识[J].中国老年康复医学, 2018, 16(5):3-11.

［5］刘笑玎,刘德新.慢性阻塞性肺疾病急性加重期患者肺康复的研究进展[J].中华老年医学杂志,2017,

36(11): 1271-1275.

［6］中华医学会呼吸病学分会慢性阻塞性肺疾病学组, 中国医师协会呼吸医师分会慢性阻塞性肺疾病工作委员会. 慢性阻塞性肺疾病诊治指南(2021 年修订版)［J］. 中华结核和呼吸杂志, 2021, 44(3): 170-205.

［7］黄斐斐, 陈丽华, 张雯, 等. 老年慢性阻塞性肺疾病急性加重住院患者开展早期肺康复干预的效果研究［J］. 中国全科医学, 2018, 2(32): 4032-4036.

［8］范子英, 周春兰. 体外膈肌起搏器在重度及极重度慢性阻塞性肺疾病患者肺康复中的运用［J］. 解放军护理杂志, 2018, 35(6): 41-44.

第三章	**骨与关节疾病康复护理指南**

骨关节疾病临床症状通常表现为患病关节肿胀、疼痛、僵硬、活动受限。老年人由于关节使用时间长,关节软骨会出现不同程度的磨损或老化,所以易患骨关节疾病;另外,随着工作压力的增加,越来越多的中青年人也患上了骨关节疾病。目前,骨关节疾病并没有理想的治疗方法,除骨科手术外,通常需运用多种康复治疗措施及护理干预,以减轻或消除关节疼痛,改善关节功能、治疗骨系统疾病。在治疗过程中,加强康复治疗及康复护理干预的效果非常明显,一方面,可以让患者对于疾病和治疗形成正确的认识,增强坚持治疗的信心,积极配合康复治疗;另一方面,让患者知道怎样做有利于疾病的康复,保持健康的生活方式和制订正确的运动训练方案。

第一节　髋关节置换术后康复护理指南

一、概述

人工髋关节置换术(total hip arthroplasty,THA)是将人造的髋关节取代原有病变患肢髋关节,并置入人体的一种手术,是治疗髋关节损毁性疾病的方法。

（一）宗旨

THA 的目的是解除因疾患髋关节引起的疼痛和关节功能障碍,提高患者的生活质量。但 THA 术后并发症也较多,若康复护理不规范、疼痛控制不理想,易出现关节脱位、感染、深静脉栓塞形成等,严重影响手术效果。因此,我们组织制定《髋关节置换术后康复护理指南》,旨在推广髋关节置换术后康复评估、护理和治疗理念,规范康复护理技术,同时为临床护理工作者提供关于髋关节置换术后康复护理实践的新观念。

（二）目标

康复护理专家和骨科护理专家融合骨科和康复的相关技术,制定《髋关节置换术后康复护理指南》,为我国不同层级的护理人员开展髋关节置换术后康复护理提供参考与指导意见。其目标是帮助患者缓解疼痛、矫正畸形、重建关节稳定,恢复和改善关节的运动功能,从而提高生活质量。

二、基础知识

（一）定义

人工髋关节置换术是用性能良好的材料制成假体来置换病变关节,以使关节功能恢复的手术。

（二）病因

常见的病因包括:①原发性或继发性髋关节骨关节炎;②股骨头缺血性坏死;③类风湿

关节炎累及髋关节;④强直性脊柱炎累及髋关节;⑤髋部创伤性骨折;⑥髋关节肿瘤;⑦血友病性髋关节炎等多种疾患。

(三)临床分类

股骨头置换术,全髋关节置换术,髋关节表面置换术。

三、康复治疗

康复治疗可以减少术后并发症;训练和加强关节周围的肌群,重建关节的稳定性,改善置换后关节活动范围,保证重建关节的良好功能;加强对置换关节的保护,延长关节的使用寿命;改善和纠正患者因长期疾病所造成的不正常步态和姿势,恢复日常生活自理能力,提高患者术后生活质量。康复训练应遵循个性化、渐进性和全面性三大原则。

1. 术后 1~3d

(1)床上保持合适体位,术后第一天必须保持外展中立位,每 2h 帮助患者抬臀 1 次,以防压力性损伤,手术当天避免过多活动,避免患髋内收,防止假体脱位及伤口出血。

(2)定时进行深呼吸、有效咳嗽和排痰,必要时给予叩背。

2. 术后 4~5d 协助患者在床边坐起,避免髋关节屈曲超过 90°,在病房护士协助下坐在床边,保持患肢外展。

3. 术后 6~7d

(1)进行卧-坐-立转移训练,需坐高椅,保证髋关节高于膝关节;用加高的坐便器或在辅助下身体后倾患腿前伸如厕;不要交叉两腿及踝,不要向前弯身超过 90°,学会坐起时身向后靠和腿向前伸;术后 2 周内不要弯身捡地上的东西;不要突然转身或伸手去取身后的东西。

(2)在帮助下进行床上翻身练习,协助者一手托臀部一手托膝部,将患肢和身体同时转为侧卧,并在两腿间垫上夹枕,严禁患肢内收内旋。

4. 术后第 2~4 周 ADL 训练,鼓励患者在床上进行自理活动,如洗脸、梳头、更衣、进食等,能拄拐行走后进行进一步的日常生活活动能力训练。

四、康复护理策略

(一)康复评定

1. 一般情况评估

(1)一般情况:年龄、性别、BMI、职业、文化程度、诊断、受累部位、手术方式、照顾者等;既往史、过敏史、用药史、手术史等。

(2)全身情况:生命体征,跌倒风险,日常生活活动能力,静脉血栓评估等。

2. 专科评定

(1)髋关节功能评分量表(Harris hip score)包括 7 个维度:疼痛程度、日常活动功能、步态、行走辅助器、行走距离、畸形和活动范围,共 100 分。其中 90~100 分为优,80~89 分为良,70~79 分为中,<70 分为差。

(2)髋关节评分(OHS):包括髋关节疼痛、功能、步行能力和工作能力 4 个维度。每个问题设 5 个答案,分别计 1~5 分,1 分为最差,5 分为最好。

(3)骨关节炎指数(WOMAC):用于 THA 术后结果评价,包括:疼痛、僵直、躯体功能

3个维度；共计24个条目，分别计0～4分，分值越高症状越严重。

3. 心理及社会评估　焦虑自评量表（SAS）、抑郁自评量表（SDS）。

4. 评估患者术前对髋关节置换术健康教育知识点的掌握程度及辅助支具使用情况。

（二）术后康复护理

1. 目标原则　髋关节置换术前做好预康复护理。术后不同时间采取个体化的处理方案。总的目标原则是：减轻患者疼痛、肿胀等症状；提高生活自理能力；减少患者康复治疗期间并发症的发生。

2. 康复护理

（1）围手术期预康复护理

1）术前康复教育：术前教育包括患者术后及出院后避免髋关节脱位的相关注意事项、转移指导，使用步行器进行步行，并演示术后第1天将要进行的练习。

2）术前康复训练：①体位训练：向患者说明防止术后假体脱位的正确体位。可平卧或半卧位，但屈髋屈曲＜45°，不侧卧，患肢外展30°并保持中立。②肌力训练：术前肌力训练的效率优于术后训练，肌力训练应该从术前开始，并一直持续到术后关节功能完全恢复后。术前采用等长收缩练习及抗阻训练可较好地增加肌力。③关节牵引：关节牵引的术前意义也大于术后。通过术前的充分牵引，可以避免手术中不必要的软组织松解，减少手术损伤，降低手术中血管神经损伤并发症的发生，为术后康复训练提供良好条件。④体能训练：术前开展必要的体能训练及为术后床上活动做准备，包括卧位和半卧位下健肢屈膝支撑床面，手拉吊环臀部离床等运动。

（2）早期康复护理：即炎症期（术后1～4d）。早期康复护理的重点是指导患者正确的体位摆放，使患者能够独立进行床椅转移、如厕，能进行基本的日常生活活动。

1）伤口引流管护理：对术后患者在4h内采取暂时夹闭伤口引流管的方法，间断引流能缩短引流管放置的时间。引流管放置不超过48h。

2）体位：术后创伤体位应保持外展中立位，两腿之间放软枕，避免置换关节脱位；在患侧肢体外侧放一软枕，以防髋关节外旋；在患肢下垫枕头减轻肿胀；避免髋关节内收、内旋、跷二郎腿及下蹲等动作，4～6周内髋关节屈曲不可超过90°。

3）疼痛：规范疼痛健康教育，正确评估疼痛，实施超前镇痛及个体化多模式镇痛，全程有效控制疼痛。遵医嘱围手术期用药。同时配合非药物疗法，如肢体抬高、及时有效固定、肌肉收缩、冷疗、腕踝针、耳穴贴压、药物外用、音乐疗法等。保证患者睡眠、早期进食及下床活动。

4）被动运动：术后早期活动是预防下肢深静脉血栓形成的有效措施，术后当天应指导患者进行腓肠肌被动挤压活动，每次挤压30次，每2h进行1次。拔除负压引流管后可进行关节持续被动活动（CPM）练习。至术后1周左右，CPM练习最大活动角度在90°以上。

5）主动运动：包括踝泵运动、等长收缩训练、抬臀训练等。被动或主动踝关节旋转活动；足底及小腿腓肠肌按摩；股四头肌等长收缩训练、抬臀训练，每个动作保持5～10s，放松2s，重复20次/组，3组/d。

6）皮肤护理：预防压力性损伤。

7）饮食护理：患者麻醉清醒后即给予流质饮食，术后第1天给予普食；宜选用高蛋白、高钙、高维生素食物，并补充足够水分。

8）ADL训练：指导患者在床上进行力所能及的生活自理活动，如洗脸、梳头、更衣、进食等。

（3）中期康复护理：即愈合期（术后5~21d）。中期康复护理的重点是预防感染，教会患者正确使用助行器在平地上独立行走，进一步加强日常生活训练。

1）引体向上运动：引体向上，停顿5~10s，3~4次/h。

2）步态训练：负重训练时，可以选择肘拐、腋拐或步行器。下床时先在床边试站立5~10min，再在床边扶拐行走几步，适应后在室内行走，逐渐增加步行距离；上下楼梯时健侧先上，患侧先下。

3）穿衣训练：先穿患侧，再穿健侧；在穿袜时要屈膝伸髋，穿无需系鞋带的鞋。

4）体位转移训练。

（4）中后期康复护理：即愈合后期（术后4~8周），中后期康复护理的重点是指导患者居家的环境改造。房间地面要防滑；浴室有坐凳，应高于45cm；墙上安扶手；便器以坐式为宜，周围有扶手；需坐高的靠背椅；保证髋关节高于膝关节。沙发不宜过矮、过软；床应高于普通床，并使用活动床栏，防止坠床。告知患者4周内禁止>90°的坐位，避免髋关节内收、内旋，双膝并拢时自坐位站起。

（三）常见并发症的预防与处理

1. 假体脱位　重视"三防三位"护理措施，"三防"即患肢持续保持外展中立位，防止患肢内收内旋。对于高危患者，遵医嘱使用梯形枕或丁字鞋，保持髋关节外展中立位，防止患肢内收内旋。"三位"即重视搬运体位、翻身体位、排便体位。尽早进行下肢功能训练：如踝泵运动、股四头肌收缩训练、抬臀训练及髋关节以外腿部肌肉的训练等，从而改善肌肉张力，增强人工关节的稳定性，避免脱位。

2. 感染　术前了解患者局部以及全身有无潜在或现存的感染病灶，常规做好手术区域备皮。术后保持术区敷料清洁、干燥，如有渗血及时更换，注意伤口局部有无红、肿、热、痛等情况。进行换药等操作时严格执行无菌操作技术。伤口放置负压引流管时，定时挤压引流管，保持引流管通畅。观察引流液的量、色、性质及伤口敷料渗出且做好记录。遵医嘱术后全身使用抗生素。

3. 深静脉血栓形成（DVT）　根据静脉栓塞（VTE）危险度评分选择预防措施。包括基本预防、物理预防和药物预防。

（1）术后早期康复训练，下肢外展中立位，每2h改变体位；指导患者在床上进行股四头肌肉的等长收缩练习；抬高患肢，促进静脉血液向心回流。指导下肢主动与被动运动，向心性按摩，麻醉消失后，行足趾、足踝关节的背伸、跖屈、旋转运动。

（2）采用足底静脉泵或间歇充气加压装置及梯度压力弹力袜等。保护静脉，避免静脉壁的损伤。

（3）静脉血栓危险度Caprini评分≥5分，遵医嘱给予抗凝药物如低分子肝素；强调多模式镇痛，确保早期康复训练。采用综合措施预防DVT。

4. 压力性损伤预防　使用气垫床，协助患者每2h抬臀、拱胸1次；床单位保持平整、清洁干燥；使用减压贴或涂润肤品到骶尾部及骨隆突等长期受压部位。加强基础护理，监测血糖、白蛋白；避免局部压力、剪切力、摩擦力。

（四）健康教育与随访

1. 家庭环境改造

（1）卧室、客厅、浴室、厕所地面平整，选择防滑地板。

（2）改蹲厕为高位马桶或坐便器。

（3）床铺选用棕垫,床、椅子、沙发的高度应避免屈髋超过90°。

2. 出院指导

（1）3个月内患肢保持外展中立位30°,平卧或健侧卧位,两腿间夹枕,6个月禁忌动作包括:髋关节内收、内旋、外旋,跷二郎腿,盘腿,坐低于小腿水平的矮凳、下蹲(蹲厕),预防髋关节脱位。

（2）2～4周助行器或双拐杖行走,4～12周单拐杖或弃拐行走。

（3）控制体重,减轻关节负荷;避免剧烈的运动;选择游泳、踏固定自行车、散步运动为宜,减少磨损,延长假体寿命。

（4）预防跌倒,防止骨折。

3. 定期随访

（1）评价患者髋关节功能恢复程度,督促患者继续积极进行功能康复,及时发现并处理并发症。

（2）制订随访表,内容包含患者一般情况、专科评估、健康教育指导内容等。

（3）根据患者实际情况制订随访计划,具体内容有康复训练方法、训练时间等,指导患者规范训练。

（4）建议出院后1周、1个月、3个月、6个月进行跟踪随访,并进行效果评价。

五、常用康复护理技术

（一）正确体位摆放技术

目的是帮助患者掌握髋关节置换术后的正确体位,预防置换关节脱位。推荐患者平卧位、半卧位或健侧卧位,3个月内避免患侧卧位。

1. 平卧位　协助患者双腿分开,髋关节外展,保持患肢外展中立位,两腿间放置梯形枕或三角垫。

2. 健侧卧位　协助患者双腿分开,髋关节外展,保持患肢外展中立位;协助患者翻身至健侧,操作者一手托起患肢踝关节,一手托起患侧大腿,将整个髋关节托起,不能只牵拉抬动患肢;将梯形枕横放两腿间,患侧髋关节微屈、外展,膝关节屈曲,健侧下肢置于舒适体位。

（二）肌肉肌力训练技术

训练目的是减轻疼痛及手术局部炎症反应,减少肌肉萎缩,增强置换关节部位肌肉肌力及提高肌肉的耐力;病情不稳定,有活动性出血患者禁用。

1. 股四头肌等长收缩训练　患者取仰卧位,髋关节外展,膝关节伸直,踝关节中立位,伸直双下肢;操作者一手放在患肢大腿下,一手放在大腿上,嘱患者大腿肌肉绷紧,向上顶操作者手3～5s后放松,再向下按压操作者手3～5s后放松;每组10个,2次/d。

2. 臀肌收缩锻炼　患者取仰卧位,髋关节外展,膝关节伸直,踝关节中立位,伸直双下肢,双腿间放置梯形枕;嘱患者将双手放在两侧臀部,收紧臀部至臀部收缩3～5s后放松,每次10个,2次/d。

3. 下肢悬吊功能训练　协助患者将患肢慢慢悬挂于床旁1～2min,然后抬起放于床上放松休息5～10min,如此反复,并逐渐增加下垂时间,减少抬起时间,每次10个,2次/d。

4. 直腿抬高锻炼　协助患者缓慢抬起整个下肢离床面约 20cm，保持 5～10s，患者将患肢髋关节前屈（应＜90°），然后轻轻放下，换另一侧大腿抬高。每次 10 个，2 次 /d。

（三）关节活动技术

目的是改善置换关节活动范围；预防关节挛缩；促进循环，防止粘连；预防下肢静脉血栓，让患者体会正常的运动感觉；病情不稳定，有活动性出血患者禁用。

1. 膝关节主动运动　患者平卧位，双腿间放置梯形枕，协助患者的患肢髋关节前屈（应 <90°），患侧小腿抬离床面做屈膝动作，并在空中保持 5～10s，然后缓慢放下，每次 10 个，2 次 /d。

2. 髋关节被动屈曲运动　协助患者每天训练 30min，屈曲角度以每日 10°～15° 的速度增加，每次 10 个，2 次 /d。

（四）床上坐立平衡训练技术

目的是保持患者身体的平衡功能；协助患者以双手掌及双脚跟为支点，髋关节屈曲，膝关节伸直，踝关节中立位，使用四肢的力量，慢慢将身体抬起，并保持平衡 3～5s 后慢慢放下，到坐位。如此反复，每次 10 个，2 次 /d。

（五）坐位—站立位训练技术

协助患者站立于有扶手的椅子旁边，坐位时身体尽量靠在椅背上，并在椅子上放置软枕（坐垫），双腿分开约 20cm，椅子高度不能低于膝关节。

（六）仰卧位到站位之间的转移技术

患者从坐位平衡过渡到站立平衡；将助行器放于床旁，协助患者靠近床边，患者健侧手放在助行器上，慢慢坐起，健腿着地，患腿面向助行器放置；患侧手放在助行器上，用力将身体拉起，患腿朝前放置；站立位健腿完全负重，患腿部分负重触地。

（贾　勤　刘承梅　杜春萍）

参 考 文 献

［1］姚新苗 . 中医骨伤科临床诊疗指南·人工髋关节置换围手术期康复专家共识［J］. 康复学报，2017，27（4）：1-6.

［2］陈志，李金龙，于浩达，等 . 快速康复理念运用于初次全髋关节置换术的有效性评价［J］. 实用骨科杂志，2016，22（7）：586-590.

［3］Jans Ø, Jørgensen C, Kehlet H, et al.Role of preoperative anemia for risk of transfusion and postoperative morbidity in fast-track hip and knee arthroplasty［J］.Transfusion, 2014, 54（3）: 717-726.

［4］周宗科，翁习生，向兵，等 . 中国髋、膝关节置换术加速康复—围术期贫血诊治专家共识［J］. 中华骨与关节外科杂志，2016，9（1）：10-15.

［5］廖大清，刁萍 . 规范化疼痛护理管理在全髋关节置换术患者中的应用［J］. 护理实践与研究，2017，14（2）：66-68.

［6］高娜，佟冰渡，姜英，等 . 系统化"三防三位"护理对预防人工髋关节置换术后假体脱位的效果评价［J］. 护理管理杂志，2017，17（2）：123-125.

［7］中华医学会骨科学分会 . 中国骨科大手术静脉血栓栓塞症预防指南［J］. 中华骨科杂志，2016，36（2）：65-71.

第二节　膝关节置换术后康复护理指南

一、概述

人工膝关节置换术（total knee arthroplasty，TKA）是治疗严重膝关节骨性关节炎、类风湿关节炎、创伤后关节炎等的主要方法。

（一）宗旨

TKA 目的是消除病变关节的疼痛，纠正畸形，改善膝关节的日常活动功能，从而提高患者的生存质量。患者常因缺乏系统、规范、个性化的术后康复护理与训练，而未获得预期效果。为促进患者快速康复，预防并发症的发生，中国康复医学会康复护理专业委员会参考国内外关于人工膝关节置换术的康复护理的相关文献，制定了《人工膝关节置换术后康复护理指南》，旨在规范人工膝关节置换术后的康复护理，为临床和社区护士提供实践指导。

（二）目标

制订本指南的目标是提高各医疗机构康复护理人员人工膝关节置换术后康复护理专业技术，以实现患者最大程度的快速康复，使其顺利重返家庭和社会。帮助患者减轻膝关节疼痛、提高关节活动度、矫正关节畸形、改善关节功能、预防并发症、提高生活自理能力和生活质量。

二、基础知识

（一）定义

人工膝关节置换术是用性能良好的材料制成假体来代替膝关节，以获得关节功能恢复的手术。

（二）假体类型

按置换范围分为单间室置换、膝关节表面置换、非旋转铰链式全膝关节置换及旋转式全膝关节置换，其中膝关节表面置换最为常见；按固定方式分骨水泥型、非骨水泥型等。需要根据患者膝关节骨与软组织的具体情况、患者年龄、膝关节韧带状态、关节畸形情况、软骨破坏程度等选择合适的手术方式。

三、术后康复治疗

（一）康复治疗原则

1. 个体化原则　由于患者的体质、病情、心理素质、主观功能要求、手术情况等各异，术后康复治疗没有统一的常规，应因人而异。

2. 全面训练原则　接受手术的大多是老年体弱者，髋、膝关节只是行走负重关节中的一个，单纯处理关节并不足以改善患者的功能，因此必须兼顾患者全身及其他部位的康复。

3. 循序渐进的原则　一般患者的关节本身及其周围组织都有不同程度的病变，所以患者的功能水平只能逐步恢复，切忌操之过急，避免发生损伤。

（二）消肿止痛

1. 冰疗　术后第 1 天即可使用冰袋，置于关节周围，每日 1~2 次，每次 30~60min 至关节消肿,疼痛减轻。

2. 经皮电刺激 可采用频率100Hz的经皮电刺激,作为药物的辅助止痛治疗。

（三）术后功能训练

术后24h即开始进行CPM练习,每天2次,每次30min,最初以60°左右开始,每天增加10°,一周内达到90°~100°;由关节助力运动过渡至主动运动:术后2~3d,患者可借助外力帮助活动膝关节,逐渐过渡到自行屈伸关节的练习。

四、康复护理策略

（一）康复评定

1. 一般情况评估 年龄、性别、职业、文化程度、诊断、受累部位、手术方式、照顾者。

2. 专科评定

（1）膝关节功能评定:采用HSS膝关节评分系统,结果分为四个等级,即优（≥85分）、良（70~84分）、中（60~69分）、差（≤60分）。HSS评分在术前、术后均可使用,便于评估手术效果。

（2）伤口情况评定:手术伤口愈合情况、伤口引流情况、膝关节肿胀疼痛情况、肢体感觉活动及末梢血液循环情况等。

3. 心理及社会评估 评估量表包括SAS及SDS。

4. 评估患者术前对膝关节置换术健康教育知识点的掌握程度及辅助支具使用情况。

（二）康复护理

1. 术前预康复

（1）术前康复教育:在患者入院后,详细向其讲解手术的目的、方法及术后康复程序、注意事项,同时介绍成功的病例,使其消除紧张焦虑感,增强战胜疾病的信心,积极配合治疗和护理,对术后康复和功能恢复极其重要。

（2）术前预康复训练:①指导使用助行器,术后需使用助行器的,术前将助行器的高度结合患者情况调节合适,并让患者在术前就开始练习使用,为术后下床做好准备。②床边坐便椅的使用,术前教会患者使用方法。③充气治疗仪的使用,介绍其原理,主要是通过微电脑控制的充气和吸气,促进双下肢的静脉血循环,防止血栓形成并促进肿胀消退。④关节连续被动活动器（CPM机）的使用指导,CPM机可调节膝关节被动活动度,通过使膝关节被动屈曲不同角度,达到术后关节功能康复的目的。对患者和家属耐心讲解,使患者战胜恐惧,配合训练。

2. 术后体位

（1）术后患者平卧,双腿垫高,有利于下肢静脉血液回流,从而缓解下肢肿胀;在腘窝下放置高度适合的小枕头,使膝关节处于伸直状态,以缓解患肢肿胀症状。

（2）如患肢足尖及膝关节无法向上抬起,髋关节出现内旋内收现象,则将沙袋置于患肢两侧,以调整足尖、膝关节角度,从而提高舒适度。

3. 疼痛 疼痛是TKA常见症状,患者术后疼痛严重影响功能训练;镇痛管理,评估、规范疼痛健康教育,做好超前镇痛及个体化多模式镇痛,全程有效控制疼痛。

（1）疼痛教育:患者教育对于术后疼痛控制尤为重要。做好教育,实施个性化的疼痛教育计划,配合物理治疗及自我行为疗法,以获得理想的疼痛控制。

（2）疼痛评估:选择适宜评估工具评估疼痛部位、性质、程度、持续时间及生理反应,明确静息痛或活动痛并记录分值。推荐使用数字评分法（NRS）或视觉模拟评分法（VAS），以及面部表情量表法（Wong-Benker法）。

（3）疼痛处理：TKA术后采用冰敷、抬高患肢、早期下地活动等措施能减轻术后关节肿胀、促进功能康复。遵医嘱用镇痛药、自控式镇痛泵联合塞来昔布缓解术后疼痛，加快早期关节功能恢复，缩短住院时间。可配合适当的物理疗法，进行个体化疼痛控制。

4. 早期康复训练　制订个性化的康复计划。遵循循序渐进和持之以恒的原则，兼顾身体其他部位，以达到使患者快速康复的目的。

术后康复训练指导：麻醉清醒后即开始训练，包括主动活动和被动活动。训练后，下肢或膝关节可能会出现肿胀加重，休息时抬高患肢30cm左右，至少超过心脏水平，同时膝关节进行冰敷，能有效消除肿胀、积液、缓解疼痛。

（1）术后当天：①踝泵运动，被动锻炼20次为一组，每天练习2～3组。②踝关节旋转运动，每天练习3次。③股四头肌收缩运动，20次为一组，每天练习2～3组，直到大腿肌肉感到疲惫为止。④贴床练习，坚持5～10s，然后放松，20次为一组，每天练习2～3组。

（2）术后24h：①上肢肌力练习。②下肢按摩运动。③CPM机练习。④直腿抬高练习，10个动作一组，每天练习3次。⑤压腿练习，每小时累计压5min左右，采用沙袋协助完成。⑥滑移屈膝练习，每小时训练3min。⑦弯腿练习，被动、主动练习，每小时训练3min。术后第1天即可坐在床边用餐，自然地练习弯腿。

（3）术后第2天：继续巩固上述动作的同时，增加练习。①床边弯腿练习。②床边抱腿练习。③辅助行走训练，先在床边坐，再在床边站，最后下床行走。④助行器使用，把助行器摆在身体前方约20cm处。先迈患腿，再迈健腿，脚后跟先着地，然后脚掌逐渐着地，如此循环。

（4）术后第3天：继续巩固上述动作的同时，增加练习：沙袋压腿练习、椅子弯腿练习。

（5）术后第4天至出院：按术后第1～3天的方法进行训练。短期内切口周围有轻度的红肿或疼痛，可以涂抹消炎止痛药膏。

（6）手术后3个月：康复训练以增强肌力为主，保持已获得的膝关节活动度，此阶段皮肤、关节囊、肌肉和肌腱已基本愈合，需强化肌力和关节活动度练习，"多抬腿、多压腿、多弯腿、少走路"。

（三）常见并发症的预防与处理

1. 感染　预防措施：①术后动态观察患者体温、伤口局部状况、引流管的通畅情况，当引流液24h少于50ml时拔出引流管，做好每天伤口消毒工作；术后48h内对伤口进行冰敷。②保持呼吸道通畅，指导有效咳痰，预防肺部感染。③留置尿管期间，观察尿液颜色，指导多饮水，防止泌尿系统感染。④预防性使用抗生素，遵医嘱使用抗生素。

2. 深静脉血栓形成（DVT）　预防措施详见本章第一节。

3. 血管、神经损伤　①术后密切观察患肢端的感觉、活动情况、有无敷料包扎过紧、局部衬垫压迫或体位不当，若皮肤出现麻木感及异常，应拆除加压外敷料；保持膝关节屈曲20°～30°，减少对神经压迫和牵拉。②使用软枕应抬高患肢30°，膝关节悬空，保持中立位，避免压迫腘动脉及腓总神经。③早期功能训练。

4. 假体周围骨折　预防措施：①指导患者进食奶制品、水果和蔬菜，合理饮食，促进钙质吸收。②防跌倒指导。③补充钙三醇预防骨量下降。④日常生活指导，避免过多行走、站立和负重，不可左顾右盼，鞋子选择系带子的平底鞋，使用助行器以稳定和保护关节，训练循序渐进，患处无疼痛为原则。

5. 膝关节僵硬　预防措施：①评估患者疼痛程度，及时给予药物止痛。②术后24～48h进行伤口处冷敷。③保持环境安静，关心、安慰患者，给予心理疏导。④宣教运动的重要性，早期开始康复训练。

（四）康复延伸护理及随访

TKA患者出院后可以选择到康复医院、社区医院或居家进行康复训练。

1. 家庭环境改造　①卧室、客厅、浴室、厕所地面平整，选择防滑地板。②改蹲厕马桶或选用坐便器，浴室安装扶手防滑倒。③选择一个牢固直背有扶手的椅子，有利于患者站起或坐下。

2. 功能训练

（1）康复训练注意事项：①出院后坚持康复训练，初期活动量不要太大，避免负重过多，1个月后逐渐增加活动量，行走的距离以不引起腿肿为限度，逐渐增加距离。②坐位时，把腿放在椅子上抬高。久坐后起身和起床时，先活动膝关节，再站起来。③日常活动应避免膝关节过度负重，以减轻膝关节磨损机会。④避免以下运动：蹲马步、爬山、上下楼梯、跑步、提重物、走远路。适宜的运动有散步、游泳、骑自行车。⑤如出现伤口红肿、异常发热、患肢肿胀、膝关节疼痛加重等情况应立即随诊。

1）步态训练：术后3个月内建议进行步态训练。步态训练有助于练习平衡能力，平时用正常的步态行走即可。

2）背伸绷腿走路：少量多次，逐渐增加行走距离。每天练习5次左右，每次走3～5min。

3）高抬腿走路：练习高抬腿走路，两腿都这样训练。每天练习5次左右，每次走3～5min。

4）拐杖行走训练：先站立稳妥，将双拐移至前方约20cm处，先迈出患肢，注意脚尖不超越双拐，然后双手用力持拐，同时健肢向前移动，如此反复，逐步前行。

5）拐杖上下楼梯训练：上楼梯时先将健肢迈上台阶，再将患肢和双拐迈上台阶，下楼梯时先将双拐移到下一台阶，再将患肢迈下台阶，最后将健肢迈下台阶。

6）俯卧弯腿练习（术后2～3周）：患者处于俯卧位，弯腿，弯到最大时保持5～10s，每次做10个，每天做3～4次。

（2）合理膳食：不吃太油腻的食物，控制体重，减轻关节负重。

3. 出院后随访　定期随访便于评价患者功能恢复程度，督促患者积极进行功能康复，及时发现并处理并发症。推荐：①制订随访表，内容含患者一般情况、专科评估情况、指导内容等。②根据患者实际情况制订随访计划，做到定期随访、指导康复，进行效果评价。③随访时间与形式，推荐出院后1周内进行电话随访，1个月内上门随访，3个月、6个月跟踪随访。

五、常用康复护理技术

详见第三章第一节。

（贾　勤　刘承梅　高　娜）

参 考 文 献

［1］郑彩娥,李秀云.实用康复护理学［M］.北京:人民卫生出版社,2018.

［2］di Meo N,Stinco G,Trevisini S,et al. Sporotrichoid Mycobacterium marinum infection in an elderly woman［J］. Dermatol Online J,2015,21(5):13030.

［3］郭一峰,马玉芬,高娜,等.围术期膝髋关节置换患者静脉血栓栓塞症的临床特点分析［J］.中华现代护理杂志,2017,23(30):331-335.

［4］Dumville JC,McFarlane E,Edwards P,et al.Preoperative skin antiseptics for preventing surgical wound infections after clean surgery［J］.Cochrane Database Syst Rev,2015(4):CD003949.

［5］Quinn M,Bowe A,Galvin R,et al. The use of postoperative suction drainage in total knee arthroplasty:a systematic review［J］. Int Orthop,2015,39(4):653-658.

［6］刘佳,佟冰渡,曹海颖,等.全膝关节置换术后不同切口引流管夹闭时间对失血及并症的影响［J］.中华现代护理杂志,2018,24(24):2860-2865.

［7］Lewis GN,Rice DA,McNair PJ,et al. Predictors of persistent pain after total knee arthroplasty:a systematic review and meta-analysis［J］.Br J Anaesth,2015,114(4):551-561.

［8］Song MH,Kim BH,Ahn SJ,et al. Peri-articular injections of local anaesthesia can replace patient-controlled analgesia after total knee arthroplasty:a randomised controlled study［J］. Int Orthop,2016,40(2):295-299.

第三节　四肢骨折康复护理指南

一、概述

四肢骨折常伴随肌肉、肌腱、韧带、血管、神经、滑膜及皮肤损伤,直接导致关节周围组织和关节内粘连,肌肉、肌腱挛缩,骨化性肌炎,而遗留肿胀、疼痛、功能障碍。骨折后为保证良好的伤口愈合,保持或恢复运动功能,必须做到良好复位和持续的固定,包括内固定和外固定,而固定必定造成肢体各组织失用性变化,包活肌肉萎缩、关节挛缩、瘢痕粘连形成,可导致肢体功能障碍,直接导致患者日常生活自理能力下降或丧失。

(一)宗旨

四肢骨折早期康复对促进骨折愈合、减轻和消除并发症等有重要的作用。为提高四肢骨折术后康复护理质量,减少术后并发症发生,骨科和康复护理专家共同制定了《四肢骨折康复护理指南》,旨在为临床护士提供四肢骨折康复护理实践指导,进一步规范四肢骨折的康复护理。

(二)目标

制订本指南的目标是为我国不同层级的护士开展临床四肢骨折康复护理提供参考,从而提高护理人员四肢骨折后康复的专业护理能力;以实现患者最大程度的快速康复,使其顺利重返家庭和社会。

二、基础知识

（一）定义

骨折（fracture）是指骨或骨小梁的完整性和连续性发生断离。造成骨折的因素有许多，外伤最为多见，因受伤方式不同而造成的骨折部位、形式、程度也不一样，往往伴有肌肉、肌腱、神经、韧带的损伤。

（二）分类

骨折可分为：稳定性骨折和不稳定性骨折、闭合性骨折和开放性骨折、外伤性骨折和病理性骨折、完全性骨折和不完全性骨折。

（三）病因

病因包括直接暴力，间接暴力和积累性劳损。

（四）临床表现

全身表现为休克、发热等，局部表现为疼痛、肿胀、畸形、异常活动、骨擦音或骨擦感。不同部位的骨折又具有不同的临床表现。

三、康复治疗

骨折的康复治疗贯穿于骨折治疗的全过程，康复治疗的原则必须是：①运动治疗一定要在骨折复位及固定牢靠后进行。②具体措施应根据骨折愈合的过程来实施，并及时调整。骨折的康复治疗要因人而异，并与手术医生密切合作，熟悉手术过程及内固定物的性质及应用。

骨折的愈合可分为6期：撞击期、诱导期、炎症期、软骨痂期、硬骨痂期及重建期。根据骨折的过程，康复治疗可分为早期和恢复期两个阶段。

（一）早期（骨折固定期）

骨折的治疗有：手法复位、手术复位、手术置内固定复位等。术后均需石膏、夹板固定。

1. 被动运动　当肢体不能随意活动时，可进行按摩和关节的被动活动。按摩损伤部位较远的肢体，以助消肿和缓解肌肉痉挛，为主动活动做准备。活动肢体要充分放松，置于舒适的自然体位，并固定近端关节以免产生替代动作。

2. 主动运动　一般在固定后2～3d开始，如尺桡骨双骨折伤后第1天可嘱患者做握拳、伸拳、屈伸拇指、对指、对掌等练习活动，由患者自主完成，是功能训练的主要方式，既有增强和恢复肌力的作用，也可防止关节僵硬。

3. 患肢抬高　能有效消除水肿，减轻疼痛。

4. 物理因子治疗　直流电、超声波、低中频电疗能改善血液循环，消炎、消肿、减轻疼痛。

（二）恢复期（骨折愈合期）

1. 恢复ROM　主动运动，助力和被动运动，关节松动术。

2. 恢复肌力　可采用水疗，助力运动（砂袋，哑铃），弹性训练带。

3. 物理治疗　蜡疗，中频电疗，超声波等。

4. 恢复ADL能力及工作能力　可采用作业疗法和职业训练。

四、康复护理策略

（一）康复评定

1. 一般情况评估　包括全身及局部状况，患者的生命体征、局部疼痛、皮肤颜色、肢体肿胀等方面的评估。

2. 专科评定

（1）疼痛评定：视觉模拟评分（visual analague scale，VAS）等。

（2）感觉功能评定：包括浅感觉、深感觉及复合感觉评定。

（3）关节活动度（ROM）评定：了解四肢关节及脊柱的活动范围。

（4）各关节功能评定量表：Harris 髋关节评分。

（5）肌肉力量评定：徒手肌力检查，等速肌力测试等。

（6）步态评定：徒手步态检查、步态分析系统。

（7）日常生活活动能力评定：Barthel 指数（BI）、PULSES ADL 功能评定量表、功能独立性评定量表（FIM）。

（8）平衡功能检查：伯格平衡量表、平衡评定仪。

3. 心理及社会评估　评估焦虑、恐惧等心理状况，家庭经济及社会关系，对疾病知识的掌握程度以及对康复的期望值等。

（二）康复护理策略

1. 早期康复　纤维骨痂形成期（第 0～4 周）

（1）急性期（术后 48h 内）：康复目标是消除肿胀，缓解疼痛，预防并发症。康复内容包括保护患肢、局部制动、冰敷、加压包扎和抬高患肢。训练的主要形式是伤肢肌肉的等长收缩。非损伤部位开展早期康复，预防继发性功能障碍。

（2）亚急性期（术后 48h～4 周）：康复目标是逐步恢复关节活动范围、增加肌力训练、重建神经 - 肌肉控制及心肺功能。康复内容包括患肢抬高，保持正确的体位；等长收缩训练；受伤部位远侧及邻近关节的活动范围训练；物理治疗可选用脉冲电磁疗、低强度脉冲超声、电刺激治疗。

2. 中期康复　骨痂形成期（第 5～12 周）：康复目标是消除残存肿胀，软化和牵伸挛缩的纤维组织，增加关节活动范围和肌力，恢复肌肉的协调性。主要康复内容有：

（1）继续加大关节活动度（ROM）训练，直至恢复全关节活动范围。

（2）骨折愈合后关节出现伸直或屈曲挛缩，可做伸直或屈曲牵引。在患者可忍受的范围内由治疗师进行持续被动终末牵伸。

（3）继续进行肌力和耐力训练，等长肌肉练习可逐步过渡到抗阻练习（由手术医生判定骨折完全愈合后开始），提高肌肉锻炼强度。

（4）临床诊断骨折愈合后，可进行所有肌群渐进性抗阻练习。并加强有氧耐力训练，鼓励进行日常生活活动、工作和娱乐活动。

3. 后期康复骨折愈合期（第 12 周以后）：康复目标是全功能活动范围；全功能性肌力和耐力；正常参与所有功能活动、工作和休闲。主要康复内容：

（1）关节活动范围：除继续以前的锻炼，关节松动术可采用三级、四级松动技术。肘、腕、手部及踝关节周围骨折术后僵硬患者，佩戴动态或静态渐进支具可增加关节活动范围。关节出现挛缩和僵硬，可做恢复性的关节牵引，也可在患者可耐受范围内由治疗师进行持续被动终末牵伸。

（2）继续前期训练，避免肌肉疲劳。

（3）全身有氧耐力训练，恢复身体体能。

（4）本体感觉神经肌肉强化。

（5）功能恢复：鼓励进行日常生活活动、工作和娱乐活动。

（三）常见骨折康复护理策略

1. 上肢骨折 上肢的主要功能是手的劳动，腕、肘、肩的功能均是为手的劳动做辅助。上肢各关节的复杂链接，各肌群的力量，高度的灵敏性和协调性以及整个上肢的长度，都使手的功能得以充分发挥。所以，上肢创伤后康复治疗的目的是恢复上肢各关节的活动范围，增强肌力，改善上肢的协调性和灵活性，从而恢复日常生活活动能力和工作能力。

（1）锁骨骨折：成人无移位骨折可用三角巾悬吊，有移位的骨折需手法复位，"8"字绷带固定。固定后即可逐步进行功能训练，开始可做腕、手部各关节的功能活动以及肘屈伸、前臂内外旋等主动训练，逐渐增大活动幅度和力量。第2周可进行被动或助力的肩外展、旋转运动。第3周可在仰卧位，头与双肘支撑，做挺胸训练。去除外固定后，患肢可用颈腕悬吊带挂在胸前，先做肩关节前后、内外的摆动训练。1周后，开始做肩关节各方向的主动运动。第2周增加肩外展和后伸的主动牵伸。第3周可进行肩前屈及内外旋的主动牵伸，逐步恢复肩关节的正常功能。

（2）肱骨骨折：早期宜抬高患肢，多做握拳、屈伸手指及耸肩活动。2～3周后，患肢可在三角巾胸前悬吊带支持下做摆动训练，肘屈或伸的等长肌肉收缩训练及前臂内外旋活动。在训练过程中要随时注意检查骨折对位、对线情况，若断端出现分离，应及时矫正。去除外固定后，逐渐增加主动活动的幅度，增加肩、肘关节各个方向的活动，加强恢复肩带肌力的训练。

（3）肱骨髁上骨折：早期进行手指及腕关节的屈伸活动。1周后增加肩部主动训练及外展练习，并逐渐增大运动幅度，对腕、手部肌肉进行抗阻训练。早期，伸展型肱骨髁上骨折可开始做肱二头肌、旋前圆肌静力抗阻练习。骨折愈合后进行必要的关节活动度练习，做全面的肩和肘屈伸，前臂旋转练习。外固定去除后，开始恢复肘关节屈伸及前臂内、外旋活动范围的主动训练。

（4）尺桡骨干骨折：术后1周内主要进行手指及腕关节屈伸活动，在健肢帮助下活动肩关节。从第2周开始，患肢可做肩关节主动活动训练及手指抗阻训练。3周后进行肱二头肌腱反射、肱三头肌等长收缩训练，做肩关节各方向运动训练。4周后可做肘关节主动运动训练。约8周后拍片证实骨折愈合，去除外固定，进行前臂内外旋主动训练、助力训练，逐渐恢复前臂旋转功能。

（5）桡骨远端骨折：复位固定后即可行手部主动活动训练，肩部悬吊位摆动训练。肿胀减轻后，开始做肩、肘关节主动运动。4～6周后去除外固定，进行腕关节及前臂旋转活动训练。

2. 下肢骨折 下肢的主要功能是负重和步行。卧床期间每天进行床上运动，包括未受伤肢体的主动及抗阻力运动、适当的腹背肌练习和深呼吸锻炼，以防止持续卧床引起的全身并发症。常用的训练方法：①踝泵运动。②足跟滑动，双下肢交替进行，每分钟15～20次，持续3～5min。

（1）股骨颈骨折：近年来多主张对股骨颈骨折采用手术治疗，特别是人工髋关节置换术，术后早期活动，具体训练方法参考本章第一节。

（2）股骨干骨折：股骨干骨折内固定术后，第1天即可开始肌肉被动、主动等长练习，20次为1组，每天练习2～3组。术后第3天，疼痛反应减轻后，开始床上足跟滑动练习。术后5～6天可扶双拐或助行器患肢不负重行走。术后2～3周逐渐负重，根据病人耐受程度而定。术后 2 个月左右可进展至单手杖完全负重行走。

（3）胫腓骨干骨折：术后当天开始足、踝、髋的主动活动练习，股四头肌、胫前肌、腓肠肌的等长练习。膝关节保持中立位，防止旋转。术后 3～5 天，可佩戴外固定物做直腿抬高练习；术后 1 周，增加踝屈曲和内、外翻抗阻练习，并且增大踝屈伸活动度的功能牵引，同时开始下肢部分负重的站立和步行练习。

（4）踝关节骨折：固定第 2 周起可加大踝关节主动屈伸活动度练习，但应禁止做旋转及内外翻运动。3 周后开始扶双拐部分负重活动，4～5 周后解除固定，逐渐增加负重，并做踝关节主动、被动活动练习，及踝部肌力练习。骨折愈合后，可训练患者站在底面为球面形的平衡板上做平衡练习，积极恢复平衡反射，有助于预防踝反复扭伤。

（四）常见并发症预防与处理

1. 压力性损伤　具体预防措施详见本章第一节。

2. 深静脉血栓形成　具体预防措施详见本章第一节。

3. 肺部感染　因骨折后患者长期卧床，特别是年老体弱或伴有基础疾病的患者，一旦感染可危及生命。应尽早指导患者进行深呼吸、有效咳嗽、叩背、雾化吸入等，保持呼吸道通畅；床上进行主动、被动运动，鼓励尽早下床活动。

4. 骨筋膜隔室综合征　由骨、骨间膜、肌间隔和深筋膜组成的骨筋膜室内肌肉和神经因急性缺血而引起的一系列病理改变。主要为不同程度的肌肉坏死和神经受损，从而引起相应的症状和体征。多见于前臂掌侧和小腿。当骨筋膜室内压力增高，不及时诊断和处理可迅速发展为骨筋膜隔室综合征，引起坏死甚至坏疽，造成肢体残疾，同时可伴有大量毒素进入血液循环，造成休克、心律不齐、急性肾功能衰竭。故应及时发现骨筋膜隔室综合征并早期减压处理。

5. 肿胀和疼痛护理　骨折后期，部分患者通常会出现损伤部位肢体肿胀和疼痛，特别是下肢骨折的患者，在短时间内难以消除，给患者的生活带来痛苦和不便。可采用抬高患肢、肌肉静力收缩、使用压力手套及压力袜、温水浸泡、中药浸泡、中药外敷、局部贴止痛膏药、局部冰敷、按摩等方法消除肿胀和疼痛。同时要观察患肢血运，注意皮肤颜色、温度、感觉、疼痛治疗后的改变情况。如患者经康复治疗返回病房患肢持续肿胀、麻木、剧痛、皮肤颜色变暗，及时报告医师做出处理。

（五）健康教育与随访

1. 饮食　进食高蛋白，高热量，高维生素，钙质丰富的食物。老年人常伴有骨质疏松，骨折后也易引起失用性骨质疏松，宜进食高钙饮食，补充维生素 D 和钙剂，接受专业的骨质疏松用药。

2. 活动注意事项

（1）活动中禁止冲击性或暴力性牵拉，以免导致新的损伤。

（2）被动活动应在无痛或微痛的范围内进行，若有明显的或持续的疼痛均表明有损伤，并可放射性引起肌肉痉挛，不利于功能训练。

（3）功能训练应循序渐进，活动范围由小到大，次数由少到多，时间由短到长，强度由弱到强，训练以不感到很疲劳、骨折部位无疼痛为度。

3. 指导自我病情观察　患者自我病情观察重点是观察远端皮肤有无发绀、发凉、有无疼痛和感觉异常等，肢体石膏管型应露出指（趾）端，抬高患肢，观察血运情况，保持石膏清洁。皮牵引后注意血运、神经功能、足下垂等情况，尽早发现潜在的并发症，及时就诊。

4. 随访时间及指征　出院后 1 个月、3 个月、6 个月需随访复查 X 线片，了解骨折愈合情况。如行内固定术，半年至一年复查后取出内固定物。如出现以下情况须随时复查：患肢肿痛，肢体畸形或功能障碍、出血、末梢血运差、肢端麻木等。

五、常用康复护理技术

（一）体位摆放

股骨骨折术后，取平卧位，下肢稍外展，两腿中间放一软枕，患肢不宜抬高。上、下肢骨折应尽量抬高患肢、置于功能位，其中上肢骨折抬高至心脏水平。

（二）功能训练指导

功能训练指导是指康复护士对患者回病房后所进行的各种康复锻炼进行督促、指导，以强化康复训练效果，提高与改善患者的功能障碍。包括关节活动度训练指导、肌力训练指导、平衡训练指导、放松训练指导、步行能力训练指导。

（三）ADL 训练

采用作业治疗和职业前训练，改善运动技能，训练手的功能、下肢步行能力，增强体能，生活自理，从而恢复及工作能力。

（四）物理治疗

科学地使用物理治疗能有效地控制感染、消除肿胀、促进创面修复、软化瘢痕。

1. 早期康复选用的物理治疗方法　非金属内固定者采用短波、紫外线照射神经反射区或健侧相应部位、直流电疗、低频脉冲磁疗、沿与骨折线垂直方向按摩器振动治疗等促进骨折愈合。

2. 晚期康复选用的物理治疗方法

（1）红外线、蜡疗可作为手法治疗前的辅助治疗，可促进血液循环软化纤维瘢痕组织。

（2）音频电、超声波疗法可软化瘢痕、松解粘连。

（3）局部按摩对促进血液循环、松解粘连有较好作用。

（五）矫形器、辅具使用

上肢矫形器主要有肩肘腕手矫形器、肘腕手矫形器、腕手矫形器、手矫形器；下肢矫形器包括髋膝踝足矫形器、膝矫形器、膝踝足矫形器、踝足矫形器、足矫形器。上肢矫形器根据功能分为固定性和功能性两大类。上肢矫形器主要用于补偿失去的肌力，扶持麻痹的肢体，保持或固定肢体与功能位，提供牵引力以防痉挛，预防或矫正畸形。下肢的矫形器主要用于支撑体重，辅助或替代肢体功能，限制下肢关节不必要的活动，保持下肢稳定，改善站立和步行时姿势，预防和矫正畸形。矫形器及辅助用具均应在专业人员指导下使用，使用过程中注意检查皮肤有无受压及血运情况，避免日晒高温以免变形等。护士应认真宣教辅助器具的使用注意事项和保养方法。另外，还可指导患者在治疗外的时间借助沙包、哑铃、椅凳、训练带等简易器械进行自我功能训练。

（贾　勤　刘承梅　周玉妹）

参 考 文 献

[1] 郑彩娥，李秀云.康复护理技术操作规程[M].北京：人民卫生出版社，2018.

[2] 史宗新，王世坤，丛云海.锁骨加压接骨板治疗四肢骨折发生并发症的原因分析及处理[J].中华创伤

骨科杂志, 2015, 17（3）: 268-270.

［3］Oetgen ME, Mirick GE, Atwater L, et al. Complications and predictors of need for return to the operating room in the treatment of supracondylar humerus fractures in children［J］. Open Orthop J, 2015, 9（1）: 139-142.

［4］燕铁斌, 尹安春. 康复护理学［M］.4 版. 北京: 人民卫生出版社, 2017.

［5］张勇. 两种不同方法治疗肱骨干骨折的疗效分析［J］. 世界最新医学信息文摘, 2018, 18（77）: 64.

［6］Makhni MC, Makhni EC, Swart EF, et al. Radius and Ulna Shaft Fractures［M］.Cham: Springer International Publishing, 2017.

［7］Skorupińska A, Tora M, Bojarskahurnik S.Classification and elements of distal radius fractures treatment［J］. Physiotherapy, 2015, 23（3）: 40-46.

［8］曲忠恒. 交锁髓内钉与外固定支架在四肢骨折治疗中的应用效果比较［J］. 中国现代药物应用, 2018, 12（1）: 46-47.

［9］张建立. 老年四肢骨折的治疗与分析［J］. 中国继续医学教育, 2018, 10（10）: 105-107.

［10］Silverman SL, Kupperman ES, Bukata SV, et al.Fracture healing: a consensus report from the International Osteoporosis Foundation Fracture Working Group［J］. Osteoporosi Int, 2016, 27（7）: 2197-2206.

第四章 神经系统疾病康复护理指南

神经系统按照解剖结构分为中枢神经系统和周围神经系统，前者主要分管、分析和综合体内外环境传来的信息，并使集体做出适当的反应；后者主管、传递神经冲动。按神经系统的功能又分为调节人体适应外界环境变化的躯体神经系统和稳定内环境的自主神经系统。

神经系统疾病复杂多样，也是一种高致残率的疾病，很多疾病是突发的，并且是随时可能进展的。神经系统疾病患者会存在意识障碍，认知障碍，甚至精神障碍，这就要求我们在实际的康复护理工作中，要密切观察患者细微的变化。患者康复护理原则是为了达到全面康复的目标，紧密和康复团队人员合作，为康复对象进行一般的基础护理和各种功能训练，预防继发性残疾和二次损伤，减轻疾病影响。

第一节 脑卒中康复护理指南

一、概述

脑血管疾病的发病率、病死率和致残率很高，它与恶性肿瘤、心脏疾病是导致全球人口死亡的三大疾病。根据新近的流行病学资料，我国脑血管疾病在人口死因中居第二位，仅次于恶性肿瘤。脑卒中病后一周，73%～86%患者有偏瘫，71%～77%有行动困难，47%不能独坐，75%左右不同程度地丧失劳动能力，40%重度致残。在我国目前需要和正在进行康复的患者中，脑卒中患者占有相当大的比例。

（一）宗旨

随着科学技术和医疗服务水平的不断提高，脑卒中的致死率呈现逐渐下降的趋势，同时，由于发病率的逐年增高，脑卒中的致残率亦呈现逐年增高的趋势，因而产生了大量需要进行康复的残疾人。脑卒中的康复开展最早，也是目前研究最多的领域，早期康复介入已成为共识。中国康复医学会康复护理专业委员会组织相关康复护理专家制定《脑卒中康复护理指南》，旨在规范我国各地区康复机构、医院、社区卫生组织等对脑卒中的康复护理策略，为临床和社区护士提供实践指导。

（二）目标

脑卒中的高致死率和致残率致使国家、社会和家庭承受着极大的经济负担和压力，而早期康复护理介入有助于最大程度地帮助患者恢复并重建已受损或已丧失的各项功能，减少并发症的发生，从而提高患者的生存质量。制订本指南的目标是进一步规范临床脑卒中的康复护理理论、技能，为各层级护理人员培训提供专业借鉴或参考，从而提高护理人员脑卒中康复护理的专业能力，以促进患者最大限度的康复，使其顺利重返家庭和社会。

二、临床基础

（一）定义

脑卒中（cerebral stroke），又称脑血管意外（cerebral vascular accident，CVA）是指由于各种原因引起的急性脑血液循环障碍导致的持续性（超过24h）、局限性或弥漫性脑功能缺损。根据脑卒中的病理机制和过程分为两类：缺血性脑卒中（血栓形成性脑梗死、脑栓塞，统称脑梗死），出血性脑卒中（脑实质内出血、蛛网膜下腔出血）。

（二）病因

1. 血管壁病变　高血压脑小动脉硬化，脑动脉粥样硬化，血管先天发育异常，遗传性疾病等导致的血管壁病变。

2. 血流动力学因素　高血压或低血压，血容量改变。

3. 血液成分异常　高血黏度，血小板减少或功能异常，凝血或纤溶系统功能障碍。

（三）临床主要症状

1. 感觉和运动功能障碍　表现为偏身感觉（浅感觉和深感觉）障碍，一侧视野缺失（偏盲）和偏身运动障碍。

2. 交流功能障碍　表现为失语、构音障碍等。

3. 认知功能障碍　表现为记忆力障碍、注意力障碍、思维能力障碍、失认等。

4. 心理障碍　表现为焦虑、抑郁等。

5. 其他功能障碍　如吞咽困难、二便失禁、性功能障碍等。

三、康复治疗

脑卒中的康复应从急性期开始，只要不妨碍治疗，康复训练开始得越早，功能恢复可能性越大，预后越好。一般认为康复治疗开始的时间应为患者生命体征稳定，神经病学症状不再发展后48h可开始，一边尽可能地减轻失用（包括健侧）。

（一）康复治疗

脑卒中康复治疗包括偏瘫肢体综合训练、平衡功能训练、手功能训练、言语功能训练、吞咽功能训练、作业治疗、理疗等。

（二）康复训练的原则

1. 选择合适的早期康复时机。

2. 康复治疗计划建立在康复评定的基础上，由康复治疗小组共同制订，并在治疗方案实施过程中逐步修正和完善。

3. 康复治疗贯穿于脑卒中治疗的全过程，循序渐进。

4. 康复治疗要有患者的主动参与和家属的积极配合，并与日常生活和健康教育相结合。

5. 采用综合康复治疗，包括物理治疗、作业治疗、言语治疗、心理治疗、传统康复治疗和康复工程等方法。

（三）康复训练

1. 软瘫期的康复训练　软瘫期是指发病1~3周（脑出血2~3周，脑梗死1周左右），患者意识清楚或有轻度意识障碍，生命体征平稳，但患肢肌力、肌张力均很低，腱反射也低。目的是预防并发症以及继发性损害，同时为下一步功能训练做准备。一般每2h更换一次体位,保持抗痉挛体位,以预防压疮、肺部感染及痉挛模式的发生。

2. 痉挛期的康复训练　一般在软瘫期 2~3 周开始,肢体开始出现痉挛并逐渐加重。这是疾病发展的规律,一般持续 3 个月左右。此期的康复目标是通过抗痉挛的姿势和体位来预防痉挛模式和控制异常的运动模式,促进分离运动的出现。

3. 恢复期的康复训练　恢复期早期患侧肢体和躯干肌还没有足够的平衡能力,因此,坐起后常不能保持良好的稳定状态。帮助患者坐稳的关键是先进行坐位耐力训练、站立训练、步行训练、改善手功能训练等。

四、康复护理策略

(一)康复评定

1. 脑损害严重程度评定

(1)意识状态评定使用格拉斯哥昏迷量表。

(2)脑卒中患者临床神经功能缺损程度评分。其评分为 0~45 分,0~15 分为轻度神经功能缺损,16~30 分为中度神经功能缺损,31~45 分为重度神经功能缺损。

(3)美国国立卫生研究院卒中量表(NIH stroke scale,NIHSS)得分低说明神经功能损害程度重,得分高说明神经功能损害程度轻。

2. 运动功能评定　主要是肌力、关节活动度、肌张力、痉挛、步态分析、平衡功能等的评定,常用的有 Brunnstrom 6 阶段评定法、简化 Fugl-Meyer 法、Bobath 方法、上田敏法、改良 Ashworth 痉挛评定量表、运动评定量表等。

3. 平衡功能评定法

(1)三级平衡检测法:Ⅰ级平衡是指在静态不借助外力的条件下,患者可以保持坐位或站立位平衡;Ⅱ级平衡是指在支撑面不动(坐位或站立位)条件下,患者的身体某个或几个部位运动时可以保持平衡;Ⅲ级平衡是指患者在有外力作用或外来干扰的条件下,仍可以保持坐位或站立位平衡。

(2)伯格平衡量表:共有 14 项检测内容,每项 0~4 分,满分 56 分,得分高表明平衡功能好,得分低表明平衡功能差。<40 分应注意防跌倒风险。

4. 言语功能评定　通过交流、观察、使用通用的量表以及仪器检查等方法。

5. 吞咽功能评定　见本章第四节。

6. 感觉评定　包括痛温觉、触觉、运动觉、位置觉、实体觉、图形。

7. 认知功能评定　简易精神状态检查(MMSE)、蒙特利尔认知评定量表(MoCA)、长谷川痴呆量表(HDS)和韦氏成人智力量表(WAIS)进行认知功能评定。

8. 心理评定　使用汉密尔顿焦虑量表(HAMA)和抑郁量表(HAMD)。

9. 日常生活活动能力评定　改良 Barthel 指数、功能独立性测量(functional independence measurement,FIM)等。

10. 生存质量评定　生活满意度量表、WHOQOL-100 量表和 SF-36 量表等。脑卒中影响量表(stroke impact scale,SIS)、生存质量指数脑卒中版本(QOL index-stroke version)和脑卒中生存质量测量量表等。

(二)康复护理策略

1. 抗痉挛体位护理　脑卒中急性期卧床患者抗痉挛体位摆放是脑卒中康复护理的基础和早期康复介入的重要方面,能够使患者偏瘫后的关节相对稳定,预防患者出现上肢屈肌、下肢伸肌的痉挛情况,还可以辅助预防患者出现病理性运动模式。

抗痉挛体位摆放应该贯穿在偏瘫后的各个时期,注意定时改变体位,一般每 2h 体位变换 1 次,鼓励患侧卧位,该体位增加了患肢的感觉刺激,并使整个患肢被拉长,从而减少痉挛并且能让健手自由活动;适当采取健侧卧位;尽量避免仰卧位,因为仰卧位受颈紧张反射和迷路反射的影响,会加重异常的运动模式和引起骶尾部、足跟部压力性损伤。

2. 床上体位转移护理 包括被动体位转移、辅助体位转移和主动体位转移等方式,训练应该按照完全被动、辅助和完全主动的顺序进行。体位转移的训练内容包括患者床上侧面移动、前后方向移动、被动健侧翻身、患侧翻身起坐训练、辅助和主动翻身起坐训练、床上搭桥训练以及床上到轮椅、轮椅到床上的转移训练等。床上体位转移技术的实施要注意转移过程的安全性问题,在身体条件允许的前提下,应尽早离床。

3. 步行训练 从床上体位转移到下床站立、步行训练、助行器训练、轮椅代步训练,让患者能躺着进院,走着出院,回归家庭社会。

4. 吞咽障碍护理 详见本章第六节。

5. 膀胱和直肠功能障碍的护理

(1)膀胱功能评定:确定膀胱功能障碍的类型和严重程度,评定应获取卒中发病前的泌尿系统病史,对尿失禁或尿潴留的患者通过膀胱扫描或排尿后间歇性导尿记录容量来评定残余尿量以及对尿意和排空感的认知意识进行评定。

(2)急性卒中患者在入院后 24h 内拔除留置导尿管。

(3)对于尿潴留患者制订个性化饮水排尿计划,采取间歇性导尿。

(4)尿失禁患者采用个性化的结构化管理策略,包括膀胱再训练、定时提示排尿、盆底运动、间歇性导尿、抗胆碱能药物治疗和 / 或改变环境或生活方式。详见本章第三节。

(5)肠道功能评定:对大便硬度、排便频率、时间以及发病前的肠道治疗史进行评定。

(6)对大便失禁的患者提供肠道护理计划,包括均衡饮食,良好的液体摄入,体育锻炼和定期计划的排便。便秘计划排便可包括使用口服泻药、栓剂或灌肠剂、腹部按摩等。

6. 呼吸道护理

(1)当患者血氧饱和度＜95％时,需要给予患者吸氧,改善肺通气功能。

(2)睡眠呼吸障碍在脑卒中患者可达 70％～95％。轻度睡眠呼吸障碍患者夜间可采用侧卧位,低流量吸氧改善通气状况;中、重度睡眠呼吸障碍患者夜间可予气道正压通气改善通气状况。

(3)对气管切开的患者,一方面做好气管切开的基础护理,另一方面加强呼吸功能训练,防止胃食管反流和误吸,缩短机械通气时间、封管时间,尽早拔出气管套管。

7. 心理护理 卒中后情绪障碍可发生于脑卒中后各时期,显著增加脑卒中患者的病死率、致残率和认知功能障碍,降低患者的生活质量。推荐对所有脑卒中患者进行标准的抑郁和焦虑筛查,应注意观察卒中后情绪障碍,在患者的全面评价中应涵盖心理史,包括患者病前性格特点、心理疾病、病前社会地位及相关社会支持情况,减少并消除心理障碍的相关症状和体征。

8. 饮食护理

(1)脑卒中伴吞咽障碍患者尽早进行 NRS 2002 营养风险筛查。对于总评分 >3 分者,需请营养师进行更准确的营养评定,以便确定营养不良的原因,根据评定结果制订干预计划。

(2)饮食营养干预途径的选择:①早期昏迷、认知功能障碍或吞咽障碍不能经口摄食的患者,应予以管饲喂养。②口服营养补充。③吞咽功能障碍患者经评估,进行吞咽功能训练。

(三)常见并发症预防与处理

1. 肩痛、肩关节半脱位、肩手综合征 早期采取抗痉挛体位摆放。

(1)坐位:坐位有利于躯干伸展,坐位时躯干与地面垂直,躯干左右对称,将患肢放于前方桌面上或用枕头托起,避免患肢脱垂、腕和手指关节屈曲,指导患者双手交叉,用健侧手握住患侧手,使患侧的腕关节保持背屈、拇指外展位,抑制上肢痉挛,防止肩关节半脱位进一步加重。

(2)立位:三角巾及吊带固定在颈部,减轻肩关节的负荷,防止因重力作用导致肩关节半脱位加重,但患者达到 Brunnstrom 运动功能恢复二期后,不再使用肩肘吊带或三角绷带。如患者使用上臂肩吊带,则不受肌张力变化影响。

(3)变换体位:变换体位时,不可拖拉患肢,搬动患者时注意保护肩关节。患者由坐位到立位转换过程中,指导患者双手交叉,双上肢尽量前伸,双下肢同时负重站立,护士或家属在患者前方给予协助,注意避免在患侧协助,防止肩部损伤。

(4)护肩装置使用:当偏瘫上肢处于软瘫期或 2 横指(及以上)的肩关节半脱位患者,安全起见可适时使用肩吊带。

(5)负重训练:患侧肩关节负重可引起肩关节周围肌肉兴奋,产生收缩,同时刺激肩关节的压力感受器,使关节周围肌肉紧张度增加,肌张力增高。

(6)主动被动训练:Bobath 握手可以抑制上肢曲肌痉挛,使肩关节保持有效的活动,防止肩关节粘连。指导或协助患者 Bobath 握手,但肩关节前屈不宜超过 90°,活动范围以不引起肩关节疼痛为宜。

2. 压力性损伤

(1)患者入院 24h 内应进行系统的全身皮肤评定。可采用 Braden 量表。

(2)营养支持:对压疮高危患者进行营养评定,联合营养师提供营养支持。

(3)预防压力性损伤详见第三章第一节。

3. 深静脉血栓和骨质疏松 脑卒中患者因存在长期卧床、肢体功能障碍等危险因素,是深静脉血栓形成和骨质疏松的高危人群。预防性深静脉血栓形成详见第三章第一节。

(四)健康教育与随访

1. 健康教育

(1)评定患者的病情、功能障碍程度、健康知识的认知水平及患者和家属对健康知识的需求。根据评定结果与患者和家属共同制订个性化的健康宣教计划。

(2)相关疾病介绍:根据患者及家属的对疾病的理解程度和患者文化水平、性格等不同,采取患者可接受的方式进行健康指导,促使患者及家属共同参与到患者的生活改善中,发挥患者家庭支持系统的重要性。

(3)饮食指导:改变脑卒中患者高盐、高脂肪食物及吸烟、酗酒等不良习惯。吞咽障碍者的饮食指导详见吞咽障碍护理实践指南。

(4)体位管理指导:向脑卒中偏瘫患者及家属讲解正确体位摆放可有效避免肌肉挛缩、肩关节半脱位、足下垂、压疮、肺部感染及泌尿系统感染等并发症发生,也可促使血液循环通畅,尽快康复。指导并监督患者及家属抗痉挛体位的摆放,包括仰卧位、健侧卧位、患侧卧位、床上坐位和轮椅坐位。

2. 出院后随访

（1）微信平台和电话随访：对饮食情况、二便情况、延续训练项目、有无并发症发生等进行随访并记录。指导患者避免脑卒中诱因的发生，以预防二次卒中的发生。微信平台和电话随访可提高患者的依从性、充分调动患者康复训练的积极性、提高患者的安全意识及提高护患信任度与满意度。

（2）家庭访视：结合患者家庭经济条件和实际环境情况，指导患者家属进行家庭环境的改造，包括①轮椅的正确选择。②将室内的台阶、门槛及障碍物进行清除，保证房间内地面的平整。③做好防滑处理。④调整坐便器的高度，并在坐便器旁设置好扶手。⑤调整洗手池、水龙头的高度，也可根据患者使用轮椅的情况，将洗手池设置成轮椅可进入的款式。⑥房间内各类把手进行高度、方向的调整，调整至患者方便使用的程度等。并随时对患者提出的问题进行解答与指导。

五、常见康复护理技术

（一）抗痉挛体位摆放技术

抗痉挛体位摆放的主要目的是预防或减轻痉挛和畸形的出现、保持躯干和肢体功能状态、预防并发症及继发性损害的发生。抗痉挛体位摆放技术主要包括患侧卧位、健侧卧位及仰卧位。患侧卧位是最佳体位，尽量少采取仰卧位。具体操作技术详见《康复护理技术操作规程》。

（二）床上运动与体位转移

床上运动与体位转移的主要目的是协助瘫痪患者独立地完成各项日常生活活动，从而提高其生存质量。床上运动与体位转移主要包括床上翻身、床上坐起、床上移动及床椅转移，转移过程中要注意保护患者的患肢及患者的安全，注意患者的主观反应。具体操作技术详见《康复护理技术操作规程》。

（三）日常生活活动能力训练

日常生活活动能力训练的主要目的是改善患者进食、穿衣、修饰等日常生活活动能力，提高生活质量以促进患者早日回归社会。日常生活活动能力训练主要包括进食指导训练、穿脱衣裤鞋袜及修饰训练（梳头、洗脸、口腔卫生）等，训练过程中要注意保护患者的安全。具体操作技术见《康复护理技术操作规程》。

（四）吞咽功能障碍训练技术

吞咽功能障碍训练主要包括筛查、食物性状调配、口腔护理、经口进食训练及导管球囊扩张术。经口进食训练中，侧方吞咽可除去梨状隐窝部的残留食物；空吞咽与交替吞咽可除去残留食物防止误吸；用力吞咽可帮助食物推进通过咽腔，减少残留；点头样吞咽可除去会厌谷残留的食物；低头吞咽可避免食物溢漏入喉前庭，更有利于保护气道。具体操作技术详见本章第六节。

（五）辅助器具应用技术

1. 轮椅的应用主要包括轮椅的选择、轮椅的正确坐姿及轮椅的转移技术。

2. 手杖的应用主要包括手杖的选择、使用手杖的姿势及手杖的步行训练。

（1）手杖的选择：患者取立正姿势，肘关节屈曲20°～30°，腕部皮肤横纹至地面的距离或者是股骨大转子至地面的距离的即为手杖高度。

（2）使用手杖姿势：使用手杖的时候双肩保持水平，健侧手握持。

训练过程中要注意周围环境安全,当患者具有一定的平衡功能或是较好地掌握了三点步行后,可进行两点步行训练。

(孟　玲　丁　琳　陈晓玲　杨凤翔)

参 考 文 献

[1] 詹青,王丽晶.2016 AHA/ASA 成人脑卒中康复治疗指南解读[J].神经病学与神经康复学杂志,2017, 13(1):1-9.

[2] 戴东,张婷婷,周玉梅,等.轮椅上不同坐姿对早期偏瘫患者肺活量的影响[J].中国康复,2018,33(1): 42-44.

[3] Wu L J, Li Y D, Wang X F, et al. A systematic review and meta-analysis on the treatment of cerebral hemorrhage with NaoXueShu oral liquid[J].Biomed Res Int, 2017, 2017: 8542576.

[4] van Bladel A, Lambrecht G, Oostra KM, et al. A randomized controlled trial on the immediate and long-term effects of arm slings on shoulder subluxation in stroke patients [J]. Eur J Phys Rehabil Med, 2017, 53(3): 400-409.

[5] 郑彩娥,李秀云.康复护理技术操作规程[M].北京:人民卫生出版社,2018.

[6] 倪朝民.神经康复学[M].北京:人民卫生出版社,2019.

[7] Weber M, Belala N, Clemson L, et al. Feasibility and effectiveness of intervention programmes integrating functional exercise into daily life of older adults: A systematic review[J].Gerontology , 2018, 64(2): 172-187.

[8] 中华医学会神经病学分会,中华医学会神经病学分会神经康复学组,中华医学会神经病学分会脑血管病学组.中国脑卒中早期康复治疗指南[J].中华神经科杂志 2017,50(6):406-412.

第二节　颅脑外伤康复护理指南

一、概述

我国颅脑外伤发病率已超过 100/10 万人口,重型颅脑外伤的病死率和致残率居高不下,总病死率高达 30%～50%。大部分生存下来的颅脑外伤患者,常常遗留不同程度的神经功能障碍,如意识、运动、语言、认知等,给患者及其家庭带来痛苦和沉重的负担。因此,应早期开展颅脑外伤患者的康复训练,使患者的功能得到最大限度的恢复。

(一)宗旨

为了科学引导临床及社区护理人员规范进行颅脑外伤康复护理实践,提升护理人员康复护理实践能力,以满足颅脑外伤患者康复护理需求,中国康复医学会康复护理专业委员会组织康复护理相关专家,根据颅脑外伤疾病特点及最新康复护理研究进展,在循证的基础上,制定了《颅脑外伤康复护理指南》,旨在规范我国各地区康复机构、医院、社区卫生组织等对颅脑外伤的康复护理策略,为临床和社区护士提供实践指导。

(二)目标

颅脑外伤具有损伤部位多、损伤复杂等特点,其康复不仅涉及肢体运动功能的康复,同时更多地涉及记忆力、注意力、思维等高级中枢功能的康复。制定《颅脑外伤康复护理指南》的目标是规范颅脑损伤康复护理理论、技能，为各层级护理人员培训提供专业借鉴或参考，从而提高护理人员颅脑外伤康复护理的专业能力，以实现患者最大限度的康复，使其顺利重返家庭和社会。

二、基础知识

（一）定义

颅脑外伤又称外伤性脑损伤(traumatic brain injury, TBI)，是指头部受到钝器或锐器作用后出现的脑部功能改变，如思维混乱、意识水平的改变、癫痫发作、昏迷、局部感觉或运动神经功能的缺失，幸存者常伴有不同类型和程度的功能障碍。

康复护理的早期介入能有效提高患者的意识水平、神经功能状态和躯体运动功能，最大程度地改善患者的生活质量。

（二）病因

颅脑外伤常见原因包括交通事故、跌倒、高空坠落、暴力打击、体育运动等，跌倒和交通事故分别是婴幼儿/老年人和中青年人群发生颅脑创伤的最常见原因。

（三）颅脑外伤分类

1. 颅脑外伤根据损伤机制可分为原发性损伤和继发性损伤。

2. 根据硬膜是否完整可分为开放性损伤和闭合性损伤。

3. 根据病程可分为急性、亚急性和慢性损伤。

4. 根据损伤部位可分为硬膜外血肿、硬膜下血肿、颅内血肿等。

5. 颅脑外伤的严重程度分型主要根据格拉斯哥昏迷量表(Glasgow coma scale, GCS)进行分型。GCS 包括睁眼反应(E)、言语反应(V)和肢体运动(M)3 个维度，分数越低表明损伤程度越严重，12~14 分为轻度损伤，9~11 分为中度损伤，3~8 分为重度损伤。

（四）临床表现

1. 颅脑外伤急性期并发症　颅脑外伤患者急性期容易发生昏迷、肺部感染、泌尿系统感染、压力性损伤、关节挛缩、肌肉萎缩、深静脉血栓形成、营养失调等。

2. 颅脑外伤恢复期和后遗症期并发症　患者进入恢复期后不同程度的功能障碍逐渐凸显，如精神障碍、认知障碍、言语交流障碍、吞咽障碍、运动感觉障碍、外伤性癫痫、神经源性膀胱、神经源性肠道、ADL 障碍等。

3. 严重的颅脑外伤恢复后常遗留有偏瘫、失语、记忆缺失、感知及认知功能等方面的后遗症。部分特重型颅脑外伤呈持续性植物状态(或称迁延性昏迷)，甚至死亡。

三、康复治疗

（一）康复治疗措施

1. 建立相应的康复治疗组　由护士、治疗师和医生共同组成。

2. 制订合理的康复计划　根据病情和功能状况制订康复治疗计划并实施。

3. 心理康复　尽快消除患者和家属的消极情绪，取得患者和家属高度配合。

4. 预防性康复　皮肤保护、预防挛缩、鼓励活动。

5. 综合康复　对移动、持物、自身照顾、认知、交流、社会适应、精神稳定、娱乐和工作等日常生活的需求牵涉到的基本方面进行指导和训练。

6. 遵循早期介入、综合治疗、循序渐进、个别对待、持之以恒的康复治疗原则。

（二）康复治疗

功能锻炼、整体康复和重返社会是颅脑外伤康复治疗的三大主要任务。由于颅脑外伤的类型、并发症和后遗症较多，康复治疗具有复杂、繁重和需时较长等特点。因此，康复治疗必须贯穿整个颅脑外伤治疗过程。

1. 加强颅脑外伤初期的处理，尽早采取措施避免发生严重的脑缺血、缺氧，严密监测颅内压和血气值，及时排除颅内血肿，控制脑水肿，降低颅内压，防止一切可能发生的并发症，使病情尽快趋于稳定，防止持续性植物状态的发生。

2. 及时给予促神经营养和代谢活化剂或苏醒剂，改善脑组织代谢，促进神经细胞功能恢复，可静脉输注三磷腺苷、辅酶 A、谷氨酸、核苷酸、吡拉西坦等。

3. 为改善脑血液供应和提高氧含量，行高压氧治疗，并维持营养支持；为防止关节变形和肌肉萎缩，应有计划地摆放体位、定期翻身、进行关节活动度训练，预防感染、失水、便秘、尿潴留及压疮等并发症。

4. 运动功能障碍的康复运动功能训练要循序渐进，对肢体瘫痪的患者，在康复早期即开始做关节的被动运动，以后应尽早协助患者下床活动，先借助平衡木练习站立、转身，后逐渐借助拐杖或助行器练习行走。

5. 言语障碍的言语功能训练，要仔细倾听，善于猜测询问，为患者提供诉说熟悉的人或事的机会，并鼓励家属多与患者交流。

6. 认知功能障碍训练，包括记忆力训练，注意力训练，感知力训练，解决问题能力的训练等。

四、康复护理策略

颅脑外伤属于最常见的严重致残性神经系统疾病，早期易发生各种并发症，恢复期存在多种功能障碍，其康复是一个艰巨而漫长的过程。

（一）康复护理评定

1. 一般情况评定　包括询问病史、症状评定、体格检查等。

（1）询问病史：询问有无中枢神经系统损伤疾病史，如交通事故、跌倒、高空坠落、暴力打击、体育运动受伤等；询问患者用药史、生活史，了解患者的生活环境等。

（2）症状评定：神经系统症状（神经系统原发疾病症状及治疗后症状），合并其他器官损伤症状等。

（3）体格检查：评定患者的意识、精神状态、气道功能、吞咽功能、言语交流、肢体活动、关节活动度、躯体感觉、皮肤、营养状况、膀胱管理方式、排便情况、日常活动能力等。

2. 专科评定

（1）神经功能量表评定：格拉斯哥昏迷指数、格拉斯哥预后分级、Fugl-Meyer 评分、改良 Rankin 量表。

（2）神经电生理评定：脑电图、肌电图、脑干诱发电位、体感诱发电位。

（3）功能性磁共振成像评定。

（4）PET-CT 评定。

3. 心理及社会评定　①神经 - 心理测验。②汉密尔顿焦虑量表。③焦虑自评量。④汉密尔顿抑郁量表。

（二）康复护理策略流程

颅脑外伤的类型、并发症和后遗症较多，需要康复护理早期介入，以减少并发症和后遗症，为今后的康复创造良好条件。颅脑外伤患者康复护理策略流程，见图4-2-1。

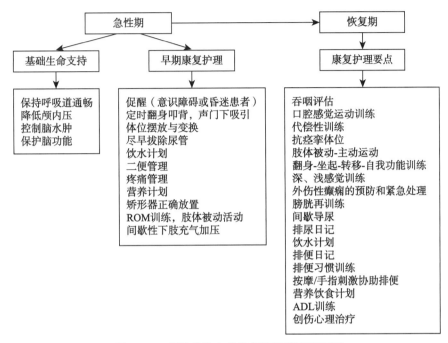

图 4-2-1　颅脑外伤患者康复护理策略流程图

随着对颅脑外伤患者从救治模式向早期康复模式的转变，进行早期、科学化、规范化、系统化的康复护理管理对改善颅脑外伤患者预后显得尤为重要。康复护理人员应与多学科的康复团队紧密协作，减少患者并发症和后遗症，帮助患者早日康复，提高生活质量，尽早重返社会与家庭。

（三）康复护理及并发症预防策略

1. 急性期康复护理及并发症预防策略　颅脑外伤患者急性期由于病情不稳定，除维持患者生命体征平稳和急危重症的临床护理外，早期康复护理干预是预防和降低突发事件和并发症发生的有力保障。

（1）昏迷：重型颅脑外伤患者长期昏迷发生率为 0.52% ~ 7.33%，主要与损伤严重程度、年龄、手术时机、是否早期启动康复治疗、颅内血肿、脑干反射消失、缺氧、低血压、颅内压增高或脑灌注压下降等因素有关。早期康复护理促醒措施介入能有效改善昏迷患者结局。

1）入院 24h 内对患者的意识障碍程度进行康复护理评定。应用格拉斯哥昏迷指数、格拉斯哥预后分级；电生理学评定，推荐脑电图；影像学评定，可用正电子发射型计算机断层现象（PET）和功能性磁共振（fMRI）。

2）促醒治疗：87.5% 的昏迷患者经过 1 个月科学诊疗联合早期促醒治疗后能有效促进苏醒。①听觉刺激：进行各项护理操作时将患者视为正常人，呼唤患者姓名并以鼓励、询问的语言进行交流；播放患者熟悉和喜爱的音乐、广播节目。②触觉刺激：对患者的四肢和躯干进行拍打、按摩；家属探视时按照头部、胸部、手臂、腹部、腿部的顺序依次进行亲情抚触。③运动刺激：做好体位管理，每2h为患者进行翻身拍背，病情稳定时推荐维持坐姿，在康复治疗师的指导下进行肢体功能训练。

3）根据营养师的建议改变摄入食物和液体的性状及总量，满足营养需求。

4）病情不平稳、日输液量＞800ml时可留置导尿，但应尽早拔除尿管，有条件时尽早介入神经源性膀胱管理。

5）每日早餐后30min进行腹部按摩，根据营养师建议调整饮食结构中的膳食纤维量，注意保护肛周皮肤。

6）病情允许情况下抬高床头30°，在康复治疗师或康复护士的指导下进行肢体的被动运动，预防压力性损伤、深静脉血栓、肺部感染、肌肉萎缩等长期卧床引起的并发症。早日离床。

（2）急性期康复护理并发症预防策略

1）肺部感染：肺部感染是颅脑外伤患者发生医院感染的最常见类型，主要与意识障碍和呼吸功能障碍并存造成的自主咳嗽、排痰功能差，气道内分泌物排出不畅有关，肺部感染的发生严重影响患者的肺通气和换气功能，甚至成为致死因素。

制订以目标为导向的个体化肺部康复护理方案能有效预防肺部感染。①入院24h内对患者的呼吸功能进行康复护理评定，包括呼吸频率、血氧饱和度、咳嗽、咳痰、人工气道、吞咽功能等。②正确的体位管理：病情平稳状态下维持30°以上半卧位是预防肺部感染简单有效的措施。③规范气道管理：当患者$SpO_2 < 95\%$、心率变化率达到基础心率的7.75%、呼吸频率增加17.65%、气道内可见分泌物、肺部听诊呼吸音加粗时进行吸痰。气管切开者，进行气管切开护理。④有效咳嗽训练：是预防肺部感染最有效的方式。刺激被动咳嗽，鼓励自主咳嗽。⑤吞咽功能评定，尽早展开吞咽功能训练。

2）泌尿系统感染：颅脑外伤患者泌尿系统感染占8.9%。常见诱发因素包括膀胱排空不完全、留置尿管、间歇导尿操作不规范、饮水量不足等。规范的膀胱管理能有效预防泌尿系统感染。留置尿管是造成泌尿系统感染的最常见原因之一，应尽早拔除尿管，行尿流动力学检查和残余尿量监测，采用无菌间歇导尿。

3）压力性损伤：颅脑外伤患者是压力性损伤的高危人群，与长期处于昏迷和肢体障碍状态制动有关，常见风险因素包括灌注及氧合不足、营养状态较差、皮肤湿度增加、感觉障碍等。大部分的压力性损伤是可以预防的，压力性损伤风险评定是降低压力性损伤发生的关键。预防压力性损伤详见第三章第一节。

4）关节挛缩和肌肉萎缩：关节挛缩和肌肉萎缩是颅脑外伤患者长期卧床制动导致的废用综合征，最终遗留运动功能障碍，严重影响患者的生活质量。个体化的早期康复护理介入能有效改善患者的运动功能。①入院后24h内评定患者的关节活动度、肌力、肌张力等状态。②早期正确抗痉挛体位摆放。避免和减少加重痉挛的不当处理和刺激。③对每个关节行重复被动运动，依据患者病情逐渐增加主动参与成分。④推荐在康复治疗师指导下使用标准的强制性运动疗法。⑤早期功能锻炼时配合使用各种固定性肢体矫形器，可预防由于肌力不平衡引起的屈指、拇指内收等畸形。⑥在营养师的指导下制订个体化营养治疗计划。

5）深静脉血栓形成：重症患者深静脉血栓形成发生率高达19%～42%，颅脑外伤患者因存在手术、严重创伤、休克、长期卧床、肢体功能障碍等危险因素，是深静脉血栓形成的高危人群，血栓脱落继发肺栓塞是导致重症患者病情恶化甚至死亡的一个重要原因。大部分的深静脉血栓是可以预防的。

6)营养失调：颅脑外伤患者常存在意识障碍、吞咽功能障碍、急性应激反应、激素分泌及内脏功能失衡等代谢紊乱，如果不及时进行营养管理，患者可因营养不良导致免疫功能下降、感染、脏器功能障碍甚至死亡。制订个体化的营养康复护理方案是维持患者营养均衡的关键环节。入院 24h 内参考营养风险筛查表 2002（NR2002）并结合患者的临床指标、疾病状态、胃肠道功能和误吸风险等进行综合营养评定和过程动态评价，制订个体化营养处方。

2. 恢复期功能障碍康复护理策略　进入恢复期后，主要是促进患者功能的改善，发挥患者的最大主观能动性，积极参与训练，使其最大限度康复，增强患者独立性，维持自尊感，提高生活质量，尽快回归社会和家庭。

（1）精神障碍：精神障碍是颅脑外伤最严重的并发症之一，若早期得不到积极有效的治疗，可能转变为长期或终身损害。早期康复护理介入能有效改善患者精神状态，提高生活质量。

1)入院 24h 内对患者进行康复护理评定，包括认知功能、情绪、家庭支持等。

2)确保安全是精神障碍康复护理的首要原则。保持地面平整、干燥，光线明亮，使用病床防护栏，热水瓶专柜放置，室内禁止摆放刀、剪等锐器。

3)合理用药是精神障碍患者的主要治疗方式，结合患者的年龄、性别、健康状态等每日动态评定药物的作用与药物不良反应。

4)以鼓励、暗示、诱导的方式协助或督促患者自我照顾，如进食、如厕和料理个人卫生等。采用愉快因子刺激疗法改善患者负性情绪，避免激发精神症状的各种因素。

5)颅脑损伤越重，精神障碍症状持续时间越长，重视与患者及家属的沟通，将患者病情、预后、约束带使用、跌倒和伤人等情况及时与家属沟通，取得理解与配合。

6)午睡、夜间、饭前、交接班前后加强防范，以防走失、坠楼、自杀等意外发生。

7)病情稳定时鼓励患者在家属陪同下下床活动，主动参与社会交往。

（2）认知障碍：70%～80%的颅脑外伤患者存在认知功能障碍，认知功能障碍是造成患者后期生活无法自理、走失、受伤等的主要原因。康复团队应尽早对患者进行认知康复训练，对改善患者认知功能十分重要。

1)入院 24h 内使用简易智能状态检查表和蒙特利尔认知评定表对患者进行全面的认知功能评定。

2)从简单发音开始，有意识地与患者进行字、词的认识表述及简单对话训练，根据训练结果逐渐加大难度。

3)在家属的参与下，对患者进行空间、时间、季节、物品、环境等认知强化辨认。

4)指导患者回忆往事，循序渐进地加大重要事件及亲友同事等的认知范围，适时给予提示、纠正、赏识及肯定。

5)根据患者病情，进行亲人关系、自然现象、空间概念、数字分类、是非辨别及自我认知等训练。

6)训练患者对事物的异同、范围限度、人际亲疏以及言行判断与扩展等的感知能力，视伤情给予同步强化。

7)播放患者熟悉喜爱的歌曲，指导家属对患者肢体进行不定时接触安抚。

（3）言语交流障碍：25%的颅脑外伤患者出现不同程度的言语交流障碍，伤后无法交流或交流不畅给患者心理造成很大的创伤,早期康复护理干预有助于最大程度地恢复交流能力,同时防止习得性废用或不适当的代偿行为。

1)治疗前对患者进行标准的失语症筛查和交流能力检查,判断患者是否存在失语症和交流障碍,如有,需评估其类型及程度。

2)为患者营造一个合适的语言环境,安静整洁,训练时限制无关人员进出,减少患者不必要的紧张,安排无言语障碍病友同室,增加交流机会。

3)缩唇呼吸有利于控制发音和音量,推荐在饭前或饭后 1h 进行。

4)在言语治疗师的指导下进行个体化言语康复训练,指导患者做唇舌训练、发音训练、听理解训练、口语表达训练及书写训练等,对于言语障碍较重的患者辅以肢体语言、交流板等代偿方式。

5)当患者拒绝交流、出现暴躁、焦虑情绪时,给予心理疏导,同时对患者的微小进步进行鼓励、表扬,帮助患者重拾对治疗和生活的信心,必要时转介给心理治疗师。

6)指导患者在日常生活活动中学习和运用各种交流技术是言语训练的主要方面。指导家属帮助患者在日常生活中学习语言,将每天日常生活中经常出现的动作告诉患者,并帮助其学习、复述对应的词语,如吃饭、饮水等。

(4)吞咽障碍:颅脑外伤患者吞咽障碍发生率为 30%~73%,患者常因进食困难而引起水、电解质及营养物质摄入不足,吞咽功能受损是导致颅脑创伤患者发生呛咳、肺部感染、窒息甚至死亡的主要原因。尽早进行吞咽障碍筛查和正确的饮食技巧指导,改善患者吞咽功能,满足患者营养需求。吞咽障碍训练详见本章第六节。

(5)运动感觉障碍:颅脑外伤患者常遗留躯体运动障碍和偏身感觉障碍,严重影响患者躯体的协调、平衡及运动功能,感觉的丧失和迟钝还易造成烫伤、创伤和感染等系列不安全事件。早期康复护理介入有利于改善患者的运动感觉功能。

1)入院 24h 内对患者的肌力、肌张力、关节活动度以及全面的感觉功能进行评定。

2)早期抗痉挛体位摆放:仰卧位易引起紧张式颈反射和迷路反射,维持时间 < 1h;患侧卧位可促进本体感觉输入,减轻患侧躯体痉挛,以 60°~80° 倾斜为佳,维持时间 < 2h;健侧卧位有利于患侧血液循环,维持时间 < 2h;半卧位易引起紧张性颈反射,颅脑外伤后偏瘫患者不建议采取半卧位,提倡早期由卧位 - 坐位过渡。

3)使用棉签、冷热毛巾交替擦敷或实物触摸筛选等方法训练触觉、温度觉等浅感觉功能,通过肢体轻拍、叩打、触摸、冰敷刺激等方法进行深感觉障碍的感觉运动训练。

4)指导患者按由上到下、由近到远、左右两侧的顺序做上肢、下肢各关节被动运动,辅以挤压和负重训练。生命体征平稳后,可循序渐进进行床上主动运动,包括 Bobath 握手、桥式运动等。

5)当患肢肌力达到 Ⅲ~Ⅳ 级,坐位能持续 30min 时缓慢进行躯干俯仰、侧屈运动,配合上肢以锻炼坐位的平衡功能。当下肢肌力达 Ⅳ 级以上方可训练行走,初始步行可在平行杠内进行迈步训练,再过渡到辅助下行走、扶拐行走,直至独立行走。

6)日常生活与训练中要注意防烫伤 /灼伤、冻伤,防刮擦伤、碰伤、拉伤或扭伤或骨折等。

(6)外伤性癫痫:外伤性癫痫是颅脑外伤后的严重并发症,发病率高达 20%~50%,准确迅速的抢救是防止癫痫发作进一步损害脑功能、引起其他并发症的重要环节。

1)准备好抢救物品,出现先兆症状立即停止活动,平卧,头偏向一侧,保持呼吸道通畅。

2）实施安全性保护，置于单间，避免和减少诱发癫痫发作的各种因素。

3）清理呼吸道分泌物，2~4L/min 氧气吸入，必要时吸痰，维持 $SpO_2 > 96\%$。

4）遵医嘱建立 2 条以上输液通路，严格控制输液速度。

5）禁食，使用开口器，防止舌咬伤、误吸。

6）详细记录癫痫发作过程、发作时间、持续时间、抽搐开始部位、向哪一侧扩展、发作后有无肢体瘫痪、意识改变、瞳孔变化、大小便失禁、患者有无受伤，如舌咬伤、肌肉拉伤、关节脱位、骨折等。

7）癫痫患者多需长期甚至终生服药，但擅自停药、减药、换药及拒服的比例高达 67%，患者与家属共同参与、个体化规范的长程管理能使患者达到最好的治疗效果。

（7）神经源性膀胱：神经源性膀胱是颅脑外伤后常见的并发症，发生率高达 36%。进行规范的早期膀胱管理能有效改善患者的排尿和储尿功能，促进膀胱功能恢复。

1）入院 24h 内通过询问病史、症状评定、体格检查、实验室检查及专科评定对患者进行康复护理评定。

2）早期处理以留置导尿为主，包括经尿道留置导尿和耻骨上膀胱造瘘，以预防膀胱过度储尿和感染。病情稳定后尽早拔除尿管，开展膀胱训练、间隙导尿。

（8）神经源性肠道：2.2%~15.0% 的颅脑外伤患者存在神经源性肠道的困扰，主要与肠道失中枢神经支配造成感觉运动障碍，结肠活动和肛门直肠功能发生紊乱有关，表现为便秘、大便失禁等肠道并发症。制订个体化的早期肠道康复护理方案是促进正常肠道功能恢复的重要环节。

1）入院 24h 内对患者的大便性状、排便习惯、有无使用促进排便药物进行评定。

2）根据营养师建议调整膳食结构，定时、定质、定量，多食纤维素较多的食物。

3）建立定时排便习惯，根据餐后胃结肠蠕动反射最强的特点，排便安排在早餐或晚餐后。保持每天同一时间排便，坚持每日坐位 15min 左右，联合提肛运动和排便动作。

（9）ADL 障碍：颅脑外伤患者由于运动功能、认知功能、感觉功能、言语功能等多种功能障碍并存，常导致衣、食、住、行、个人卫生以及居家独立、工作独立障碍。早期介入日常生活活动能力训练能有效改善患者预后，使其得以顺利回归社会和再就业。

1）使用健手洗手、洗脸，借助患手被动搓洗。

2）进食训练：选择适当的碗、筷子、吸管等，将必需品放在便于取用的位置。

3）穿脱衣训练：穿衣时先穿患侧再穿健侧，脱衣时先脱健侧，再脱患侧。

4）进行洗漱、梳头、如厕、沐浴等个人卫生活动自理训练。

五、常见康复护理技术

颅脑外伤患者常见康复护理技术，详见本章第一节脑卒中康复护理指南。

（蔡文智　丁　慧　贾　勤　孟　玲）

参 考 文 献

［1］Nino S, Zanier ER. Chronic impact of traumatic brain injury on outcome and quality of life: a narrative review：[J]. Critical Care, 2016, 20（1）: 1-10.

［2］Tradewell M, Pariser JJ, Nimeh T, et al. Systematic review and practice policy statements on urinary tract infection prevention in adults with spina bifida[J]. Transl Androl Urol, 2018, 7:S205-S219.

[3] Colomer C, Noé E, Llorens R. Mirror therapy in chronic stroke survivors with severely impaired upper limb function: a randomized controlled trial.[J]. Eur J Phys Rehabil Med, 2016, 52(3): 271-278.

[4] Samuelson KL, Hubbert ME, Galyean ML, et al. Nutritional recommendations of feedlot consulting nutritionists: The 2015 New Mexico State and Texas Tech University survey[J]. J Anim Sci, 2016, 94(6): 2648-2663.

[5] Macht R, Gardner I, Talutis S, et al. Evaluation of a standardized risk-based venous thromboembolism prophylaxis protocol in the setting of thyroid and parathyroid surgery[J]. J Am Colle Surg, 2017, 224(6): 1029-1035.

[6] Arabi YM. Early Enteral Nutrition or Not?[J]. Criti Care Med, 2018, 46(7): 1183-1185.

[7] Spek A, Schmidt S. Urethral (indwelling or intermittent) or suprapubic routes for short-term catheterisation in hospitalized adults[J]. Urologe A, 2017, 56(6): 1-4.

[8] Newman R, Vilardell N, Clavé P, et al. Effect of bolus viscosity on the safety and efficacy of swallowing and the kinematics of the swallow response in patients with oropharyngeal dysphagia: white paper by the European Society for Swallowing Disorders (ESSD)[J]. Dysphagia, 2016, 31(2): 232-249.

第三节　脊髓损伤康复护理指南

一、概述

脊髓损伤(spinal cord injury, SCI)是一种引起患者生活方式变化的严重疾病,很多患者因此生活不能自理,需要有人照料,如护理不当,还会发生压疮、泌尿系统感染、呼吸系统感染等严重并发症。现代医学在脊髓损伤的药物治疗、手术治疗、康复治疗方面有重大进展。在脊柱脊髓损伤患者的诊治过程中,脊髓损伤康复就显得尤为重要,脊髓损伤康复能够使患者在尽可能短的时间内,用较少的治疗费用,得到最大限度的功能恢复,提高患者的生活质量、减轻家庭、社会负担,为患者回归社会奠定基础。

(一)宗旨

SCI 是由于各种致病因素引起脊髓结构和功能损害,造成损伤水平以下脊髓功能障碍,包括感觉和运动功能障碍,反射异常及大、小便失禁等相应的病理改变。本次组织康复护理专家制定《脊髓损伤康复护理指南》,旨在规范我国各地区康复机构、医院、社区卫生组织等对脊髓损伤的康复护理策略,为临床护士提供实践指导。

(二)目标

制定本指南的目标是推动我国脊髓损伤临床康复护理规范化,帮助康复护理人员在疾病转归过程中认识到脊髓损伤并发症的危害,积极采取正确的预防和护理手段,掌握脊髓损伤康复护理的理论及技能,从而提高护理人员脊髓损伤康复护理的专业能力。目的是帮助患者提高独立生活的能力,树立早期康复训练、重建功能的信念,减少并发症的发生,提高患者的生存质量,从而早日回归家庭和社会。

二、基础知识

（一）定义

1. 脊髓损伤　指由各种原因导致椎管内神经结构（包括脊髓和神经根）及其功能的损害，出现损伤水平及以下脊髓功能（运动、感觉、反射等）障碍。

2. 二次创伤（second injury）　由于创伤导致脊柱损伤，脊柱出现不稳定，在不规范的搬运、急救和治疗操作过程中，局部的脊髓、神经根因再次受到机械力的作用，导致脊髓神经功能障碍加重。

3. 鞍区保留（sacral sparing）　指查体发现最低段鞍区存在感觉或运动功能（即 $S_{4\sim5}$ 存在轻触觉或针刺觉，或存在直肠深压觉，或存在肛门括约肌自主收缩）。

4. 感觉平面（sensory level）　脊髓损伤后，根据身体两侧具有正常感觉功能的最低脊髓节段（该脊髓节段对应皮节的轻触觉和针刺觉正常）确定。身体左、右侧平面可以不一致。

5. 运动平面（motor level）　脊髓损伤后，根据身体两侧具有正常运动功能的最低脊髓节段（该脊髓节段对应肌节的力量大于或等于 3 级，其上脊髓节段对应肌节肌力正常）确定。身体左、右侧平面可以不一致。

6. 四肢瘫（tetraplegia）　指颈段脊髓损伤造成的神经功能障碍，引起双上肢、双下肢和躯干的部分或完全的运动/感觉功能障碍。

7. 截瘫（paraplegia）　指胸段、腰段或骶段脊髓损伤引起的神经功能障碍，造成躯干和下肢部分或完全的运动/感觉功能障碍。

（二）病因

1. 创伤性

（1）脊髓损伤最常见的原因是脊柱骨折或骨折脱位，多是由于交通事故和高处坠落伤造成。小儿脊柱活动度过大、枪伤、切割伤、刺伤也会导致脊髓损伤。

（2）由于脊髓的移位或碎骨片突入于椎管内，使脊髓直接受到冲击而损伤；另外其他部位的损伤传至脊柱，造成脊柱骨折或脱位，出现脊髓损伤。

2. 非创伤性

（1）血管性：动脉炎、脊髓血栓性静脉炎、动静脉畸形。

（2）感染性：吉兰-巴雷综合征、横贯性脊髓炎、脊髓前角灰质炎。

（3）退行性：脊柱肌肉萎缩、肌萎缩性侧索硬化、脊髓空洞症。

（4）肿瘤：①原发性，脑（脊）膜瘤、神经胶质瘤、神经纤维瘤、多发性骨髓瘤等；②继发性，继发于肺癌、前列腺癌等，以及其他不明原因型脊髓损伤。

（三）脊髓损伤分类

1. 完全性脊髓损伤　最低骶髓节段（$S_{4\sim5}$）感觉和运动功能丧失（即没有骶残留）。完全性脊髓损伤应在脊髓休克结束后确定，脊髓损伤 48h 后仍表现为脊髓休克，检查确认鞍区无感觉和运动功能，按完全性脊髓损伤诊断。

2. 不完全性脊髓损伤　脊髓损伤后，损伤平面以下的最低位骶段仍有运动或感觉功能存留前脊髓损伤综合征，即肛门黏膜皮肤连接处和深部肛门有感觉，或肛门外括约肌有自主收缩。临床主要表现为损伤平面以下不同程度的运动和温痛觉障碍，而本体感觉存在。

3. 脊髓损伤残损分级　脊髓功能损害分级根据 ASIA 残损指数。

A 级：完全性损害。骶段无感觉或运动功能。

B 级：不完全性损害。神经平面以下包括骶段($S_{4~5}$)有感觉功能，但无运动功能。

C 级：不完全性损害。神经平面以下有运动功能，大部分关键肌肌力 <3 级。

D 级：不完全性损害。神经平面以下有运动功能，大部分关键肌肌力 ≥ 3 级。

E 级：正常。感觉和运动功能正常。但肌肉张力增高。

（四）临床症状

根据损伤的部位（颈段脊髓损伤、胸腰段脊髓损伤）、程度（完全性脊髓损害和不完全性脊髓损伤）和并发症不同，脊髓损伤的临床症状也不同。脊髓损伤的主要临床特征是脊髓休克、运动和感觉障碍、体温控制障碍、痉挛、排便功能障碍、性功能障碍等。

1. 中央束综合征　常见于颈脊髓血管损伤，造成上肢障碍比下肢明显。

2. 半切综合征　常见于刀伤或枪伤、颈椎间盘突出等，表现为损伤同侧肢体位置觉、运动觉和两点分辨觉等本体感觉和运动丧失，对侧痛温觉丧失。

3. 前束综合征　外伤、缺血常见，为脊髓前部损伤，表现为损伤平面以下运动和痛温觉丧失，自主运动和痛觉消失，而本体感觉存在。

4. 后束综合征　脊髓后部损伤，多见于椎板骨折患者，表现为损伤平面以下运动和痛温觉存在，而本体感觉丧失。

5. 脊髓圆锥综合征　主要为脊髓骶段圆锥损伤，两下肢多无明显的运动功能障碍，存在肛门与会阴部有鞍区感觉障碍，性功能障碍；大小便功能障碍，肛门等反射消失。

6. 马尾综合征　为椎管内腰骶神经根损伤，引起膀胱、肠道、下肢反射消失，感觉和运动障碍为弛缓型瘫痪，一般没有明确的神经平面。不能调节支配区域的功能。

7. 脊髓震荡　为暂时性和可逆性脊髓或马尾神经生理功能丧失，脊髓功能丧失是由于短时间压力波所致。脊髓并没有机械性压迫，也没有解剖上的损害。缓慢的恢复过程提示反应性脊髓水肿的消退。此型患者可见反射亢进但没有肌肉痉挛。

8. 脊髓休克　指脊髓受到外力作用后短时间内损伤平面以下的脊髓神经功能完全消失。持续时间一般为数小时至数周，偶有数月之久。

三、康复治疗

（一）脊髓损伤康复目标

每个患者的康复目标都有所不同。最有效的康复路线取决于：损伤的类型（疾病或创伤，颈段、胸段或腰段），患者的现有功能水平，患者的需求和个体化目标，患者的社会经济学和环境状态。

1. 完全性脊髓损伤患者的康复目标为维持残存功能，并学会如何在以后的生活中防止并发症，以及如何适应新的生活方式。

2. 不完全性脊髓损伤患者康复目标的设定则需针对其想要重获的功能，因为对他们而言，部分功能的恢复更有可能。

3. 短期目标应根据患者的现有情况每周制订 1 次。长期目标的制订则需参照评定结束后患者的主观愿望，每 2 周评价 1 次，如果没有达到目标，就要继续治疗或调整原定目标。

（二）脊髓损伤功能训练

1. 训练计划　动作训练应尽早开始。伤后尚不能去训练室时，应在床边开始进行动作训练。动作训练要达到的目标，在伤后与回归社会之前的内容有所不同。

2. 关节活动范围(ROM)的训练

(1)急性期关节活动范围的训练：急性期以维持伤前正常的关节活动范围为目标，此时瘫痪为弛缓性，缓慢活动关节。

(2)离床期关节活动范围的训练：离床期为经内固定及治疗脊柱骨折部位已经稳定，允许坐起的时期。

(3)回归社会准备期关节活动范围的训练：患者即将出院，出院后的健康管理由患者自己完成，指导患者进行关节活动范围的训练。

3. 肌力增强训练　肌力增强训练如同关节活动范围训练，按照各个时期进行。

(1)急性期肌力增强训练：此时的训练在于预防卧床期间产生的肌力下降。训练时以不引起疼痛为准，行等长运动及左右对称性运动。

(2)离床期肌力增强训练：积极进行肌力强化训练。胸腰髓损伤者使用铁哑铃等行逐渐增强训练，颈髓损伤者用重锤、滑轮、橡皮带，或康复治疗师的徒手阻力法，坐位训练及支撑动作，反复进行动作训练，以达到肌力的增强。

(3)回归社会准备期的肌力增强训练：患者生活能自理，应进行一对一各种运动训练，以提高肌力及耐力。

4. 翻身、支撑、起坐、坐位移动训练

(1)翻身动作训练：不抓物品的翻身方法，即交叉两下肢→施行肘伸展双上肢向翻身相反方向水平旋转→肘伸展双下肢努力向翻身方向摆动，旋转→继上身而旋转骨盆，完成翻身。

(2)支撑动作训练：上肢要有充分的肌力，尤其肩胛带周围的肌力是必需的。支撑动作是预防压疮和自己变换姿势和位置的基本动作。

(3)起坐动作训练

1)截瘫患者起坐动作的训练：①仰卧位将头抬起。②头颈部屈曲的同时肩部伸展与内收使肘呈支撑位。③用单侧肘移动身体并伸展对侧肘。④手撑在后方承重，另一侧肘亦伸展，用两手支撑。

2)截瘫者翻身起坐的训练：①利用反作用进行动作，准备向翻身相反方向摆动上肢。②上肢用大力气向翻身侧摆动并翻身。③用翻身侧的肘支撑身体，然后在躯体转动时以对侧的手支撑。

3)四肢瘫痪者的坐位训练：从将头抬起30°开始，如有不适就立即回到仰卧位。轮椅坐位训练为得到稳定性，及避免体位性低血压，多使用高靠背轮椅。

4)四肢瘫者起坐训练：抓住几根绳的起坐方法和抓住床栏的起坐方法。

(4)移动与转移动作训练：坐位移动；轮椅与床间的转移；轮椅与垫子及地面间的转移。

(5)坐位平衡训练：截瘫者在无靠背的情况下能保持轮椅的坐位平衡；四肢瘫者要调整轮椅坐垫及靠背的角度与高度，以得到稳定姿势的坐位。

5. 步行训练　步行训练、站立训练，对于心理、生理、职业、休闲等均有益。

（三）辅助器具康复训练

1. 颈髓损伤　根据患者功能情况选配高靠背轮椅或普通轮椅，上颈髓损伤可选配电动轮椅。多数患者需要辅助器具协助其进食、穿衣、打电话、书写等，坐便器、洗澡椅可根据情况选用。

2. $T_{1\sim4}$ 脊髓损伤　常规配置普通轮椅、坐便器、洗澡椅、拾物器。多数患者夜间需要踝足矫形器(AFO)维持足部功能位。

3. T₅～S₂ 脊髓损伤　大部分患者可通过截瘫步行矫形器（RGO）或膝踝足矫形器（KAFO）配合步行架、拐杖、腰围等进行功能性步行，夜间使用踝足矫形器（AFO）维持足部功能位。常规配置普通轮椅，坐便器、洗澡椅可根据情况选用。

4. S₃ 及以下脊髓损伤　多数患者用踝足矫形器（AFO）、四脚拐或手杖等可独立步行，但部分患者仍需要轮椅、坐便器、洗澡椅。

四、康复护理策略

（一）康复护理评定

1. 一般情况评定

（1）病史及体格检查，确定损伤平面。

（2）实验室检查：血常规、尿常规、生化指标等。

（3）影像学检查：X 线、CT、MRI、骨密度等。

2. 专科评定

（1）感觉功能：浅感觉、深感觉及复合感觉的评定，注意左右侧上下肢对比。

（2）运动功能：肌力（徒手肌力检查）、关节活动度（主、被动关节活动度）、肌张力，可使用改良 Ashworth 量表。

（3）反射检查：深反射、病理反射。

（4）平衡功能检查：坐位、站立位的静态及动态平衡功能。

（5）呼吸功能：肺功能检查。

（6）日常生活自理能力评分：如改良 Barthel 指数或功能独立性测量（functional independence measurement，FIM）量表。

（7）工具性日常生活活动（instrumental activity of daily living，IADL）评分。

3. 心理社会评定使用《国际功能、残疾和健康分类》检查表（简称 ICF 检查表），按照 3 个水平（身体水平、个体水平和社会水平）进行评定。

（1）身体水平，包括身体结构和身体功能。

1）身体结构评定：脊髓损伤的部位评定；评定与运动有关的结构如头、颈、肩、四肢、躯干、皮肤结构；损伤部位大小（如脊椎的 CT 测量和脊髓 MRI 的检查结果）。

2）身体功能：脊髓损伤主要损伤神经肌肉功能和运动相关功能、消化、代谢和分泌功能、泌尿生殖功能、感觉功能、精神功能、发声功能等。

（2）个体水平和社会水平主要评定患者从事一般任务和要求、活动、自理、家庭生活、主要生活领域和社区、社会和公民生活的能力。

（3）背景性因素

1）环境因素：包括个人用品和技术、自然环境和对环境的人为改变、支持和相互联系、态度、服务、体制和政策。

2）个人因素：年龄、性别、受教育程度、信仰等。

（二）康复护理策略

1. 急性不稳定期康复护理策略　急性脊柱脊髓损伤后 2～4 周。

（1）抗痉挛体位的摆放：各种原因所致的肢体瘫痪性疾病的急性期，因生命体征不平稳、瘫痪肢体不能活动或肢体制动等原因，患者被迫卧床。为了防止压疮，预防肢体挛缩，维持良好血液循环，应正确摆放肢体位置。四肢瘫的患者，肩关节应处于外展位，肘关节伸直、前臂外旋,腕背伸、拇指外展背伸、手指微屈,踝关节保持垂直。

（2）体位管理:患者肢体运动功能障碍,急性期卧床时的正确体位和体位变换对预防压疮、预防肢体挛缩和畸形、减少痉挛和保持关节活动度有重要的意义。

1）正确的体位:仰卧位下肢,髋关节伸直轻度外展,膝关节伸直位,踝关节背伸位(应用足垫枕),足趾伸展位。侧卧位下肢,髋关节、膝关节屈曲,踝关节背伸足趾伸直位。仰卧位上肢,肩关节外展、肘关节伸直、前臂旋后位。侧卧位上肢,下侧肩关节前屈,肘关节屈曲,上侧肩、肘关节伸直位,手及前臂中立位。俯卧位上肢,肩关节外展、肘关节屈曲、手前臂旋前位防止各骨突部位发生压疮,骨突处应用枕垫。

2）体位变换:是防止压疮、关节挛缩的重要环节。①定时变换体位,每2h变换1次。②轴向翻身,脊柱不稳定或刚刚稳定时,必须注意维持脊柱的稳定,急性期应做轴向翻身,不要将患者在床上拖动以防止皮肤擦伤。③每次体位变换时,应检查患者骨突处的皮肤情况,使床单平整、清洁。

（3）常见并发症预防与处理

1）呼吸系统:颈椎损伤患者出现呼吸肌瘫痪,咳嗽咳痰无力;肺部感染、肺不张。

预防与处理:①插管患者根据痰液的形状选择湿化方式,充分吸痰。②非插管患者应指导有效咳嗽、排痰,保持呼吸道通畅。③胸部物理治疗与呼吸治疗。④病情稳定,抬高床头,训练由半卧位到床上坐位。⑤呼吸训练先从缓慢、放松的膈式呼吸开始,用手法将一定阻力施于患者膈肌之上,或在患者上腹部放置沙袋等,锻炼呼吸肌的负荷能力,详见第一章第四节。

2）神经源性膀胱:急性期大部分患者出现膀胱排空障碍,表现为尿潴留。

预防与处理:①评定与讨论膀胱护理方案。②急性期生命体征不平稳,大量输液治疗,应常规留置尿管开放引流膀胱。一旦病情平稳输液量减少,可采取间歇导尿术,配合个体化饮水计划进行排尿训练。③急性期推荐采用无菌间歇导尿。④患者及家属教育与培训,详见第三章第四节。

3）神经源性肠道:脊髓损伤后神经源性肠道分为上运动神经源性肠道和下运动神经源性肠道。

预防与处理:①评定病史、腹部检查、肛门直肠检查、辅助检查、认知、下肢内收肌痉挛状况。②建议每天膳食纤维含量从15g开始。③保持大便性状最佳状态需要液体量的摄入。④每天需要有合适的运动量。⑤利用胃-结肠反射,宜在进餐后30min排便,并且要结合患者以前的排便习惯时间,尽量保证每天同一时间完成。⑥尽量选择坐位,无法坐位者取左侧卧位。⑦排便的辅助措施:腹部按摩每天10~15min,促进肠道蠕动;直肠刺激(涂上润滑油戴上手套的手指进入直肠,沿着肠壁缓慢地旋转手指),刺激1min,休息2min,直到肠道完成排空;肛门牵张(肛门紧张无法自主松弛的患者,指导患者戴手套的手指润滑后插入肛门,围绕肛门缓慢地旋转并牵张,按6点、9点、12点、3点方向牵张),时间15~20s,刺激重复约2min。⑧盆底肌训练(适用于骶部感觉与运动保留的患者),通过盆底肌肉的训练来提高盆底肌肉的协调、力量;必要时手工排便和使用药物如缓泻剂、大便软化剂等。

（4）全关节训练:对瘫痪肢体的关节每天应进行1~2次的被动运动,每次每个关节应至少活动20次,防止关节挛缩、畸形。急性不稳定期不进行脊柱的旋转、屈曲、伸展等运动。急性期训练应佩戴围领、腰围等保护性支具。

（5）肌力增强训练：脊髓损伤患者为了应用轮椅、拐杖或自助器，在卧床或坐位时均要重视并协助患者进行肩带肌的训练、上肢支撑力训练及握力训练。

肌力Ⅰ级时，给予辅助运动；肌力Ⅱ～Ⅲ级时，可进行较大范围的辅助运动、主动运动及器械性运动，肌力逐渐恢复，可逐步减小辅助力量；肌力达Ⅲ～Ⅳ级时，可进行抗阻力运动。

（6）心理康复：脊髓损伤在精神上给患者带来了难以描述的痛苦，为患者提供心理康复护理时，应根据患者的具体情况采取相应的措施，以渐进的方式处理患者在心理调试过程中出现的心理问题，协助患者重返社会。①帮助患者寻求社会支持。②组织集体活动，将病情相似的患者组织到一起接受康复治疗，患者在心理上有共性，存在共同的问题，可以互相敞开心扉，相互交流各自的感受，互相支持。有助于患者克服孤独感，恢复和培养社会交往能力。③指导患者进行放松活动，常用的放松活动有深呼吸、冥想、全身肌肉松弛和音乐疗法等。心理康复治疗旨在帮助患者加强在心理社会方面的适应，包括在悲伤的时候提供必需的社会支持和帮助，重塑自身形象，形成新的生活方式和对世界的认识，重新设计未来的计划，帮助患者在社会中找到自己的位置。

2. 急性稳定期（伤后4～12周）康复护理策略　在持续上述训练的基础上，增加以下内容：

（1）四肢瘫患者：①站立训练，可通过电动起立床、辅助器具和治疗师的帮助进行站立训练。②体位变换与移动训练。③日常生活能力训练，包括洗漱、进食等。活动时需要考虑使用颈围，避免颈部活动。④神经源性膀胱训练详见第三章第四节。

（2）截瘫患者：在四肢瘫训练项目基础上增加辅助站立和残存肌力训练，日常生活活动训练。对于脊柱稳定性良好，或者增加坚强的外固定，并在严密监护的情况下，可在治疗师指导下开始借助重心移动式步行矫形器、膝踝足矫形器或踝足矫形器等进行步行训练。

3. 恢复期（伤后12周以后）康复护理策略

（1）各类型脊髓损伤在继续急性稳定期康复内容基础上，加强步行能力、轮椅能力和日常生活活动能力的训练，加强心理康复以及以回归家庭、回归社会为目的的各种教育、培训。

（2）强化康复：适当增加康复训练时间。患者除在物理治疗（PT）、作业治疗（OT）训练室内的定时训练外（2～3h/d），还必须在病区康复训练室或病室内进行附加训练，复习和强化OT、PT训练室内的训练内容。由护士组织实施，指导和保障康复训练的正确实施和防止意外损伤或并发症的发生。

（3）评定及再训练：定期召开工作组会诊，评定疗效，调整康复内容。脊髓损伤患者不是一个被动的接受者，而是一个积极主动的参加者。家属和患者在护士的指导协助下自己进行ADL训练和PT、OT训练，学习间歇导尿和自我护理。使患者、家属掌握脊髓损伤的基本知识和康复的基本原则，掌握间歇导尿、ROM训练、翻身、转移、移乘等康复基本技术。

（4）安全管理：康复训练应由易到难、循序渐进、持之以恒，逐渐从被动运动过渡到主动，从替代护理过渡到自我护理的模式。护士全程参与患者的安全管理和教育，防止意外损伤。

（三）常见并发症预防与处理

1. 关节挛缩预防与处理

（1）预防关节挛缩：关节挛缩是指关节周围的皮肤、肌肉、肌腱、韧带等病变所致的运动障碍,表现为关节僵硬或活动范围受限。

1)关节被动活动:对所有关节都要进行全关节活动范围内的被动活动,每个关节可活动 3~5 次,每日 1~2 次。

2)肢体功能位的保持:使用各种支具将患者关节置于活动范围中间的位置,可以使挛缩保持在最低限度。

(2)受伤或手术后正确的肢体功能位摆放,避免不当刺激和损伤。

1)通过手术或矫形器使脊柱稳定,对肌张力较高的肌肉进行反复多次的牵伸,关节活动,减少挛缩的发生。

2)瘫痪上肢的休息位,夹板有助于防止挛缩和增加舒适度。利用辅具如踝足支具可预防踝关节挛缩。

2. 异位骨化预防与处理 异位骨化是指在肌肉骨骼系统之外出现的骨形成,表现为周围软组织肿胀不退,拍片有新骨形成,部分患者关节活动范围受限,严重者造成关节强直。

(1)早期进行关节被动活动时要注意动作轻柔,不可采用暴力,以免损伤肌肉或关节。

(2)对异位骨化的患者不但不能进行被动活动,而且关节主动活动也只能限制在无痛的范围内,同时配合理疗与药物,以阻止或减弱异位骨化的发展。

(3)需要进行异位骨化切除术的患者在术前进行心理护理,同时预防感染,术后进行生命体征的监测、切口引流观察及伤口护理,以及系统性康复训练。

(4)给患者翻身等护理时应注意观察关节周围有无红、肿、痛等表现。

3. 压力性损伤预防与处理

(1)压力性损伤的评定:对压力性损伤的临床分期、分型、分度进行评定。

(2)压力性损伤的预防:① 2h 翻身 1 次,翻身时防止剪切力造成的皮肤损害,避免在床上直接拖拉患者,翻身时使臀部皮肤受到过度牵拉会造成臀沟(肛门后上侧)皮肤受剪力损伤而形成压疮(裂口),及时处理受压部位的发红、肿胀、起泡,使用软枕、海棉垫将身体容易受压的部位托起。注意保持床面平整、干燥,保护骨突部位,在受压部位加适当的软垫。②使用各种类型的气垫床。③坐位不超过 30~60min,每 15~30min 要有 15s 重量转移的时间,不能独立完成重量转移的患者,需他人协助进行。④膀胱、肠道训练以减少尿失禁、大便失禁或大便稀含有未消化的食物,对皮肤的损害。⑤保持皮肤清洁卫生、干燥,避免皮肤过度暴露,经常洗澡,勤换内衣、床单,服装宜宽松肥大,避免过紧,防止皮肤过于干燥,寒冷时注意皮肤保暖。⑥肥胖者要减肥,控制体重;增加活动、运动。⑦假肢、支具、鞋、拐杖、轮椅等使用不当均可造成压疮,使用时注意观察,以确认安全使用的时间。使用假肢、轮椅期间减压,缓解皮肤的压力。

(3)压疮的处理

1)压疮创面处理:外用敷料可以保护伤口免受污染、吸收渗出液、填充坏死腔缺损、减轻水肿,并且可为伤口愈合提供适宜环境。湿 - 干敷料,每 6~8h 更换 1 次;湿 - 半干敷料,每 2~4h 更换 1 次,对组织的损伤小;伤口使用过氧化氢溶液和生理盐水冲洗,不要用棉球擦洗,以免损伤新生皮肤和肉芽组织。渗出液较多的伤口多次换药,不能使干纱布完全浸湿,应及时更换。

2)分泌物较少时可每日更换敷料 1 次,一旦肉芽长出,则换药间隔时间逐渐延长,由每日 1 次到每 3 日 1 次或每周 1 次,过度换敷料反而使伤口不愈合;深的伤口愈合,要扩大伤口,充分引流;在分泌物减少后其底部引流条不能压力过大,而留有生长肉芽余地,而外面伤口要压紧,防止形成死腔。

3)感染处理:一般不需要全身使用抗生素。个别患者严重感染,有全身症状,应做伤口细菌培养和药敏试验,选用适合的抗生素控制感染。感染创面可采用碘伏敷料或稀释的次氯酸盐治疗。局部不使用抗菌药物,以免影响肉芽组织生长。

4)补充足够的营养:营养评估,根据营养处方,提高患者的食欲,增加营养。

5)对Ⅲ、Ⅳ度压疮面积较大,难以保守治疗的,宜手术治疗。

4. 疼痛处理与预防

(1)疼痛评定法:视觉模拟评分法(VAS);疼痛数字评分法(NRS)。

(2)预防与处理

1)休息、避免不正确的姿势。

2)通过理疗、热疗、按摩缓解肌肉痉挛性疼痛。

3)根据疼痛程度遵医嘱给药,观察用药效果。脊髓损伤后疼痛患者先用非阿片类药物,无效时再考虑阿片类药物,宜联合用药,从单种药和小剂量开始。

4)物理治疗及行为心理治疗等;传统的中医疗法如针灸和静气功对镇痛也有良好效果。

5)心理治疗:所有慢性疼痛均有一定的精神因素,放松术、催眠术、暗示术、生物反馈气功等均有助于治疗。

5. 自主神经反射障碍预防与处理 常见于损伤平面为 T_6 及以上的脊髓损伤患者。各种有害刺激均可诱发自主神经反射障碍,最常见的有害刺激来自膀胱和肠道。以突发恶性高血压为特点,伴或不伴有搏动性头痛、大量出汗、面色潮红、心动过缓、畏寒、焦虑等症状和体征。更严重甚至致命的症状可能包括心律失常、癫痫发作、颅内出血、肺水肿和心肌梗死。预防与处理包括:

(1)嘱患者迅速坐起,松解一切可能引起卡压的衣物或仪器设备,每 2 ~ 3min 检测血压脉搏 1 次。

(2)从泌尿系统开始,检查一切可能引起植物神经过反射的原因;无尿管者应迅速为患者插入并留置尿管,有尿管者,应检查尿管是否通畅。

(3)若血压仍高,应考虑直肠问题,必要时应用甘油灌肠剂灌肠排便;给患者口服起效迅速且作用时间短的抗高血压药,常用硝苯地平 10mg 口服,不推荐舌下含服;如果患者症状经上述治疗后仍无明显缓解,应送入监护室应用药物控制血压,并继续查找可能的导致血压升高的其他原因。

6. 深静脉血栓预防与处理 详见第三章第一节。

7. 泌尿系统感染预防与处理

(1)通过治疗达到下述目标:低压膀胱,保持一定的膀胱容量(低压者 600ml,高压者 350 ~ 450ml),并适当排空。

(2)保持或改善膀胱功能,控制或消除感染,保持无泌尿系统感染。

(3)留置导尿:急救阶段及脊髓休克早期,患者需静脉输液且出现尿潴留而需要留置导尿管持续膀胱引流。病情稳定停止输液,即可开始间隙导尿、膀胱训练。

(4)泌尿系统感染时,留置导尿。定期更换导尿管和尿袋,保持尿道口清洁。多饮水,保持排尿通畅,增加导尿次数;禁止饮用咖啡等刺激性强的饮料。

（5）出现发热、寒战、恶心、头痛、痉挛加重、不正常的疼痛或烧灼感、自主神经过反射等症状,尿常规白细胞增高,泌尿系统感染,根据药敏试验结果选用敏感抗生素并调整用量。

（6）保证足够的饮水,集尿袋注意排空,每周应更换导尿管,选择柔软的导尿管。

（四）健康教育与随访

1. 患者及家属健康教育　脊髓损伤可造成终生残疾,但患者不能终生住院治疗。因此患者及家属需要通过康复指导来掌握康复的基本知识、方法、技能,学会自我管理,是回归家庭和社会的重要途径。

2. 对照顾者进行康复技能的指导　包括疾病的相关知识、康复训练项目、心理护理、日常生活活动的护理技巧等内容。

（1）自我观察的教育:脊髓损伤患者感觉障碍部位皮肤出现问题不易发现,应教会患者每天自我观察,及早发现,如受压部位皮肤的颜色、大小便失禁对皮肤刺激、尿道和肛门周围皮肤是否正常等。

（2）预防泌尿系统感染教育:指导患者和家属掌握间歇性导尿技术(自我饮水计划制订和调整、导尿频次和时机、导尿管选择);排尿日志的记录;尿液混浊和沉淀物较多时需处理,发现尿路出血、梗阻等问题及时向医生和护士求助。在间歇导尿术开始阶段,检查尿常规每周1次,无感染者,延长至每2～4周1次。

（3）学会自我护理:教会患者及家属在住院期间由“替代护理”到自我护理的过渡。培养患者养成良好的卫生习惯,掌握家居环境要求。指导患者遵医嘱按要求服药。指导患者掌握排尿、排便护理方法,并同患者及家属一起,制订长期的康复计划。

（4）心理调适:教会患者培养良好的心理素质,正确对待自身疾病,充分利用残存功能区代偿致残部分的功能,尽最大努力去独立完成各种生活活动,成为一个身残志坚对社会有用的人。

（5）饮食调节:制订合理的膳食计划,保证维生素、纤维素、钙及各种营养物质的合理摄入。

（6）功能重建的教育:主要围绕功能锻炼和恢复自理能力两方面,下肢截瘫的患者指导在床上练习自己搬动下肢翻身,练习起坐及坐稳。①坐位练习:穿脱衣服、鞋子,双上肢撑起躯干。②站立练习:扶床站立,带支具站立站稳、行走,不带支具站立站稳,从轮椅与床上之间的活动。③在轮椅上完成生活需要的动作,如洗漱、进食、如厕、洗澡等。

3. 随访　脊髓损伤患者会伴随残疾生活终身,依靠医院及残联、社会,建立随访系统,成立“脊髓患者中途之家”,给患者提供交流、沟通、活动、训练的组织平台。

（1）配合社会康复和职业康复部门,帮助患者改善家庭和工作环境设施,协助患者做好回归社会的准备。

（2）随访:有电话随访、门诊随访、家庭访视、网络平台、社区指导等方式。

（3）随访内容:包括大小便管理、并发症预防、功能训练、心理护理、ADL 指导、饮食指导、用药指导、家居环境改造等。

五、常用康复护理技术

1. 有效咳嗽技术　缓慢深吸气,短暂闭气,关闭声门,增加胸内压;迅速打开声门,用力收腹将气体排出，同时引起咳嗽。

2. 呼吸训练技术 腹式呼吸，抗阻吐气，呼吸肌训练。

3. 坐位训练的技术 长坐位和端坐位训练，坐位静态平衡训练，躯干向前、后、左、右及旋转活动时的动态平衡训练。

4. 转移训练技术 包括帮助转移和独立转移训练，是脊髓损伤患者必须掌握的技能。

（1）床 - 轮椅转移：由床上移动到轮椅或由轮椅移动到床。

（2）坐 - 站转移：从坐位转移到站立位。患者应该首先具备 1 级或 2 级站立平衡能力才可以进行坐 - 站转移训练。

5. 轮椅使用训练：轮椅的选择，轮椅转移，轮椅的推动。

6. 假肢、矫形器、辅助器具使用选择和保养，穿戴技术训练。

7. 自我间歇性导尿技术 饮水计划，排尿日志，导尿管选择，无接触式导尿技术，清洁导尿技术。

（郑彩娥 丁 慧 刘淑芹 申红梅）

参 考 文 献

［1］李建军，杨明亮，杨德刚，等 . "创伤性脊柱脊髓损伤评估、治疗与康复"专家共识［J］. 中国康复理论与实践，2017，23（3）：274-287.

［2］ de Azevedo ER，Maria RM，Alonso KC，et al. Posture influence on the pendulum test of spasticity in patients with spinal cord injury［J］. Artif Organs，2015，39（12）：1033-1037.

［3］Nakao Y，Suda K，Shimokawa N，et al. Risk factor analysis for low blood pressure and hyponatremia in acutely and subacutely spinal cord injured patients［J］.Spinal Cord，2012，50（4）：285-288.

［4］Berney S，Bragge P，Granger C，et al.The acute respiratory management of cervical spinal cord injury in the first 6 weeks afterinjury：a systematic review［J］.Spinal Cord，2011，49（1）：17-29.

［5］Barone SH，Waters K.Coping and adaptation in adults living with spinal cord injury［J］.J Neurosci Nurs，2012，44（5）：271-283.

［6］傅燕辉，张维珍，蒋伟亚 . 个体化分阶段心理干预在脊髓损伤手术患者中的应用［J］. 护理管理杂志，2016，15（3）：55-57.

［7］Chou L，Shamdasani P，Briggs AM，et al. Systematic scoping review of patients' perceived needs of health services for osteoporosis［J］. Osteoporos Int，2017，28（11）：3077-3098.

［8］Shyamala T，Wong SF，Andiappan A，et al. Health promotion board-ministry of health clinical practice guidelines：falls prevention among older adults living in the community［J］. Singpapore Med J，2015，56（5）：298-300.

［9］陈玉梅，刘凡，张改 . 不同延续性护理方式对脊髓损伤患者生存质量及康复的影响［J］. 中国脊柱脊髓杂志，2016，26（8）：741-744.

［10］黄静莉，盛芝仁，胡建利，等 . 系统性康复护理在脊髓损伤患者神经源性膀胱中的临床应用研究［J］. 中华全科医学，2019，17（4）：630-632，685.

第四节　神经源性膀胱康复护理指南

一、概述

正常的尿液排泄本质上是一种脊髓反射,受中枢神经系统,包括大脑皮质、脑桥和脊髓的调控,协调膀胱和尿道的功能。膀胱和尿道括约肌主要有两个功能:①储存尿液;②有规律地排出尿液。储尿和排尿活动在中枢神经和周围神经的控制下由膀胱逼尿肌和尿道括约肌协调完成。当控制膀胱的中枢神经和周围神经功能异常时,使膀胱不能随意储存和排泄尿液,从而发生尿潴留、尿失禁,并可引起泌尿系统感染、肾功能不全和其他全身并发症。因此,神经源性膀胱康复护理显得尤为重要。2011 年,中国康复医学会康复护理专业委员会组织相关专家编写并发布了《神经源性膀胱康复护理指南(2011 年版)》;2017 年,又组织相关专家进行修订,发布了第 2 版《神经源性膀胱康复护理实践指南(2017 年版)》。

(一)宗旨

为了进一步引导临床护理人员对神经源性膀胱进行科学规范的康复护理管理,提升护理人员康复护理实践能力,中国康复医学会康复护理专业委员会再次组织专家查阅了国内外大量文献,修改和制定了《神经源性膀胱康复护理指南》,旨在进一步规范神经源性膀胱(NGB)的护理行为,为临床护理工作者提供关于神经源性膀胱护理实践的新观点。

(二)目标

制定指南的目标是为我国不同层级的护理人员开展神经源性膀胱康复护理提供参考与指导意见,规范神经源性膀胱康复护理,为脊髓损伤神经源性膀胱患者提供专业的康复护理,避免泌尿系统并发症,提高生活质量。

二、基础知识

(一)定义

神经源性膀胱是由于神经系统病变导致膀胱和 / 或尿道功能障碍(即储尿和 / 或排尿功能障碍),进而产生一系列下尿路症状及并发症的疾病总称。

(二)病因

1. 中枢神经系统因素　23.3% 的脑血管意外患者存在膀胱排尿功能障碍;24% 的颅脑肿瘤患者可发生下尿路功能障碍;脑瘫患者发生神经源性膀胱十分常见,1/4 的脑瘫患儿存在一种或多种排尿功能障碍,其中遗尿发生率高达 28%～86%。

2. 脊髓病变　创伤、血管性病变、先天性发育异常、药物等都可能造成脊髓损害。几乎所有脊髓损伤性病变都可以影响膀胱尿道功能。不同节段、不同程度的脊髓损伤会导致不同类型的膀胱尿道功能障碍,在损伤后的不同时间段临床表现也有所不同。

3. 外周神经系统因素　糖尿病自主神经病变严重程度的增加,发生神经源性膀胱的概率也越来越高,多见于成年人和老年人,占糖尿病患者的 25%～85.2%。有研究表明,25% 患者膀胱容量会增加,78.8% 逼尿肌无力,38.5% 逼尿肌过度活动,65.4% 残余尿增加和 28.8% 膀胱出口梗阻。

4. 感染性因素　急性感染性多发性神经根炎患者排尿异常多为运动麻痹性膀胱。

5. 医源性因素

（1）脊柱手术：38%～60%脊柱手术患者会出现神经源性膀胱。

（2）根治性盆腔手术：有研究显示50%以上的经腹会阴直肠切除术患者术后会出现下尿路功能障碍。

（3）区域脊髓麻醉：区域脊髓麻醉有可能会导致神经源性膀胱。

（三）临床主要症状

1. 下尿路症状　尿急、尿频、尿痛、尿失禁、排尿困难等。

2. 膀胱感觉异常症状　膀胱充盈感及尿意。

三、康复治疗

（一）治疗原则

增加膀胱的顺应性，恢复低压储尿功能，以减少膀胱输尿管反流，保护上泌尿道。

1. 恢复膀胱的正常容量。

2. 减少尿失禁。

3. 不留置导尿管。

4. 恢复膀胱的可控制性排尿。

5. 减少和避免泌尿系统感染和结石等并发症。

（二）早期留置导尿

早期的膀胱障碍主要为尿潴留，因此常采用留置导尿的方式，可经尿道或耻骨上造瘘行留置导尿。要注意保持尿管朝向正确的方向和夹放导尿管的时间。膀胱贮尿300～400ml时有利于膀胱自主功能的恢复。

（三）恢复期膀胱再训练

当患者进入恢复期，应尽早拔除留置导尿管，评估逼尿肌及括约肌功能，制订治疗方案，及早进行膀胱再训练、间歇导尿等方法，促进患者膀胱功能恢复。

（四）耻骨上膀胱造瘘

耻骨上膀胱造瘘将导管由下腹部耻骨联合上缘穿刺放置入膀胱，将尿液引流到体外的一种方法，分为暂时性和永久性两种。

四、康复护理策略

神经源性膀胱功能障碍是动态进展的，必须对患者的储尿及排尿功能、临床表现及全身情况进行动态评定和分型，并以此为依据选择适宜的膀胱管理方法。早期干预、正确处理、终身护理和定期随访，才能最大限度地避免并发症的发生，提高患者的生活质量。

（一）康复护理评定

1. 一般情况评定　包括询问病史、症状评定、体格检查、实验室检查。

（1）询问病史：①有无遗传及先天性病史，如先天性脊柱裂、脊膜膨出等发育不良疾病。②是否有中枢或外周神经系统损伤及疾病史，如脑卒中、脊髓损伤、马尾神经损伤、帕金森病、腰椎间盘突出症等病史。③既往治疗史，如神经系统手术史、泌尿系统或盆腔手术史、外伤等；是否有泌尿系统、肠道、神经系统及性功能等病史；用药史，如抗胆碱能药物、α 受体阻滞药等；是否已接受膀胱相关治疗与干预、目前的膀胱管理方法如挤压排尿、留置尿管等。④代谢性疾病史，如糖尿病（可导致外周神经损伤），询问病史时需要了解血糖治疗及控制情况。⑤社会及心理方面，了解患者的生活环境、日常生活习惯、饮食习惯等。

（2）症状评定：①神经系统症状，神经系统原发疾病症状及治疗后症状、肢体感觉运动功能、自主神经过反射等。②肠道症状，评定是否有大便失禁、便秘、里急后重感等。③其他症状，如腰痛、盆底疼痛等，性功能方面改变如性欲下降、男性勃起困难、女性性交感觉异常等。

（3）体格检查：评定患者的意识、精神状态、四肢感觉及运动功能，躯体感觉及运动平面、脊髓损伤患者损伤平面，日常活动能力、手功能，会阴部的感觉及运动功能，球海绵体反射、肛门括约肌及盆底肌自主收缩功能等。

2. 专科评定

（1）评定是否有血尿、尿频、尿急、尿痛及发热等可提示特异性诊断的症状。

（2）排尿日记：记录每次排尿量、排尿间隔时间、患者的感觉、每日排尿总次数及总尿量，能客观反映患者的症状。

（3）尿流动力学检查：尿流动力学检查能客观地反映逼尿肌、尿道内外括约肌各自的功能状态及其在储尿、排尿过程中的相互作用。它能对下尿路功能状态进行科学、客观及定量的评定。

（4）影像尿动力学检查：充盈期膀胱压力，行容量测定时，充盈膀胱速率应与生理状态尿液生成速度相似（推荐为 10ml/min），充盈膀胱所用生理盐水应加热至体温。影像尿流动力学检查，是诊断评定神经源性膀胱尿路功能障碍的"金标准"。

（5）尿常规、尿细菌培养、泌尿系超声、膀胱尿道造影、肾功能检查。

（6）上尿路泌尿系 MR 成像或 CT 三维重建成像，可以显示肾盂输尿管积水扩张程度及迂曲状态，也能显示肾皮质的损害程度。

3. 心理及社会评定　神经源性膀胱病程长，多数患者长期留置导尿管或者间歇导尿。尿管扭曲、引流不畅，多次反复插入导尿管、长期卧床、患者免疫力下降，极易引起泌尿系统感染，带来极大的心理痛苦和较重的经济负担。因此，对于神经源性膀胱患者，定期进行情绪测验、心理测验、社会参与评定、生活环境评定尤为重要。可采用神经心理测验、汉密尔顿焦虑量表、焦虑自评量表、汉密尔顿抑郁量表进行测评。

（二）康复护理策略

1. 临床分类　随着对排尿生理机制认识的日益深化，对神经源性膀胱功能障碍的分类亦在发展。国际常用的分类包括根据临床表现和尿流动力学特点制定的欧洲泌尿外科学会 Madersbacher 分类法（图 4-4-1）及国际尿控协会（ICS）下尿路功能障碍分类（表 4-4-1）。

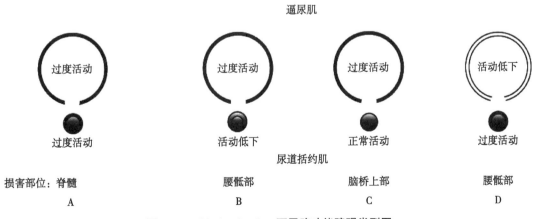

图 4-4-1　Madersbacher 下尿路功能障碍类型图

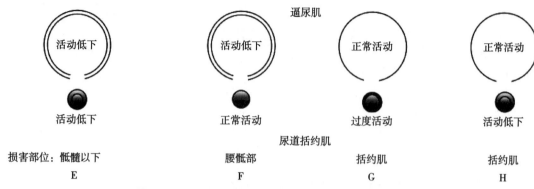

图 4-4-1　Madersbacher 下尿路功能障碍类型图（续）

注：细线表示活动正常，粗线表示过度活跃，双线表示活动不足。
A. 逼尿肌过度活跃伴尿道括约肌过度活跃；B. 逼尿肌过度活跃伴尿道括约肌活动不足；C. 逼尿肌过度活跃伴尿道括约肌活动正常；D. 逼尿肌活动不足伴尿道括约肌过度活跃；E. 逼尿肌活动不足伴尿道括约肌活动不足；F. 逼尿肌活动不足伴尿道括约肌活动正常；G. 逼尿肌活动正常伴尿道括约肌过度活跃；H. 逼尿肌活动正常伴尿道括约肌活动不足

表 4-4-1　ICS 下尿路功能障碍分类

储尿期	排尿期
膀胱功能	膀胱功能
逼尿肌活动性	逼尿肌收缩性
正常或稳定	正常
过度活动	收缩力低下
膀胱感觉	无收缩
正常	尿道功能
增强或过度敏感	正常
减弱或感觉低下	尿道梗阻
缺失	尿道过度活动
膀胱容量	机械梗阻
正常	
增大	
减少	
膀胱顺应性	
正常	
增高	
降低	
尿道功能	
正常	
功能不全	

　　因以上 2 种神经源性膀胱分类方法均为下尿路功能障碍分类，未对上尿路功能障碍进行评定，廖利民将国际反流分级标准与 ICS 下尿路功能障碍分类相结合提出了神经源性膀胱患者全尿路功能障碍分类方法，有助于全面评定、了解与描述上、下尿路的病理生理

变化。

2. 处理策略和流程 对于神经源性膀胱的处理,应从整体上考虑患者的膀胱管理,系统性康复护理干预更能显著缩短神经源性膀胱患者达到膀胱平衡状态所需时间,减少尿路感染的发生,有利于减轻患者的焦虑状态,更好重新融入社会,从而提高患者的生活质量。采取个体化的处理方案。总的原则是:①保护上尿路功能,预防膀胱输尿管反流。②恢复控尿能力。③减少尿失禁和尿潴留发生。④减少和避免泌尿系感染等并发症。总体目标是使患者能够规律排出尿液,以便从事日常活动,并且夜间睡眠不受排尿干扰,减少并发症。

(1)急性期处理策略:急性期需要大量输液,抢救以及手术时以留置导尿为主。可以采用经尿道或经耻骨上瘘道留置导尿的方式,尽早进行康复治疗。

(2)恢复期处理策略:进入恢复期后,应尽早进行尿动力学检查评价膀胱尿道的功能状态。尽早采取间歇性导尿等方法,促进患者达到预期的康复目标。残余尿 <100ml 或小于膀胱容量20%,且无其他泌尿系统并发症可考虑停止间歇性导尿。

3. 不同分类与处理策略

(1)根据膀胱功能障碍表现的处理策略和流程根据膀胱功能障碍临床表现制订的神经源性膀胱处理流程见图 4-4-2。

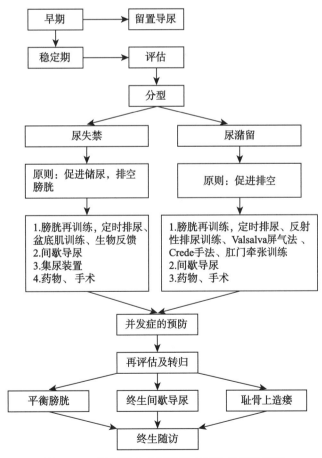

图 4-4-2 根据膀胱功能障碍表现的处理流程图

（2）根据 ICS 下尿路功能障碍分类特点的膀胱处理策略及流程，将膀胱功能障碍依据尿流动力学特点分为储尿期及排尿期功能障碍，处理策略及流程见图 4-4-3、图 4-4-4。

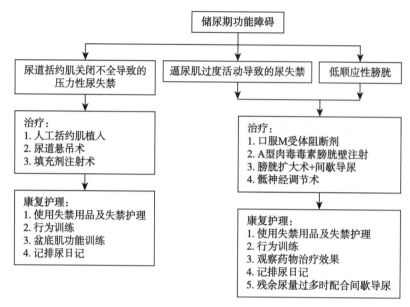

图 4-4-3　储尿期功能障碍处理流程图

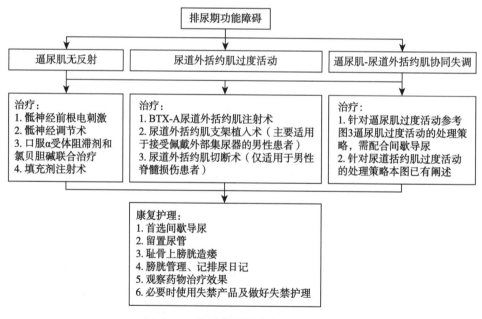

图 4-4-4　排尿期功能障碍处理流程图

（3）按 Madersbacher 分类的处理策略和流程见图 4-4-5。

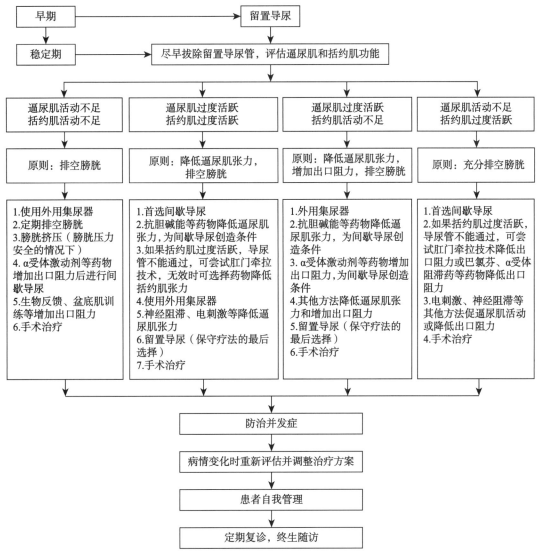

图 4-4-5　Madersbacher 分类方法的处理流程

（4）神经源性膀胱处理策略

1）神经源性膀胱治疗的首要目标是保护肾脏功能，使患者能够长期生存；次要目标是提高控尿能力、提高生存质量。

2）治疗原则是确保逼尿肌压力在储尿期和排尿期都保持在低压安全范围内。

3）间歇性导尿是膀胱训练的重要方式，协助膀胱排空。膀胱间歇性充盈与排空有助于膀胱反射的恢复，间歇性导尿必须遵循实施原则、应用条件与标准方法。

4）任何辅助膀胱排空的方法或手法辅助、腹部加压排尿等都必须谨慎其不良后果，必须在尿流动力学检查允许下实施并定期随访，且随访时需做影像尿流动力学检查或膀胱尿道造影。

5）留置尿管及膀胱造瘘在原发神经系统疾病急性期的短期应用是安全的，但长期使用均有较多并发症。

（三）常见并发症预防与处理

随着病程进展，神经源性膀胱患者可能会出现一系列泌尿系并发症，早期预防、及时处理并发症对于改善神经源性膀胱预后具有重要意义。

1. 膀胱输尿管反流（VUR）

（1）专科评定

1）B超检查：目前在临床上主要作为早期筛查手段。

2）排尿性膀胱尿道造影（VCUG）：是目前确诊VUR的基本方法和分级的"金标准"。

3）静脉肾盂造影（IVP）检查：是评价反流性肾病的重要手段。

4）影像尿流动力学检查：可以确诊有无VUR、判断反流程度、确定反流时膀胱压力、了解膀胱功能障碍类型。

（2）预防性康复护理策略：①在实施抗反流治疗前或抗反流治疗时应纠正导致VUR的诱发因素。②间歇性导尿可降低部分神经源性膀胱患者泌尿系统感染发生率，进而降低VUR的发生。③坚持记录膀胱日记，选择合适的膀胱管理方式。④对于神经源性膀胱逼尿肌过度活动的患者，可采用药物治疗或A型肉毒素膀胱注射治疗。⑤外科手术主要用于保守治疗无效者。

2. 泌尿系统感染（UTI）预防

（1）反复发作的UTI可增加神经源性膀胱患者上尿路损害风险。

（2）去除泌尿系统感染诱因并积极预防再次感染。

（3）间歇性导尿可降低部分神经源性膀胱患者UTI发生率，严格掌握留置导尿指征，尽早使用间歇导尿。

（4）大部分无症状性菌尿患者无需抗生素治疗。

（5）高度怀疑UTI患者在开始经验性治疗前进行尿培养，根据药敏试验选择性使用抗生素。

（6）心理护理：泌尿系统感染反复发作，患者易产生焦虑、烦躁心理。在临床护理中，要多与患者交谈，关心爱护患者，帮助其树立战胜疾病的信心。

（7）饮食：可根据患者尿PH选择偏碱性的饮食和水果。

（8）摄取充足的水分：鼓励患者多饮水，定时排空膀胱，以达到迅速降低尿中细菌数，减缓和消除尿路刺激症状。

（9）养成良好的排尿习惯：改变憋尿的不良习惯，是预防和减轻膀胱输尿管反流和尿路感染的有效措施。

（10）养成良好的卫生习惯：保持外阴清洁、干燥，勤换内裤，避免阴道分泌物及粪便污染，诱发尿路感染，加重病情。

3. 尿路损伤预防　插尿管时宜动作轻柔，防止损伤尿道黏膜。

（1）尿路损伤急性期限制活动：待尿内红细胞消失1周后方能下地活动。

（2）解除尿潴留：尿道损伤插入导尿管的患者，应留置尿管2周。

（3）积极预防泌尿系统感染。

（4）指导患者学会自我监测病情，注意观察尿流情况。

4. 膀胱结石

（1）尽早拔除导尿管，尽量缩短尿管留置时间。

（2）积极预防泌尿系统感染。

（3）每周更换导尿管可以减少结石发生。

（4）大量饮水（2 000～3 000ml/d）。

（5）残余尿超过正常膀胱容量的20%应采取间歇性导尿。

（6）膀胱结石的标准治疗是膀胱镜直视下粉碎和移除结石。

（四）健康教育与随访

神经源性膀胱上尿路、下尿路都可能随着自然病程延长而变化，尤其是脊髓损伤患者。随访的目的是尽可能地保护上尿路的安全，降低泌尿系并发症的风险，使患者能主动参与膀胱的管理，使用间歇性导尿替代留置尿管，提高生活质量。

患者出院前告知随访时间，全面检查评定的间隔时间一般不超过1年。复查至少应做到：尿常规每2个月1次；泌尿系超声及残余尿量测定每6个月1次；肾功能，尿流动力学检查或影像尿流动力学检查每年1次。如患者有不适或发现尿液颜色、性状等异常应及时就诊。

随访期发现危险因素出现或处于危险进展期，患者必须接受影像尿流动力学检查，上尿路及下尿路病理状态发生变化时应及时调整随访时间，神经源性膀胱患者治疗后应定期、终生随访，病情进展时应及时调整治疗及随访方案。

五、常用康复护理技术

对于神经源性膀胱而言，积极进行康复护理干预一方面能保证治疗方案的顺利实施，另一方面能改善膀胱功能、预防并发症，是实现治疗和康复目标的重要手段之一。

（一）间歇性导尿术

间歇性导尿术（intermittent catheterization，IC）被国际尿控协会（ICS）推荐为协助神经源性膀胱患者排空膀胱最安全的首选措施。间歇性导尿术包括无菌间歇性导尿术（SCI）和清洁间歇性导尿术（CIC）。

间歇性导尿术适用于神经源性或非神经源性膀胱功能障碍引起的膀胱逼尿肌活动性低下或收缩力减弱的患者、或膀胱逼尿肌过度活动被控制后存在排空障碍的患者、部分膀胱梗阻和膀胱排空不完全患者的治疗以及诊断性检查，详见第四章第五节。

（二）留置导尿

留置导尿（indwelling catheterization）是用无菌技术经尿道将大小合适的导尿管插入膀胱以引流尿液的方法。对于急危重症、大量输液，需要抢救，上尿路受损或膀胱输尿管反流、体质虚弱不能排空膀胱或不适合其他膀胱管理方法的患者需要进行经尿道留置导尿。

1. 操作人员　要求定期对医护人员进行在职培训，强调尿管插入术的正确技术和潜在并发症。只有掌握无菌插管技术的护理人员才能进行无菌导尿操作。

2. 尿管选择　成人长期膀胱引流时亲水性乳胶尿管比硅胶尿管更耐受。使用引流通畅而外径细的尿管以减少尿道的损伤。

3. 留置时间　只有病情需要时才留置尿管，根据需要决定留置时间。一旦临床症状解除应立即拔除尿管。

4. 尿液引流

（1）维持通畅的尿液引流，有时为了收集标本或其他医疗目的可暂时夹住导尿管。

（2）达到通畅的尿液引流：①导尿管和引流管均应避免扭结。②集尿袋应定时排空在专用收集容器内（引流管不能接触未灭菌的容器）。③导尿管功能不良或阻塞时应予以冲洗，必要时重新放置。④集尿袋应放置在膀胱水平以下。

5. 细菌学监测　插管患者常规细菌学监测作为感染控制措施的意义还未确立，故不推荐常规细菌学监测。当伴有泌尿系统感染症状时才行细菌学监测。

（三）行为训练

行为训练是指将行为分解为细小的、可以测量的单元，通过系统训练，产生强化作用，从而帮助建立行为习惯的一种训练方法。通过行为训练能改善神经源性膀胱患者的排尿行为。

1. 定时（提示）排尿

（1）在规定的时间间隔内排尿，养成定时排尿的习惯，训练应在特定的时间进行，如餐前 30min、晨起或睡前，鼓励患者入厕排尿。一般情况下，日间每 2h 排尿 1 次，夜间每 4h 排尿 1 次，每次尿量小于 350ml。

（2）适应证：①认知或运动障碍导致尿失禁者。②大容量、膀胱感觉减退者的首选训练方法（例如糖尿病神经源性膀胱）。

2. 延时排尿

（1）处理策略：白天开始每 1～2h 排尿 1 次，以后逐渐增加到每 3～4h 排尿 1 次，夜间 2 次。

（2）适应证：对于因膀胱逼尿肌过度活跃而产生的尿急症状和反射性尿失禁的患者。

3. 意念排尿

（1）处理策略：每次放尿前或间歇性导尿前 5min，指导其全身放松，想象自己在一个安静、宽敞的卫生间，听着流水声，准备排尿，并试图自己排尿，然后由陪同人员接尿或放尿；想象过程中，强调患者利用全部感。

（2）适应证：间歇性导尿前，留置尿管的患者放尿前。

4. 肛门牵张技术

（1）处理策略：牵张肛门使盆底肌放松，再采用屏气法排空膀胱。

（2）适应证：盆底肌痉挛的患者。

（四）辅助排尿

1. 扳机点排尿　扳机点排尿的本质是刺激诱发骶反射排尿，其前提是具备完整的骶神经反射弧。通过叩击耻骨上膀胱区、挤压阴茎、牵拉阴毛、摩擦大腿内侧、肛门等刺激，诱发逼尿肌收缩和尿道括约肌松弛，从而排尿。扳机点排尿并不是一种安全的排尿模式，仅适用于少数骶上脊髓损伤的患者，方案实施前需要运用尿流动力学测定来确定膀胱功能状况，并在尿流动力检查指导下长期随访，以确保上尿路安全。

2. 代偿性排尿训练

（1）Crede 手法排尿：用拳头于脐下 3cm 深按压，并向耻骨方向滚动，动作缓慢柔和，同时嘱患者增加腹压帮助排尿。

（2）Valsalva 排尿：指排尿时通过 Valsalva 动作增加腹压将尿液挤出。

应严格按指征慎重选择，只适用于骶下神经病变患者，但除外已有膀胱输尿管反流的病例。应在尿流动力学检查允许的前提下才能施行，并严密随访观察上尿路安全状态。对已经接受尿道括约肌切断术、A 型肉毒毒素尿道括约肌注射术等降低膀胱出口阻力治疗的患者，可通过 Crede 手法和 Valsalva 法联合使用促进排空。

由于辅助排尿可能导致膀胱压力超过安全范围，容易导致膀胱输尿管逆流，导致上尿路损害，临床上不推荐常规使用。该类方法的禁忌证主要包括存在膀胱输尿管反流、膀胱出口梗阻、逼尿肌-括约肌协同失调、肾积水、盆腔器官脱垂、症状性泌尿系感染、合并疝气等。

（五）盆底肌肉锻炼

1. Kegels 训练　加强盆底肌肉收缩力。

2. 阴道重力锥训练　提高盆底收缩力。阴道锥置入患者阴道内、肛提肌以上，当重物置于阴道内时，会提供感觉性反馈，通过收缩肛提肌维持其位置保证阴道锥不落下，依次增加阴道锥重量，从而提高盆底收缩力。

对于不完全去神经化的神经源性尿失禁及神经源性逼尿肌过度活动患者，推荐使用盆底肌肉锻炼。结合生物反馈方法进行盆底肌肉锻炼，能够加强肌肉收缩后放松的效率和盆底肌张力，巩固盆底肌肉锻炼的效果。

（蔡文智　孟　玲　丁　慧　贾　勤　方蘅英）

参 考 文 献

［1］方蘅英, 梁骊敏, 蔡文智, 等.神经源性膀胱上尿路损害风险评定工具的研制［J］.中华护理杂志, 2018, 53（2）: 179-184.

［2］Kreydin E, Welk B, Chung D, et al. Surveillance and management of urologic complications after spinal cord injury［J］. World Journal of Urology, 2018, 36（10）: 1545-1553.

［3］Lane G I, Driscoll A, Tawfik K, et al. A cross-sectional study of the catheter management of neurogenic bladder after traumatic spinal cord injury［J］. Neurourology & Urodynamics, 2018, 37（1）: 360-367.

［4］Yune J J, Shen J K, Pierce M A, et al. Intravesical electrical stimulation treatment for overactive bladder: An observational study［J］. Investigative & Clinical Urology, 2018, 59（4）: 246-251.

［5］Hur M, Park S K, Yoon H K, et al. Comparative effectiveness of interventions for managing postoperative catheter-related bladder discomfort: a systematic review and network meta-analysis［J］. Journal of Anesthesia, 2019, 33（2）: 197-208.

［6］Hamid R, Averbeck M A, Chiang H, et al. Epidemiology and pathophysiology of neurogenic bladder after spinal cord injury［J］. World Journal of Urology, 2018, 36（10）: 1517-1527.

［7］Li H, Nahm N, Borchert A, et al. Contemporary Treatment of Detrusor Sphincter Dyssynergia: a Systematic Review［J］. Current Bladder Dysfunction Reports, 2018, 13（4）: 206-214.

［8］黄静莉, 盛芝仁, 胡建利, 等. 系统性康复护理在脊髓损伤患者神经源性膀胱中的临床应用研究［J］. 中华全科医学, 2019, 17（4）: 630-632+685.

［9］中国康复医学会康复护理专业委员会.神经源性膀胱护理实践指南（2017 年版）［J］.护理学杂志, 2017, 32（24）: 1-7.

［10］Lane G I, Elliott S P. Safely Avoiding Surgery in Adult Neurogenic Bladder［J］.Current Bladder Dysfunction Reports, 2018, 13（3）: 169-177.

第五节 间歇性导尿术康复护理指南

一、概述

20世纪90年代初,间歇性导尿术开始应用于脊髓损伤神经源性膀胱患者的治疗,至今已有20余年。间歇性导尿术给神经源性膀胱患者带来了福音,提高了神经源性膀胱患者的生活质量,减少了神经源性膀胱患者尿路感染率,降低了神经源性膀胱患者尿路感染死因,延长了脊髓损伤神经源性膀胱患者的生存期。欧洲泌尿外科护士协会(European Association of Urology Nurses,EAUN)已经制定了关于间歇性导尿术的名词规范和《间歇性导尿术(男性、女性和儿童)》《成人间歇性导尿术》等临床实践指南。

(一)宗旨

间歇性导尿术有适应证、禁忌证,须进行评估,膀胱容量足够、膀胱内低压力及尿道有足够的阻力是间歇导尿的前提。储尿过程中膀胱内压应低于40cmH_2O。无论无菌性间歇导尿还是清洁间歇导尿,都要在导尿前1~2d教会患者按计划饮水。中国康复医学会康复护理专业委员会本次制定《实践指南》,旨在进一步规范间歇性导尿理论及操作技术,造福神经源性膀胱患者。

(二)目标

在已发表的《神经源性膀胱护理实践指南(2017年版)》中对间歇性导尿的适应证、禁忌证、操作流程等内容进行了规范,但随着对间歇性导尿术的重视和广泛应用,越来越多的临床实践问题逐渐凸显。本次制定《间歇性导尿术康复护理指南》的目标是为临床护理工作者提供关于间歇性导尿最新、最前沿的、通过循证的康复护理技术实践指导;降低神经源性膀胱患者泌尿系统感染率,提高患者生活质量,使其更好地融入家庭、社会。

二、基础知识

(一)定义

间歇性导尿术是指仅在需要时经尿道置入导尿管,排空膀胱内尿液,随即拔除导尿管的技术。间歇导尿可使膀胱间歇性充盈与排空,有利于保持膀胱容量和恢复膀胱的生理功能。分为无菌性间歇导尿术(sterile intermittent catheterization,SIC)和清洁性间歇导尿术(clean intermittent catheterization,CIC)。

(二)适应证

1. 神经源性膀胱功能障碍 脊髓损伤、多发性硬化、脊髓脊膜膨出、脊柱裂、脊柱肿瘤、脑卒中和糖尿病等神经病变导致膀胱排空不全。

2. 非神经源性膀胱功能障碍 特发性尿潴留或膀胱排空不全;前列腺肥大伴有慢性尿潴留,又不能耐受手术患者;同时接受其他治疗方法的尿失禁;术后尿潴留;产后尿潴留。

(三)禁忌证

1. 绝对禁忌证

(1)低顺应性膀胱(低容量下膀胱内高压)、膀胱输尿管反流。

（2）尿道解剖结构异常不能间歇导尿的患者。

（3）外伤性尿道损伤。

（4）尿道肿瘤。

2. 相对禁忌证

（1）长期经尿道留置尿管致部分尿道损伤，但尿道黏膜完整者。

（2）自主神经反射异常者。

（3）各种尿失禁或膀胱过度活动症。

（4）出口梗阻不宜导尿者等。

三、康复护理策略

（一）康复护理评定

1. 评定时机　入院评定、住院评定、出院前评定。

2. 病史评定　详尽的病史采集是神经源性膀胱患者实施间歇导尿首要步骤。

3. 症状评定

（1）下尿路症状（包括储尿期症状、排尿期症状和排尿后症状）、膀胱感觉异常（有无异常的膀胱充盈感及尿意等）。

（2）神经系统症状：肢体感觉运动障碍、肢体痉挛、自主神经反射亢进、精神症状及理解力等。

（3）肠道症状：频繁排便、便秘或大便失禁；直肠感觉异常、里急后重感；排便习惯改变等。

（4）其他症状：尿液的颜色性状改变、腰痛、盆底疼痛等，性功能方面改变，如性欲下降、男性勃起困难、女性性交困难等。

4. 专科评定　排尿日记（每次排尿量、排尿间隔时间、患者的感觉，每日排尿总次数及总尿量）。

5. 泌尿系康复护理方式　入院时膀胱护理方式，如：腹压排尿、叩击排尿、挤压排尿、间歇导尿、长期留置尿管、留置膀胱造瘘管等。

6. 实验室检查　尿常规检测、肾功能检测、尿细菌学检查。

7. 辅助仪器检查　残余尿量测定、膀胱容量压力测定、尿流率测定、泌尿系彩超、膀胱尿道造影、影像尿流动力学检查。

（二）膀胱安全容量及压力

膀胱容量与压力测定可以评定患者的膀胱逼尿肌及括约肌功能。成人膀胱安全压力上限是 $40cmH_2O$（$1cmH_2O=0.098kPa$）；男婴平均排尿压 $100cmH_2O$，女婴 $60 \sim 70cmH_2O$，$1 \sim 3$ 岁男女儿童最大逼尿肌排尿压分别为 $70cmH_2O$ 和 $60cmH_2O$；7 岁后，数值同成人。达到 $40cmH_2O$ 时的膀胱容量为相对安全膀胱容量；相对安全膀胱容量越小，意味着膀胱内处于低压状态的时间越短，上尿路扩张风险越大。

1. 成人膀胱容量

（1）膀胱测压容量：充盈期膀胱测压末期，当有允许排尿时的膀胱容量，一般出现在充盈 300ml 左右。

（2）最大膀胱测压容量：有正常的排尿感觉，当充盈达到感觉到不能再延迟排尿（有强烈的排尿感时刻的膀胱容量），多在充盈 400 ~ 500ml。

（3）最大麻醉膀胱容量：在深度全身麻醉或脊椎麻醉下的膀胱能够充盈的量。

2. 儿童膀胱容量 小于 1 岁婴儿的容量按照：（38+2.5× 月龄）公式进行估算；2 岁以上膀胱容量可用 Hjalmas 提出的公式：膀胱容量（ml）=30×（年龄 +1）；脊髓发育不良的患儿膀胱容量可以用公式：[24.5× 年龄 +62]ml 进行计算。

3. 膀胱残余尿 膀胱残余尿是指人体自主排出尿液后，膀胱内剩余的尿量。通常可以采用导尿、B 超、尿路造影等方法测得。常见于前列腺增生、尿道狭窄、尿结石、膀胱肿瘤以及神经源性疾病。

（1）正常成年人和儿童（婴儿除外）：残余尿量的定点值为 10ml，但并不意味着更高的值就必须进行干预，通常残余尿量超过膀胱容量的 20%（50 ~ 100ml）具有临床意义。残余尿增加合并膀胱高压可能导致上尿路问题，如果同时伴有泌尿系感染，则可能需要治疗，否则尿路感染不可能被根除。残余尿的增多也会显著性降低膀胱功能容量，同时会导致尿急、尿频、急迫性尿失禁以及夜尿增多的出现。推荐残余尿量 50 ~ 100ml，需要采用导尿等方法辅助排出。

（2）婴儿残余尿量：新生儿至 2 岁排尿后正常平均残余尿为 4 ~ 5ml，如果多次测定残余尿量都超过 10ml，提示存在膀胱排空不全。婴儿残余尿量应反复测定，排除假象。对患儿来说，可接受的残余尿量主要取决于年龄和体形大小（残余尿量不作为婴儿液体摄入量的调整依据）。

（三）间歇导尿时机和频率

1. 间歇导尿时机与间歇导尿开展的时机并不一致，应视具体疾病原因、临床表现、医嘱以及间歇导尿目的不同而决定。脊髓损伤患者间歇导尿宜在脊髓休克期过后，病情基本稳定、无需大量输液、饮水规律、无尿路感染的情况下尽早开始，一般于受伤后 8 ~ 35 天就可以开始。

2. 间歇导尿的频率

（1）导尿间隔时间：视疾病病因、治疗情况、患者自行排尿、残余尿量等综合评定确定（根据排尿日志调整），或者依据膀胱安全容量确定间歇导尿时间和频率。

（2）一般为 4 ~ 6h/ 次，每日导尿次数不超过 6 次，每次导尿量以不超过患者的最大安全容量为宜，尽量做到准确确定首次导尿频次，建立规律排尿模式，根据情况调整导尿频次。

（3）正常导尿量：不应超过 500ml，如液体摄入量增加或尿量过多，要调整饮水计划、导尿时间或导尿次数。膀胱膨胀也可能影响膀胱的血供，增加感染风险。当液体摄入量增加或给予利尿剂时，应根据患者个体情况增加间歇导尿的频率或留置导尿。

儿童依据安全膀胱容量及饮水量，建议婴儿每天 6 次，学龄儿童每天 5 次，同时记录导尿日记掌握导尿规律，如果每次导尿量超过安全容量，需要增加导尿次数。

3. 间歇导尿频率调整 当患者膀胱功能部分恢复或残余尿量减少时，可逐步延长导尿间隔时间，具体频率视病因、治疗情况、间歇导尿目的、排尿日志、自行排出尿量、残余尿量及尿动力学检查等采用个体化处理。

对于脊髓损伤、脊柱裂等需要长期间歇导尿的神经源性膀胱患者，间歇导尿频率见表 4-5-1。

表 4-5-1　间歇导尿频率

导尿间期自排尿量	残余尿量	推荐导尿次数	导尿时间安排
0ml	>300ml	6 次 /d	晨起和睡前、其余白天均匀安排，减少夜间导尿
<100ml	>300ml	5～6 次 /d	晨起和睡前、其余白天均匀安排，减少夜间导尿
>100ml	200～300ml	4～5 次 /d	晨起和睡前、其余白天均匀安排、减少夜间导尿
>200ml	≤ 200ml	3～4 次 /d	晨起和睡前、其余白天均匀安排、避免夜间导尿
>300ml	100～200ml	1～2 次 /d	睡前和 / 或晨起
>300ml	<100ml	0～1 次 /d	睡前

连续 7 天内残余尿小于或等于 80ml 或为膀胱容量 20％ 以下时，或者自排尿量与残余尿量比值接近 4：1，即膀胱功能达到平衡，且泌尿系统功能完整无其他泌尿系并发症，可考虑暂停间歇导尿。

患者停止间歇导尿后，护理人员仍需要定期检测残余尿量变化，如果残余尿量增加或出现泌尿系统并发症，则需继续执行间歇导尿。监测残余尿量，监测残余尿量频率见表 4-5-2。

表 4-5-2　监测残余尿量频率

时间	第 1 周	第 2 周	第 3 周	第 4 周	第 2 个月	第 3 个月	第 4 个月	半年
频次	2 次 /d	1 次 /d	1 次 /2d	2 次 / 周	1 次 / 周	2 次 / 月	1 次 / 月	复查

（四）间歇导尿过程检测

在间歇导尿开始阶段，检测尿常规、细菌计数等，每周 1 次；尿细菌培养、药敏试验及泌尿系统彩超等，每个月 1 次；以后可根据患者情况尿常规、细菌计数检测延长到每个月 1～2 次，尿细菌培养、药敏试验及泌尿系彩超延长到每 3 个月 1 次，之后定期进行检测，至少每半年 1 次。

（五）饮水计划和排尿日记

1. 饮水计划　饮水计划中成人每日饮水量 1 500～2 000ml，不可超过 2 000ml（观察 24h 尿量和出汗情况，如发热、夏天患者出汗过多，每日饮水量最大可超出 2 000ml）。每日水分摄入包括所有流质，如粥、汤、饮料、果汁等，如饮用以上所列流质食物，应适当减少饮水量，以保持每日饮水总量不变，避免饮用利尿饮品，如茶、汽水、含酒精饮品、糖水、西瓜等。晚 8 点以后尽量不要饮水，避免夜间膀胱过度膨胀。

2. 排尿日记　排尿日记广泛应用于各种排尿功能障碍的研究，是评定下尿路功能最简单的方法，且具有无创性和可重复性，患者在院外即可自行完成，推荐为必须进行的评定项目，从排尿日记可以得出许多重要的数据，如排尿次数、每次尿量、尿失禁次数、24h 液体摄入量及总尿量等。排尿日记记录时间金标准为连续 7 天。

（六）间歇导尿注意事项

1. 避免短时间内大量饮水，以防膀胱过度膨胀，切忌待患者尿急时才排放尿液。

2. 如在导尿过程中出现插管困难,应先暂停 5~10s 并把导尿管拔出少许,然后再缓慢插入。

3. 在拔除导尿管时若遇到阻力,可能是尿道痉挛所致,应等待片刻后再拔管。

4. 阴道填塞会影响导尿管的插入,因此,女性在导尿前应将阴道填塞物除去。

5. 插尿管时宜动作轻柔,特别是男性患者,注意当尿管通过尿道外口的狭窄部、耻骨联合下方的尿道弯曲及尿道内口时,嘱患者缓慢深呼吸,慢慢插入尿管,切忌用力过快过猛致尿道黏膜损伤。

6. 如遇下列情况应及时联系医生处理:出现血尿;尿管插入或拔除失败;插入导尿管时出现疼痛加重并难以忍受;泌尿道感染、尿痛;尿液混浊、有沉淀物、有异味;下腹或背部疼痛,有烧灼感等。

7. 每次导尿情况需记录在专用的排尿记录表上。

8. 膀胱容量足够、膀胱内低压力及尿道有足够的阻力是间歇导尿的前提。储尿过程中膀胱内压应低于 40cmH$_2$O。无论无菌性间歇导尿还是清洁间歇导尿,在进行导尿前 1~2 天教会患者按计划饮水,24h 内均衡地摄入水分,每日饮水量控制在 1 500~2 000ml,天气炎热或发热,出汗较多时,可以适当增加饮水量,为了减少导尿影响患者的睡眠,饮水尽量在白天,夜间及临睡前相应地限制水分摄入。

（七）常见并发症处理

常见并发症处理见表 4-5-3。

表 4-5-3　常见并发症处理

常见并发症	处理要点
疼痛/不适	操作者动作熟练、操作轻柔;嘱患者深呼吸,身体放松,使用止痛凝胶润滑剂或亲水涂层间歇导尿管
尿路损伤	操作者动作熟练、操作轻柔;充分润滑导尿管或使用亲水涂层间歇导尿管,每日间歇导尿次数不超过 6 次;严重的尿路损伤建议留置导尿(1~2 周),并使用抗生素(3~5d)进行治疗
尿道痉挛 尿道狭窄	操作者动作熟练、操作轻柔;可暂停 10~30s,患者深呼吸或将身体放松后,应用润滑剂并缓慢插入导管;若仍遇阻力,待 5~10min 再试,切勿强行插管;必要时应用亲水涂层弯头间歇导尿管
尿路感染	只需治疗有症状的尿路感染;治疗期间检测尿常规、细菌计数、尿细菌培养、药敏试验,根据尿培养药敏结果选用抗生素。不推荐使用生理盐水、抗生素及其他溶液进行常规膀胱冲洗。操作者需保持手卫生;保持会阴部的清洁干燥,及时清洗会阴部分泌物,女性患者及时治疗阴道炎;清洁粪便的方向由前向后;保持患者个人及居家卫生。保证每日饮水量,保证导尿的时间和频率,每次做到完全排空膀胱;清洁导尿反复尿路感染者考虑使用无菌/无接触导尿技术;采用消毒润滑剂或亲水涂层间歇导尿管以减少对尿道黏膜的机械性损伤和刺激;根据患者症状对症处理
附睾睾丸炎	根据患者症状对症处理,必要时向泌尿外科医生咨询,通过标准化口服抗生素或静脉应用抗生素进行治疗

（八）持续支持和随访

行间歇导尿术期间,给予患者与家人连续的支持和随访,给患者提供联络信息,在需要帮助时即可与专业人员取得联系。通过随访（咨询／致电）以改善生活质量,防止并发症的出现,通过对间歇导尿的实施情况、间歇导尿停止和其他相关方面进行登记记录,评定患者的依从性,同时对其遇到的任何困难给予帮助,提高家庭环境下的依从性。推荐患者每年至少随访 1～2 次,每次随访常规进行尿常规和泌尿系超声检查,膀胱造影、影像尿动力学检查。

（孟　玲　丁　慧　蔡文智　孙　薇　周君桂）

参 考 文 献

［1］中国康复医学会康复护理专业委员会.神经源性膀胱护理实践指南（2017 年版）［J］.护理学杂志,2017,32（24）: 1-7.

［2］王毅,赵耀瑞.卒中后神经源性膀胱诊治专家共识［J］.中国卒中杂志,2016,11（12）: 1057-1066.

［3］郑彩娥,李秀云.康复护理技术操作规程［M］.北京: 人民卫生出版社,2018.

［4］赵蕊,马燕兰.脊髓损伤神经源性膀胱患者清洁间歇导尿研究进展［J］.护理管理杂志,2017,17（5）: 356-358.

［5］Lim SW, Lee HE, Davis M, et al.Perceived barriers and difficulties of intermittent catheterization: In Korean patients with spinal dysraphism and their parents.［J］.Neurourology and urodynamics, 2016, 35（3）: 395-399.

［6］Lamin E, Newman DK.Clean intermittent catheterization revisited［J］.Int Urol Nephrol, 2016, 48（6）: 931-939.

［7］Weynants L, Hervé F, Decalf V, et al.Clean intermittent self-catheterization as a treatment modality for urinary retention: perceptions of urologists.［J］.International neurourology journal, 2017, 21（3）: 189-196.

［8］Groen J, Pannek J, Castro Diaz D, et al.Summary of European Association of Urology（EAU）Guidelines on Neuro-Urology.［J］.European urology, 2016, 69（2）: 324-333.

第六节　吞咽障碍康复护理指南

一、概述

很多疾病与吞咽有关,文献报道 51%～73% 的卒中患者有吞咽困难；也有报道卒中患者吞咽困难的发生率为 30%～50%。50% 的卒中患者会发生吞咽困难,部分患者吞咽困难 2 周左右可以自行恢复。但是约 10% 的患者不能自行缓解,而且吞咽困难可造成各种并发症,如肺炎,脱水,营养不良等,这些并发症可直接或间接地影响患者的远期预后和生活质量,因此,吞咽困难的训练十分重要。

（一）宗旨

吞咽障碍是临床上多学科常见的症状，严重影响患者的生活质量，因此受到了国内外康复专家的广泛关注。本次组织康复护理专家制定《吞咽障碍康复护理指南》，旨在推广吞咽康复评定、护理和治疗理念，规范吞咽康复护理技术，同时为临床护理工作者提供吞咽康复护理实践的新观念。

（二）目标

《吞咽障碍康复护理指南》在循证的基础上，整合国内吞咽障碍康复护理专家的临床经验，目标是为我国临床康复护理人员开展吞咽障碍康复护理工作提供参考与指导意见，以期提高临床护理人员对吞咽障碍的康复护理专业能力。

二、基础知识

（一）定义

吞咽障碍是由于下颌、双唇、舌、软腭、咽喉、食管口括约肌或食管功能受损所致的进食或饮水吞咽时的下咽困难。

（二）病因及病理生理变化

1. 器质性吞咽障碍　相关器官解剖结构异常改变引发此类吞咽障碍主要是由于口、咽、喉、食管等解剖结构异常，吞咽通道及邻近器官的炎症、肿瘤、外伤等引起的吞咽障碍。

2. 功能性吞咽障碍　无器官解剖结构改变的中枢神经系统疾病、颅神经病变、神经肌肉接头疾病、肌肉疾病等。

（三）吞咽障碍的分期

1. 认知期　认识摄取食物的硬度、一口量、温度、味道，进而决定进食速度和食量。

2. 准备期　准备期是指摄入食物至完成咀嚼。

3. 口腔期　口腔期是将食物送至咽部的过程。

4. 咽期　咽期吞咽的启动标志着吞咽反射的开始，吞咽反射一旦开始，就会继续，直到全部动作完成。

5. 食管期　在吞咽的食管期，食团通过食管上 1/3 处平滑肌和横纹肌的收缩产生的蠕动波，以及食管下 2/3 平滑肌的收缩送入胃内，该期不受吞咽中枢控制。

（四）临床表现及并发症

1. 常见的临床表现　①流涎；②食物从口角漏出；③饮水呛咳；④咳嗽；⑤哽噎；⑥吞咽延迟；⑦进食费力，声音嘶哑，进食量少；⑧食物反流，食物滞留在口腔和咽部；⑨误吸及喉结构上抬幅度不足等临床表现。

2. 吞咽障碍并发症　肺炎、营养不良和脱水等。

三、康复治疗

康复治疗可分为不用食物、针对功能障碍的间接训练（基础训练）和使用食物同时并用体位、食物形态等补偿手段的直接训练（摄食训练）。

1. 基础训练　①口腔周围肌肉训练，包括口唇闭锁训练、下颌开合训练、舌部运动训练。②颈部放松，前后左右放松颈部，或颈左右旋转、提肩沉肩。③寒冷刺激法。

2. 摄食训练　基础训练后开始摄食训练。

（1）体位：让患者取躯干屈曲30°仰卧位，头部前屈，用枕垫起偏瘫侧肩部。

（2）食物形态：食物形态应本着先易后难原则来选择，同时要兼顾食物的色、香、味及温度等。

（3）每次摄食一口量：一口量正常人为20ml左右，一口量过多，食物会从口中漏出或引起咽部食物残留导致误咽；过少，则会因刺激强度不够，难以诱发吞咽反射。

（4）其他：配合针灸、高压氧、吞咽障碍康复体操、心理康复等。

3. 管饲饮食　管饲饮食能保障营养水分供给，避免误吸。

4. 经皮内镜下胃造瘘术　在内镜的协助下，经腹部放置胃造瘘管，以达到进行胃肠道营养的目的。

5. 经口进食　代偿性训练，电刺激治疗，环咽肌痉挛（失弛缓症）球囊导管扩张术。

四、康复护理策略

（一）康复护理评定

1. 一般情况评定

（1）包括询问病史、症状评定、体格检查、实验室检查。

1）询问病史有无中枢神经系统损伤疾病史，用药史。

2）症状评定：神经系统原发疾病症状及治疗后症状。

（2）体格检查评定患者的意识、气道功能、吞咽功能、言语交流、肢体活动、营养状况、日常活动能力等。

2. 专科评定

（1）主诉吞咽困难：吞咽器官的感觉、运动、反射、结构的体格检查。

（2）试验性吞咽：令患者吞咽不同量及黏度的食物，通常包括水、稠糊状、固体这三种黏度的食物，观察吞咽过程。

（3）常用筛查方法

1）反复唾液吞咽试验：反复唾液吞咽试验是一种评定吞咽反射的诱发功能的方法。

结果判断：观察30秒内患者吞咽的次数和喉上抬的幅度，年龄≥80岁，吞咽次数≥3次、喉上下移动＞2cm，属于正常；年龄≥50岁，＜80岁，吞咽次数≥5次、喉上下移动＞2cm，属于正常。

2）饮水试验：通过少量饮水筛查患者有无吞咽障碍，可以观察到患者饮水的情况，而且可以作为能否进行吞咽造影检查的筛选标准。

3）染料测试：对于气管切开患者，可以利用蓝色/绿色食用染料测试，是筛查有无误吸的一种方法。

4）进食评定问卷调查（eating assessment tool，EAT-10）：当分界值为1，EAT-10总分≥1时灵敏度和阴性预测值最佳，能够较好地预测急性期脑卒中患者吞咽障碍、吞咽能力受损、渗透和误吸。

（4）常用的吞咽功能评定方法（根据患者情况选择合适的评定方法）

1）容积黏度测试（volume-viscosity swallow test，V-VST）：尝试给患者不同黏稠度及不同容积的食物，观察患者吞咽的情况。适用于所有怀疑患有吞咽障碍的患者以及容易发生吞咽问题的患者。

2）多伦多床旁吞咽筛查试验（Toronto bedside swallowing screening test，TOR-BSST）：要求

在患者清醒、能在支撑下坐直,并能执行简单指令的情况下进行舌的活动、咽部敏感度、发声困难(饮水试验之前、之后)、Kidd 50ml 吞水试验。

3)吞咽功能性交流测试评分(functional communication measure swallowing,FCM):FCM能敏感地反映出经口进食和鼻饲管进食之间的变化,治疗师根据临床检查结果来确定吞咽功能是否受损。

4)改良床边吞咽评定:改良曼恩吞咽能力评定量表(modified Mann assessment of swallowing ability,MMASA)可应用于所有急性卒中患者。

(5)营养风险筛查评定:采用营养风险筛查量表(nutritional risk screening method,NRS)。NRS 2002 评分由疾病状态、营养状态和年龄 3 部分构成。评分≥ 3 分即可判定患者存在营养风险;评分< 3 分的患者应于一周后进行复筛。

(6)管道滑脱高危因素评定:为了实施有效的护理安全管理,防止导管滑脱,对带管入院或新置入管道的患者,均要进行管道滑脱高危因素评定,以后根据病情定期评定,直至导管拔除。

3. 心理及社会评定　评定患者和家属的心理情况,有无焦虑、恐惧,评定家庭经济及社会关系,对疾病知识的掌握程度以及对康复的期望值,患者的生活环境等。

(二)康复护理策略

1. 口腔护理　口腔护理可以保持口腔处于一种舒适、洁净、湿润及没有感染的状态,能够降低医院获得性肺炎的发生,提高吞咽障碍患者的吞咽功能。

(1)口腔评定:口腔、牙齿、义齿;讲话、咀嚼、吞咽的能力。

(2)口腔护理用具:常用的口腔护理用具包括牙刷、泡沫棉签、牙膏、牙线、漱口水、唾液替代品。

2. 呼吸功能训练　指导患者采用腹式呼吸、缩唇呼吸训练、主动循环呼吸训练,提高呼吸系统的反应性,达到排出分泌物、预防误吸的目的。适用于吞咽功能障碍伴呼吸肌功能减退,呼吸动作不协调,气道廓清能力下降的患者。禁用于临床病情不稳定、感染尚未被控制的患者。

3. 饮食护理

(1)应用管饲:肠道内营养制剂的浓度不宜过高,能量密度以 1kcal/ml 为宜,最好用等渗液。

(2)经口进食患者营养分配:①根据患者的实际体重确定能量供给量;②适量碳水化合物;③适宜脂肪及胆固醇;④适宜蛋白质;⑤补充足量矿物质、维生素。⑥控制钠盐;⑦液体的供给量根据患者胃肠道及心肾功能酌情调整,常规冬季宜 1 000 ~ 1 500ml,夏季 1 500 ~ 2 000ml。

(3)肠内营养患者的营养分配:可用匀浆膳、整蛋白膳配方或其他营养制剂。按标准体重供给能量,按低盐、低脂、高维生素、高纤维合理搭配膳食。

(三)常见并发症预防与处理

1. 食物反流、误吸并发症处理

(1)误吸评定:误吸常用评定方法包括①内镜检查,纤维 / 电子鼻咽喉内镜检查(FEES)可直接观察咳嗽、屏气、发音时咽部结构的运动情况,进而判断是否存在误吸。②超声检查,无创伤、方便、范围广,对误吸的评定有辅助作用。③压力监测,食管测压是检查食管运动功能,用于诊断食管动力障碍性疾病及研究食管生理。④分泌物检测,胃蛋白酶测定及 pH 值测定。⑤标准吞咽功能评定量表（SSA），操作简单，可快速准确识别误吸风险。

（2）误吸的预防：关键在预防其发生。①术前，严格禁水、禁食。②胃肠减压，虽不能将胃完全清空，但可减少胃内的积气及存液。③术前 1h 应用抗酸剂，使胃 pH 上升；即使误吸，危害可以减轻。

（3）误吸的处理：发现误吸先查口咽，如见异物，立即消除。①迅速将患者头转向一侧。②如吸引器不便于拿取，应立即用食指裹以毛巾或布块，甚至衣角，伸指入口，快速掏过后咽壁，感知异物所在，即予掏除，直至掏净为止。③如有吸引器，立即用粗吸引皮管直接吸引。④随即做间断正压呼吸，先用纯氧，如误吸时间较长，可行呼气末正压通气，使肺泡重张。

2. 窒息的预防

（1）对于吞咽障碍患者进食，应遵循以下推荐意见防止窒息。（表4-6-1）

表 4-6-1　吞咽障碍患者防止窒息推荐意见

序号	推荐意见
1	评定患者的病情、吞咽、咳嗽反射、咀嚼功能、意识状态等，根据病情选择进食途径，选择经口或插胃管进行鼻饲。
2	气管插管拔管后 2h 内不宜进食，拔管后根据病情留置胃管 1～3d，拔胃管前做洼田饮水试验，观察吞咽功能恢复情况。对拔除气管插管仍需鼻饲者，按鼻饲常规进行观察
3	提供容易吞咽的食物，根据患者的咀嚼、吞咽功能和意识状态，食物选择应从全流食逐渐向半流食、普食过渡。患者进食时给予端坐或半坐卧位，保持体位舒适，进食后采取右侧卧位。
4	鼓励患者咳嗽排痰及做呼吸锻炼，以增强保护性的生理反射恢复，协助患者排痰，保持呼吸道通畅

（2）窒息的应急处理：推荐首选海姆立克急救法。手法操作要点：冲击吸入异物者的腹部及膈肌下的软组织，以此产生向上的压力，进而挤压肺部的残留气体形成向上的气流，使堵在气管中的异物向外冲击。

（四）健康指导和随访

患者住院期间，护士结合患者和家属的具体情况进行个体化的吞咽障碍健康教育。指导患者代偿进食方法和如何处理判断及处理误吸，教育患者保持口腔卫生并讲解吞咽障碍的基本知识，教患者配合吞咽障碍的筛查和评定，进行吞咽功能训练宣教，摄食训练健康教育、误吸的一般急救等相关知识、并发症及出院指导。

五、常见康复护理技术

（一）管饲护理技术

对于短期肠内营养的患者，可采用鼻胃管饲。

1. 留置管饲的护理　对于因昏迷、认知功能障碍或吞咽障碍不能经口摄食，在

24~48h开始早期肠内营养,需要营养支持治疗的患者首选肠内营养。可以经口摄食但每日能量摄入不足目标量的60%,亦应给予管饲。

2. **胃造瘘的护理** 对于短期(<4周)肠内营养患者首选鼻胃管喂养,不耐受鼻胃管喂养或有反流和误吸高风险患者选择鼻肠管喂养。长期(>4周)肠内营养患者在有条件的情况下,选择经皮内镜下胃造口喂养。

3. **间歇性管饲的护理** 间歇管饲是指不将导管留置于胃内,仅在需要补充营养时,将导管经口或鼻插入食管或胃内,进食结束后即拔除。

4. **拔管指征** 吞咽障碍患者鼻胃管拔管参考指征如下:病情稳定,饮水试验或V-VST试验基本正常;意识清楚并有一定的认知功能;进食训练中每餐可进食200ml以上,连续3d无不适;行常规体位或体位代偿下仪器检查未见严重误吸、重度口咽腔滞留的患者。

(二)经口进食管理技术

1. **餐具的选择** ①患者抓握能力较差时,应选用匙面小、难以粘上食物、柄长或柄粗、边缘钝的匙羹,便于患者稳定握持餐具。②如患者用一只手舀碗里的食物有困难,碗底可加用防滑垫,预防患者碰翻碗具。③可用杯口不接触鼻子的杯子,这样患者不用费力伸展颈部就可以饮用。④在吸口或注射器上加上吸管等,慎重调整一口量。

2. **食物的性状与调配** 容易吞咽的食物应符合以下要求:①密度均匀;②黏性适当;③不易松散;④稠的食物比稀的安全;⑤兼顾食物的色、香、味及温度等。

3. **进食体位的选择** 能坐着不要躺着,能在餐桌上进餐不在床边;不能取坐位的患者至少取躯干30°仰卧位,头部前屈,喂食者位于健侧。餐后保持姿势,进食后不能立即躺下,让患者在舒适的坐位或半坐卧位休息30~40min。

4. **进食姿势的选择** 改变进食姿势可改善或消除吞咽误吸症状。①头部旋转:适用于单侧咽部麻痹的患者。②侧方吞咽:适用于一侧舌肌和咽肌麻痹患者。③低头吞咽:适用于咽期吞咽启动迟缓患者。④从仰头到点头吞咽:适用于舌根部后推运动不足患者。⑤头部后仰:适用于食团口内运送慢(舌的后推力差)的患者。⑥空吞咽与交互吞咽:适用于咽收缩无力患者。

5. **进食一口量及进食速度** 一口量,即最适于吞咽的每次摄食入口量。一般先以少量试之(流质1~4ml),然后酌情增加。为减少误吸的危险,应调整合适的进食速度,前一口吞咽完成后再进食下一口,避免两次食物重叠入口的现象。

6. **进食观察** 神志不清、疲倦或不合作者切勿喂食。有假牙的患者,进食时应戴上后再进食。刚经口进食期间,记录24h入量,如不足及时补充,如补液、鼻饲等。

(三)球囊导管扩张技术

球囊导管扩张术治疗目的在于诱发吞咽动作,训练吞咽动作的协调性,强化吞咽肌群的力量,刺激咽喉部及环咽肌的感觉,扩大环咽肌直径。按照导管通过的途径分为经鼻导管球囊扩张和经口导管球囊扩张,按应用手法分为主动扩张和被动扩张。

1. **适应证和禁忌证**

(1)适应证:适用于脑干损伤(如脑干梗塞、脑干出血、脑干脑炎、脑干外伤等)导致的环咽肌失弛缓、鼻咽癌放疗后产生的环咽肌良性狭窄,包括环咽肌完全不开放或开放不完全,吞咽时序性紊乱等。

(2)禁忌证:严重认知障碍、患有严重的心脏病、高血压、呼吸功能衰竭、放疗水肿期、鼻咽部黏膜破损或结构不完整等。

2. 操作流程

（1）经吞咽造影检查确诊环咽肌失弛缓的患者。

（2）了解病情及辅助检查。

（3）工作人员准备：一般由2人合作完成此项治疗操作（经鼻）。

（4）扩张前物品准备：所需物品有球囊导管，注射器，记号笔，碗，纱布。

（5）经鼻扩张需要在扩张前进行表面麻醉鼻腔，可用棉签蘸1%丁卡因插入鼻孔以行局部麻醉。

（6）检查球囊导管的完整性。

（7）插管：经口腔或经鼻腔插管，使导管球囊置于环咽肌下缘，确认导管球囊在环咽肌下方。

（8）扩张基数测定：向球囊内注水3~6ml，逐级回抽球囊内的水，缓慢向上牵拉导管致球囊能轻松地滑出患者的环咽肌处。

（9）扩张包括：主动扩张和被动扩张。

（10）扩张后，可给予地塞米松+α-糜蛋白酶+庆大霉素进行雾化吸入，防止黏膜水肿，减少黏液分泌。

3. 终止扩张治疗标准　吞咽动作引出，吞咽功能改善，进食改善，可经口进食满足身体所需。主动扩张：一般注水容量不等，吞咽功能改善，即可终止扩张治疗。被动扩张：一般注水容积达10ml并顺利通过环咽肌时或吞咽功能改善，终止扩张治疗。

4. 操作时应注意以下事项　①观察患者的生命体征和血氧饱和度。②插管困难时不宜强行插管。③经鼻腔注意保护鼻黏膜。④提拉时注意患者不良反应。

（孟　玲　贾　勤　安德连　朱世琼）

参 考 文 献

［1］中国吞咽障碍康复评估与治疗专家共识组.中国吞咽障碍评估与治疗专家共识（2017年版）第一部分评估篇［J］.中华物理医学与康复杂志，2017，39（12）：881-892.

［2］李晶，王静琳.脑卒中后吞咽障碍的康复治疗与护理［J］.护士进修杂志，2018，33（19）：1787-1788.

［3］Naghavi M，Wang H，Lozano R，et al.Global，regional，and national age-sex specific all-cause and cause-specific mortality for 240 causes of death，1990—2013：a systematic analysis for the Global Burden of Disease Study 2013［M］.Cham：Springer，2015.

［4］Gomes F，Emery PW，Weekes CE.Risk of malnutrition is an independent predictor of mortality，length of hospital stay，and hospitalization costs in stroke patients［J］.J Stroke Cerebrovasc Dis，2016，25（4）：799-806.

［5］British Society of Gerontology.Guidelines for the oral healthcare of stroke survivors［EB/OL］.（2017-04-17）［2021-09-01］.http：//www.britishgerontology.org/.

［6］李伦超，单凯，赵雅萍，等.2018年欧洲肠外肠内营养学会重症营养治疗指南（摘译）［J］.临床急诊杂志，2018，19（11）：723-728.

［7］王红，柏慧华，景新华，等.左右侧卧位鼻饲对气管切开患者误吸的影响［J］护理研究，2019，33（1）：177-178.

［8］阮顺莉,陈茜.常见吞咽障碍筛查工具应用进展［J］.医学综述,2018,24(2):316-320.

［9］万桂芳,温红梅,谢纯青,等.回顾性分析吞咽障碍患者发生窒息的相关因素及防范措施［J］.中华物理医学与康复杂志,2016,38(3):205-208.

［10］中国老年医学会营养与食品安全分会,中国循证医学中心,《中国循证医学杂质》编辑委员会,等.老年吞咽障碍患者家庭营养管理中国专家共识(2018版)［J］.中国循证医学杂志,2018,18(6):547-559.

第五章

儿科疾病康复护理指南

随着医学技术进步和经济的增长,围生期保健水平的提高与对儿童保健工作的开展,儿童疾病谱发生重大变化,新生儿死亡率明显下降,传染病和营养性疾病显著减少,但由各种疾病所引起的功能障碍儿童的数量却仍呈增加趋势。

功能障碍儿童的康复日益受到广泛关注和高度重视。对功能障碍儿童应实施全面综合康复,可调动功能障碍儿童的一切潜能,在采取多样化康复治疗的同时,积极进行全面、科学、有效的康复护理,促使功能障碍儿童在智力、语言、运动功能等方面全面康复,培养和提高生活自理能力、心理应变能力、社会交往能力及将来从事某一适当职业的能力,提高功能障碍儿童的生活质量。

第一节　脑性瘫痪儿童康复护理指南

一、概述

脑性瘫痪是自受孕开始至婴儿期非进行性脑损伤和发育缺陷所导致的一种综合征,主要表现为持续存在的运动和姿势发育障碍。脑性瘫痪临床表现和共患病存在多样性,并发症严重,治疗花费高,给社会和家庭带来沉重的负担,其预防与康复治疗为世界性难题。在国际功能、残疾和健康分类(ICF-CY)框架下进行儿童全面的康复护理评估,根据疾病分型实施康复护理策略,是脑性瘫痪患儿康复的重要途径。

(一)宗旨

脑性瘫痪常伴有感觉、知觉、认知、交流和行为障碍,以及癫痫和继发性肌肉骨骼问题。中国康复医学会康复护理专业委员会组织儿童康复护理专家制定《脑性瘫痪儿童康复护理指南》,旨在为脑性瘫痪儿童提供规范的康复护理,提高儿童康复护士的服务能力和儿童康复护理技术水平,为从事儿童康复及相关学科的护理人员提供临床实践参考与指导意见。

(二)目标

脑性瘫痪康复护理技术包括儿童康复技术、各种体位康复护理技术、移动与步行、进食、个人卫生、儿童神经源膀胱间歇性导尿技术、肠道康复护理技术、游戏护理、言语及呼吸功能、医教结合护理,共十个方面。制定本指南的目标是为护理工作者提供脑性瘫痪康复护理理论、技术;帮助患儿获得最大的运动、智力、语言和社会适应能力,减轻残疾及并发症,以改善生活质量,适应家庭和社会生活。

二、基础知识

(一)定义

脑性瘫痪(cerebral palsy, CP)是一组持续存在的中枢性运动和姿势发育障碍、活动受限症候群,这种症候群是由于发育中的胎儿或婴幼儿脑部非进行性损伤所致。

（二）病因

引起脑性瘫痪的病因按时间可分为三个阶段:即出生前、围生期与出生后。

1. 出生前因素 遗传因素、母亲孕期不良的生活习惯和化学因素、母亲身体条件因素、双胎或多胎引起胎儿的营养摄入不足及生长受限等导致脑性瘫痪的发生。

2. 围生期因素 体重异常、早产、胎盘功能不全、急产或滞产、社会经济地位等因素与脑性瘫痪的发生存在密切关系。

3. 出生后因素 呼吸窘迫综合征、新生儿肺炎、贫血、惊厥、颅内出血、缺氧缺血性脑病、持续性癫痫、休克等致脑缺氧缺血、严重营养不良等疾患均可引起脑性瘫痪的发生。

（三）分型及临床主要症状

1. 分型 由于所有婴儿的自主运动功能都在不断发展和变化,小于 2 岁的脑性瘫痪患儿运动类型和特点很难准确分类。

（1）按运动障碍类型及瘫痪部位分型（6 型）:痉挛型四肢瘫（spastic quadriplegia）、痉挛型双瘫（spastic diplegia）、痉挛型偏瘫（spastic hemiplegia）、不随意运动型（dyskinetic）、共济失调型（ataxic）、混合型（mixed）。

（2）按粗大运动功能分级系统（gross motor function classification system, GMFCS）分级（5 级）:按照 GMFCS,0～2 岁、2～4 岁、4～6 岁、6～12 岁、12～18 岁的 5 个年龄段粗大运动功能分级标准,功能从高至低分为Ⅰ级、Ⅱ级、Ⅲ级、Ⅳ级、Ⅴ级。

2. 临床表现

（1）痉挛型四肢瘫（spastic quadriplegia）:以锥体系受损为主,包括皮质运动区损伤。牵张反射亢进是本型的特征。

（2）痉挛型双瘫（spastic diplegia）:症状同痉挛型四肢瘫,主要表现为双下肢痉挛及功能障碍重于双上肢。

（3）痉挛型偏瘫（spastic hemiplegia）:症状同痉挛型四肢瘫,表现在一侧肢体。

（4）不随意运动型（dyskinetic）:以锥体外系受损为主,主要包括舞蹈性手足徐动（chroeo-athetosis）和肌张力障碍（dystonic）;该型最明显特征是非对称性姿势,头部和四肢出现不随意运动。

（5）共济失调型（ataxia）:以小脑受损为主,以及锥体系、锥体外系损伤。主要特点是由于运动感觉和平衡感觉障碍造成不协调运动。

（6）混合型（mixedtypes）:具有两型以上的特点。

（四）共患病及伴随症状

常见共患病及伴随症状包括:智力发育障碍、视觉障碍、听觉障碍、癫痫、交流障碍、饮食困难及营养障碍、心理行为障碍、髋关节脱位/半脱位、继发性肌肉骨骼问题等。

三、康复治疗

脑性瘫痪康复是针对儿童存在的各种功能障碍进行全面的、多样化的康复治疗和护理,帮助儿童获得最大的运动、智力、语言和社会适应能力,以改善生活质量,适应家庭和社会生活。

（一）物理治疗（physical therapy, PT）

运动疗法是脑性瘫痪康复治疗广泛采用的康复治疗技术,如关节活动技术的主动运动、主动助力运动和被动运动；关节松动技术；软组织牵伸技术；肌力训练技术的主动助力运动、主动运动、抗阻力运动；牵引技术、神经发育疗法、Rood 技术、Brunnstrom 技术、运动再学习等。其他技术如强制性诱导疗法、减重步态训练、平衡功能训练，以及借助于辅助器具的训练等。

（二）作业治疗（occupational therapy，OT）

1. 保持正常姿势　按照儿童发育的规律，通过包括游戏在内的各种作业活动训练，保持正常姿势。

2. 促进上肢功能的发育　通过应用各种玩具，以游戏的形式促进正常的上肢运动模式和视觉协调能力；通过使用木棒、鼓棒、拔起插棒等方法，促进手的抓握能力；矫正拇指内收。

3. 促进感觉、知觉运动功能的发育　进行感觉统合训练，促进表面感觉和深部感觉的发育，正确判断方向、距离、位置关系等都十分重要。

4. 促进日常生活动作能力　作业疗法的最终目的是达到脑瘫儿童的生活自理；训练更衣动作、洗漱动作、排泄动作、洗浴动作、书写动作等。

5. 促进情绪稳定和社会适应性　从婴幼儿起，调整其社会环境，通过游戏、集体活动来促进社会性和情绪的稳定。

（三）言语治疗（speech therapy，ST）

包括日常生活交流能力的训练；进食训练；构音障碍训练；语言发育迟缓训练；利用语言交流辅助器具进行交流的能力训练等。

（四）引导式教育（conductive education）

不同年龄的脑瘫患儿，尤其是 3 岁以上的患儿和不随意运动型患儿效果最好。

（五）其他疗法

包括传统医学康复疗法、药物治疗、手术治疗、辅助器具及矫形器、水疗、马术治疗、多感官刺激、游戏及文体治疗、音乐治疗等。

四、康复护理策略

（一）康复评定

推荐脑性瘫痪康复护理评定内容包括：询问病史，一般情况，ICF-CY 框架下 ADL 康复护理评定，安全评定。

1. 一般情况评定

（1）询问病史：详细了解儿童的生长发育过程，包括运动、言语、认知能力等的发育。收集孕产史、家族史、既往史。

（2）评定意识状态、生命体征、生长发育情况、营养状况、胃肠道功能、睡眠行为评定等内容。

（3）安全评定：影响脑性瘫痪儿童安全因素包括跌倒/坠床、窒息、烫伤、压疮（表5-1-1）。

表 5-1-1　脑性瘫痪康复护理安全评定

影响安全因素	推荐评定工具
跌倒/坠床	住院儿童高风险筛选量表（HDFS）
窒息	窒息危险因素评定量表
烫伤	烫伤深度分级
压疮	Braden 量表、Norton 量表、压力性溃疡分级标准

2. 专科评定

（1）智力功能评定：智力发育里程碑，贝利婴幼儿发展量表（BSID）等。

（2）神经肌肉骨骼和运动有关功能的评定：关节活动范围评定；肌力评定等。

（3）运动功能评定：全身运动（GMs）质量评定、Alberta 婴儿运动量表（AIMS）、精细运动功能评定等。

（4）言语功能评定：格塞尔发育诊断量表（GDDS）；S-S 语言发育迟缓评定（S-S）等。

（5）日常生活自理能力评定：儿童功能独立性评定量表（WeeFIM）等。

3. 心理及社会评定　脑性瘫痪儿童心理及社会评定针对不同年龄组进行心理、社会认知量表选择。

4. ICF-CY 框架下脑性瘫痪 ADL 康复护理评定　脑性瘫痪儿童护理 ADL 评定量表（ICF-CY，0～12 月龄）；脑性瘫痪儿童护理 ADL 评定量表（ICF-CY，13～36 月龄）；脑性瘫痪儿童护理 ADL 评定量表（ICF-CY，>36 月龄）。

5.《国际功能、残疾和健康分类》（儿童和青少年版）以更广泛的类目编码描述儿童和青少年的功能和健康状况以及与其相关的环境因素。

（1）身体结构和功能评估：①床上运动翻身；②移动动作；③步行动作。

（2）活动和参与情况评估：①个人卫生动作；②进食动作；③更衣动作。④排便动作；⑤器具使用；⑥认知交流（7岁前）；⑦认知交流（7岁后）。

（3）环境评估：①产品和技术评定；②矫形器、辅助用具及自制简易用具评定；③支持和相互联系情况评定；④亲属态度评定。

（二）康复护理策略与流程

1. 康复护理策略　对于脑性瘫痪的处理，从整体上考虑康复护理管理，采取个体化的康复方案。推荐遵循五项原则，包括：以医学康复为基础的原则、尽早干预原则、科学干预原则、个性化康复护理原则、综合康复护理原则。

（1）婴儿期建立并发展儿童感知觉、语言、智力、社会及行为功能，改善运动发育落后、姿势异常、肌张力异常、反射异常或运动模式异常等发育神经学异常的表现，建立初级和基本的运动功能，促进其全面发育。

（2）幼儿期发展儿童运动功能，重视心理、社会功能发育，加强精细运动及日常生活活动能力的康复护理训练，为其提供充分自由玩耍、探索和与外界接触交流的机会。

（3）学龄前期注重儿童适应环境能力、主动学习能力、不同程度的学习技巧性和操作性运动能力，从而为入学做准备。

（4）学龄期最主要的是适应学校的环境，学会独立，培养计划和处理自我面对问题及需求的能力。

（5）青春期为从儿童向成人的过渡期，提高 ADL 能力，扩大社会交往范围，使其将已获得的功能泛化至日常生活和社交活动中，为进入社会做准备。

2. 康复护理流程

（1）针对脑性瘫痪建立标准化康复护理模式与程序，建立脑性瘫痪儿童康复护理临床路径。

（2）康复护理模式与程序见图 5-1-1。

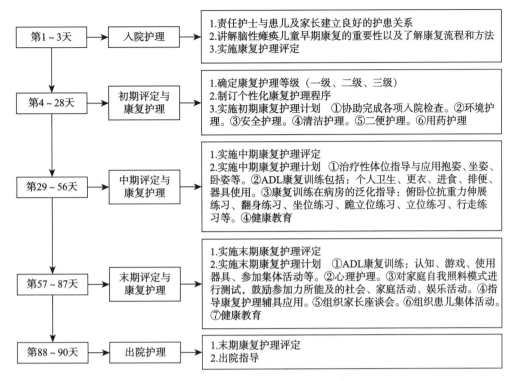

图 5-1-1　脑性瘫痪儿童康复护理临床路径

3. 心理康复护理策略

（1）情绪异常：以情绪障碍最为多见。建议运用音乐活动训练、歌舞活动训练等。

（2）行为异常：建议运用行为矫正技术、感觉统合训练、沙盘游戏、音乐疗法、亲子游戏、积极参加社会活动。

（3）认知障碍：建议运用日常生活自理能力训练、认知功能训练、益智游戏、社会支持（具体措施参见脑性瘫痪儿童家长心理护理）。

4. 睡眠异常　运用正确的抚养方式，减少家庭紧张因素。严重紧张姿势反射的儿童，确保睡眠姿势处于最小痉挛状态，睡前不宜进行过量的功能训练。

5. 家长的心理护理　家长存在紧张、焦虑、抑郁和自我效能感低下等心理障碍。建议推荐应用动态化、个体化的护理原则实施心理护理技术。

（三）常见并发症及伴随症状预防与处理

1. 智力发育障碍的护理　推荐语言及社会交往技能训练、感觉统合训练、引导式教育、游戏疗法、心理治疗等，所有方法均需家庭配合，良好的家庭配合能显著提升康复护理效果。

2. 心理行为异常的护理　婴幼儿时期注重尊重儿童的人格，促进潜能的发展。学龄前期注重帮助儿童认识自身身体状况，鼓励儿童主动运动和交流，强化肢体交流，树立其信心，摆脱焦虑及恐惧情绪。学龄期和青春期需帮助其解决学习、独立活动和就业等问题。建议将心理行为异常护理融入康复治疗、康复护理过程中。

3. 交流障碍的护理　建议采取游戏与特殊教育相结合的方式，使儿童逐步确立语言表达的意识。提高儿童的知觉、注意、记忆及逻辑思维等方面的功能，运用辅助和替代交流来提高交流能力。

4. 流涎的护理　护理干预前需充分评定影响儿童和青少年流涎的因素,推荐运用吞咽功能训练、口唇及舌冰刺激、行为疗法和运动疗法治疗流涎,并做好皮肤护理。用药时需密切观察药物效果及不良反应。

5. 髋关节脱位、半脱位的康复护理　脑性瘫痪儿童骨盆平片股骨头外移百分比接近33% 需及时手术治疗。小于 1 岁的脑性瘫痪儿童可在手法复位后佩戴 3 个月髋关节外展矫形器(蛙式支具)。髋关节脱位 / 半脱位的儿童日常生活中做好髋关节姿势管理,包括夜间髋关节外展位睡眠,白天髋关节外展位站立。保证每日佩戴该矫形器站立时间＞1h。髋关节脱位术后通常需要用髋关节人字形石膏固定 4 ~ 8 周,需加强相关并发症的观察,如压疮并发症。

6. 视觉障碍的康复护理　推荐运用视觉刺激训练法、注意存在训练、图形训练等,可有效训练脑性瘫痪儿童追视能力和视反应速度,促进视觉发育和脑发育,有助于脑性瘫痪儿童的视觉改善。

7. 癫痫康复护理　脑性瘫痪合并癫痫的儿童,需做好癫痫药物护理及预防意外事件的发生。掌握癫痫发作的预防及急救处理、癫痫并发症(如睡眠剥夺等)的家庭护理、安全和伤害预防。

（四）健康教育与随访

1. 健康教育

（1）环境指导:指导家长为儿童提供安全、整洁的居室及活动场所,室内严禁存放危险物品。

（2）家庭支持指导:利用"同伴教育"等形式,促进儿童心理健康。

（3）家长心理指导:通过心理支持与心理疏导,理解和关心家长的焦虑、恐惧等心理。

（4）辅助器具指导:正确选择适合应用的各类矫形器、辅助用具,自制简易用具是脑性瘫痪儿童康复护理的重要辅助手段。从适应性、适合程度、应用后的效果进行评定,定期调试、更换。

（5）安全指导:提高儿童及家庭的安全意识,降低危险发生率。

（6）感染控制:防止医源性交叉感染,定期开展医院感染监测,保持医护人员手卫生,注重家庭的清洁护理和个人清洁护理。尽量缩短住院时间。脑性瘫痪儿童定期接受计划免疫。

（7）一般护理指导:对于重症脑性瘫痪儿童,应勤翻身防止压疮,做好皮肤护理和口腔护理。

2. 定期随访

（1）随访内容　①确定随访时间:儿童出院前告知随访时间表,首次回访为出院第 1 周开始,现场检查评定的时间间隔一般不超过 3 个月。②制订康复护理计划:根据儿童实际情况和家庭成员理解力及能动性,制订适合脑性瘫痪儿童康复护理计划。③收集信息:出院时给予常规出院指导,发放出院健康指导宣传册,出院时建立家庭访视信息记录。④建议推荐随访内容包括:家庭成员执行康复护理计划的依从性、姿势管理、日常生活自理能力、辅助器具的使用、并发症的护理。

（2）环境改造　①基础设施改造:康复机构必须符合国家相关安全规定、相关消防及无障碍要求(推荐参照国家标准 GB 50763—2012《无障碍设施规范》)。环境应安静、宽敞、明亮。②社会环境支持：根据脑性瘫痪儿童的特殊需求，有针对性地、及时地开展特殊教育、学前教育及小学教育。③家庭对患儿的支持态度。

五、常用康复护理技术

（一）儿童康复技术

1. 康复被动操　应用于 0～1 岁脑性瘫痪高危儿及脑性瘫痪儿童。运用本体感觉刺激，提高头部稳定性，通过四肢关节活动、诱发翻身运动、放松运动，达到提高本体感觉、改善粗大运动功能。促进脑性瘫痪儿童运动、智力的持续发育，预防并发症。

2. 吞咽训练　建议采用加强口面部肌群运动的动作，推荐采用吸吮训练、喉抬高训练、构音训练等。发音训练及吹气训练能改善咀嚼吞咽功能。

3. 辅助器具　借助辅助器矫正畸形，进行功能补偿、功能训练。推荐使用的辅助器具包括：肢体残疾的辅助器具、视听残疾辅助器具、言语及智力残疾辅助器具。

（二）临床常用康复护理技术

1. 各种体位康复护理技术

（1）抱姿

1）痉挛型：使其髋关节充分屈曲，头与肩呈前屈姿势，身体左、右对称。

2）不随意运动型：在抑制异常姿势的同时设法保持患儿的稳定性。此姿势不宜时间过长。

3）屈曲占优势的脑性瘫痪儿童的抱法：原则为使其四肢和脊柱呈伸展状态，扶持其骨盆部位，防止双下肢交叉。

4）伸展占优势的脑性瘫痪儿童的抱法：原则为保持儿童头部呈前屈姿势，双上肢伸向前方，双下肢分开。对年长的、重度角弓反张的儿童，要使其头部、肩部、髋关节及膝关节呈屈曲姿势。

（2）卧姿

1）侧卧位：是最适合的姿势，特别是非对称性紧张性颈反射（ATNR）的儿童。保持双上肢前伸，双手靠近，髋膝屈曲向前。

2）俯卧位：适合痉挛型屈曲严重的儿童，但有严重紧张性迷路反射（TLR）姿势反射持续存在时，不宜长时间采取俯卧位。

3）仰卧位：肌紧张亢进的儿童，使用吊床，减轻四肢过度伸展，保持头部在中线位置。对严重肌张力增高的儿童，使用支撑垫和滚筒，固定头部，弯曲髋部，保持骨盆在中立位。

（3）坐姿

1）床上坐位：保持儿童的脊柱正直，防止后凸。躯干的重量负荷于其坐位支撑面上，使髋关节保持90°，双下肢分开，膝部伸展。

2）椅或凳坐位：角椅可在儿童坐位时提供头部支撑，保持头正中位；90°靠背，限制肩部收缩，使肩部旋前，促进双手放置中线附近自由活动；保持躯干正直，避免脊柱后凸或侧弯；使髋关节保持90°，双下肢分开，膝部伸展，全足底着地。

3）跪位（膝立位）：双膝部靠拢，大腿与小腿成90°，髋关节充分伸展，躯干与大腿呈180°，维持躯干稳定。

（4）站立姿势：从儿童后方给予支持，使儿童处于正确的静态站立姿势。在完成静态站立后，逐步在站立时头、躯干、四肢等进行随意活动，并保持相对的平衡。

2. 移动与步行

（1）移动：包括俯卧位翻身至侧卧位、仰卧位翻身至俯卧位、仰卧位至四点支撑位、膝立位转换至单膝立位、四点支撑位转换至立位、膝立位转换至立位。

（2）步行：儿童取立位，对儿童的肩、胸部给予支持，控制儿童姿势。对于无须支持但是以异常模式步行或缺乏体轴回旋和重心在两下肢移动能力的儿童，在后方跪立位两手扶持儿童两侧骨盆部位，用手的力量使骨盆回旋、重心移动。

3. 进食　进食应遵循抑制异常姿势、身体双侧对称的原则。一般采取抱坐喂食、面对面进食，不能采用仰卧位，避免引起窒息或误吸。对无力自行吞咽者应采取鼻饲喂养。

4. 个人卫生

（1）洗漱

1）梳头：将双手手臂位于身体正中位。双膝不能伸直的儿童，坐在凳子或矮椅子上进行梳头。对于能站立的儿童一手抓握物体做支撑，另一手进行梳头。建议梳子安装加粗、加长的手柄。

2）洗脸：年龄小、不能维持坐位、手功能极度低下的儿童，帮助取合理、舒适的体位洗漱。对于能站立的儿童可一手抓握物体做支撑，另一手进行洗脸，建议毛巾做成手套，便于洗脸。

3）洗澡：痉挛型脑性瘫痪儿童建议推荐采取俯卧位，有效抑制异常反射。肌张力低下脑性瘫痪儿童采取半坐卧位，给予头部、颈部、躯干足够支持，辅助沐浴动作完成。不随意运动型脑性瘫痪儿童采取坐位，躯干加固定带。平衡能力和手功能尚可的儿童，应自行洗浴，浴盆周围安装扶手及特殊装置。

4）口腔卫生及护理：缺乏生活自理能力的脑性瘫痪儿童，应对其进行特殊口腔护理，至少每天刷牙或用牙线洁牙 1 次，必要时使用电动牙刷。

（2）穿衣：选择宽松、前开式、纽扣大些的简单易穿脱的衣物。通常坐位更利于儿童进行穿、脱衣服的练习。儿童坐不稳，选择侧卧位或操作者腿上，协助完成穿衣。偏瘫型脑性瘫痪儿童，遵循患肢先穿后脱的原则。上肢屈曲痉挛的儿童应先对上肢进行缓慢牵伸，再将其带入衣袖。下肢伸直痉挛的儿童，可将训练者双手置于儿童的下腰部并轻轻用力，使其上身前倾，髋、膝屈曲，然后进行衣物的穿着。

5. 儿童神经源膀胱间歇导尿技术

（1）评定：通过残余尿量、尿动力学等测定，详细了解脑性瘫痪儿童有无尿失禁、失禁频率，有无尿急、漏尿，诊断神经源膀胱，遵循操作要点进行间歇导尿。

（2）适应证：①神经系统功能障碍，如脊髓损伤、脊柱肿瘤、脑性瘫痪等导致的排尿问题。②非神经源性膀胱的功能障碍，如不良的排尿习惯、心理或精神等非神经病变因素引起的排尿问题。③膀胱内梗阻致排尿不完全。

（3）禁忌证：①6 岁以上不能自行导尿且照顾者又不能协助导尿的患儿。②患儿或照顾者缺乏认知导致不能配合插管或不能按计划导尿者。③尿道生理解剖异常，如尿道狭窄，尿路梗阻和膀胱颈梗阻。④可疑的完全或部分尿道损伤和尿道肿瘤。⑤严重的尿失禁、膀胱内感染。⑥每天摄入大量液体无法控制者。⑦经过治疗，仍有膀胱自主神经异常反射者。

6. 肠道康复护理技术

（1）评定儿童病情、意识状态、合作程度、肌力和肌张力情况、腹部皮肤情况及肛周皮肤情况、进食时间。

（2）指导呼吸方法，排便时增加腹压，做排便动作。

（3）腹部环形按摩，每次 5～10min，每日 2 次。为儿童做可牵伸肛管，诱导排便反射。鼓励儿童多活动，促进胃肠蠕动,合理的饮食结构可改善便秘。

（4）记录儿童 24h 内排便的次数和时间，在排便前 30min 进行排便训练。

7. 言语及呼吸功能训练　脑性瘫痪儿童伴发语言/言语交流障碍，用辅助和替代交流可显著增强其沟通、语言和识字能力。推荐引导式教育、游戏等综合康复护理干预改善交流能力，建议推荐语言训练、舌操运动训练、腹内压训练以及呼吸训练改善呼吸功能，提高肺活量及语言能力。

8. 游戏护理　提高脑性瘫痪儿童主动运动的积极性，改善情绪控制能力，改善头和躯干的控制能力、平衡能力，同时改善粗大运动功能，改善家庭环境质量，提高康复疗效。虚拟现实游戏（模拟拳击、网球、保龄球、高尔夫球等运动）可改善痉挛型偏瘫儿童的姿势控制能力和运动灵活性。

9. 医教结合护理　脑性瘫痪儿童的康复推荐在 ICF-CY 框架下进行精准的评定，以融入社会为目标，选择有循证医学依据的康复治疗方法。医教结合、引导式教育以及融合教育是目前证明最有效的康复模式。将医疗、训练、教育和环境等有机地结合起来，进行全面的康复。包括体能训练和智力发育障碍、癫痫、语言障碍、听视觉障碍和行为异常等共患病的治疗，同时要重视认知功能开发。

（历　虹　李　洁　宋银萍　吕复莉　王雪芳）

参 考 文 献

[1] 李晓捷 . 儿童康复学[M].北京：人民卫生出版社，2015.

[2] 中国康复医学会儿童康复专业委员会，中国残疾人康复协会小儿脑性瘫痪康复专业委员会，《中国脑性瘫痪康复指南》编委会 . 中国脑性瘫痪康复指南（2015）：第一部分[J]. 中国康复医学杂志，2015，30（7）：747-754.

[3] 郑彩娥，李秀云 . 实用康复护理学[M].北京：人民卫生出版社，2018.

[4] 刘永会 . 家庭康复指导对脑性瘫痪患儿生活自理能力的影响[J].中国中西医结合儿科学，2017，9（6）：536-538.

[5] 中华医学会儿科学分会康复学组 .2017 年 JAMA Pediatrics《脑性瘫痪早期精准诊断与早期干预治疗进展》中国专家解读[J].中国实用儿科杂志，2018，33（10）：743-749.

[6] 韩蕾 .脑性瘫痪儿童家长心理状况的调查分析及护理干预[J].世界最新医学信息文摘，2018，18（52）：2.

[7] 项喜兵，莫昊风，何强勇，等 .PHQ-9 和 GAD-7 量表分析下的脑瘫儿童家长心理状况及影响因素[J].中国康复，2018，33（6）：499-501.

第二节　孤独症谱系障碍儿童康复护理指南

一、概述

孤独症谱系障碍发病率位居儿童精神类疾病致残的前列，且患病率呈上升趋势，给家庭及社会带来了沉重负担。目前,孤独症谱系障碍儿童多强调医院、家庭、社会、学校的有机结合,运用多种方式进行综合护理。

（一）宗旨

孤独症谱系障碍儿童常合并精神心理、神经发育、躯体或遗传等疾病,中国康复医学会康复护理专业委员会组织儿童康复护理专家制定《孤独症谱系障碍儿童康复护理指南》,旨在进一步规范孤独症谱系障碍儿童康复护理行为,提高康复护理技术水平及护理管理质量,为孤独症谱系障碍康复护理工作提供参考与指导意见。

（二）目标

本指南在 ICF-CY 框架下进行儿童全面的康复护理评估,根据儿童恢复的不同阶段组织实施康复护理策略,其目标是帮助孤独症谱系障碍儿童缓解症状,改善预后,逐步引导儿童重回快乐生活,从而提高生活质量。

二、基础知识

（一）定义

美国精神医学会(2013)颁布的《精神障碍诊断与统计手册(第5版)》(DSM-5)中将孤独症谱系障碍(autism spectrum disorder, ASD)定义为:以交互性社交交流和社交活动的持续性损害和受限的、重复的行为、兴趣或活动模式为基本特征。这些症状发生于儿童早期,并限制和损害其日常功能。

（二）病因

到目前为止,孤独症谱系障碍(ASD)的病因仍是世界医学的未解难题。学界形成的基本共识是该疾病为多种因素导致,并具有生物学基础的心理发育性障碍,与遗传、母孕期及围生期生物学因素和免疫、脑部结构或功能异常、神经内分泌和神经递质异常等因素具有较高相关性。发病机制当前比较成熟的理论假说是中央统合功能减弱(weak central coherence)学说。

（三）临床主要症状

社会交往障碍、交流障碍、行为方式异常是孤独症谱系障碍最主要的三项临床表现,部分儿童存在感知觉异常、智力和认知缺陷。

1. 社会交往障碍　是最典型、最核心的临床表现。表现为生长发育各阶段均存在回避目光接触,对他人的呼唤及逗弄缺少兴趣和反应,没有期待拥抱的姿势或拥抱时身体僵硬,不愿与人贴近,缺少社交性微笑,不观察和模仿他人的简单动作。进入学龄期后随着年龄增长和病情的改善,部分孤独症谱系障碍儿童对父母、同胞变得友好而有感情,但仍然不同程度地缺乏与他人主动交往的兴趣和行为或交往方式和技巧依然存在问题。

2. 交流障碍　表现为言语发育迟缓或不发育,言语理解能力受损,言语形式及内容异常,语调、语速、节律、重音等异常。言语运用能力受损为孤独症谱系障碍儿童言语交流障碍的主要方面。同时,孤独症谱系障碍儿童还存在点头、摇头及各种手势动作表达想法行为缺失,与人交往时表情缺乏变化等非言语交流障碍。

3. 行为方式异常　表现为兴趣范围狭窄,感兴趣的事物常与众不同,部分患儿可能专注于文字、数字、日期、时间表的推算、地图、绘画、乐器演奏等,并可表现出独特的能力。

4. 行为方式刻板重复　常坚持用同一种方式做事,拒绝日常生活规律或环境的变化。对非生命物的非正常依恋,如瓶、盒、绳等都有可能让患儿爱不释手,随时携带。

5. 感知觉异常　表现为感知觉强度过弱、过强或异常,有的儿童对疼痛刺激反应迟钝,对注射或自残没有反应或反应迟钝。有的对声音、光线特别敏感或迟钝。

6. 智力和认知缺陷　大部分的孤独症谱系障碍儿童智力落后。部分孤独症患儿在普遍智力低下的同时可具有某方面的特殊能力。

(四)常见共患病

孤独症谱系障碍儿童常合并精神心理、神经发育、躯体或遗传等疾病,其发生率约为正常儿童的数倍。其中,注意缺陷多动障碍(attention deficit and hyperactive disorder, ADHD)和智力障碍不仅是孤独症谱系障碍儿童的共患病,还是孤独症谱系障碍儿童的患病高危因素;睡眠方面,年幼儿更易出现睡眠阻力增大、睡前焦虑、夜间易醒及异态睡眠问题,年长儿则易表现为失眠症状;胃肠道问题、进食/喂养问题在孤独症谱系障碍儿童中高发,易造成儿童营养问题;癫痫发作在孤独症谱系障碍儿童中较常见,其高峰年龄段为婴幼儿期和青春期。

三、康复治疗

孤独症仍无根治的疗法,目前主要是依据学习原理和儿童发育原则,建立教育矫治的策略,在家长积极参与下,教育患儿学习适当的行为及消除不适当的行为。一般而言,药物治疗仅担任辅助性的角色。

(一)特殊教育和强化训练

特殊教育治疗是目前世界各国公认的孤独症的主要治疗方法之一。教育的目标重点以生活技能训练、语言训练、交往能力训练为主,使患儿掌握基本生活技能、语言技能、学习技能和有用的社交技能,其中注视和注意力的训练是最基本和最重要的,要尽早进行。特殊教育和强化训练由家长、儿科医生、心理医生、特殊教育老师、行为治疗师和言语治疗师共同完成,但应该以家庭为中心开展训练。

(二)行为治疗

治疗重点应放在促进孤独症儿童的社会化和语言发育上,尽量减少那些干扰儿童功能和与学习不协调的病态行为,如刻板、自伤、侵犯性行为。一般采用在高度结构化的环境中进行特殊行为矫正。动画交流训练的方法,主要通过各种变换的图片与儿童交流。对儿童进行干预训练,包括声音、姿势、模仿等,从利用简单的图标到组成句子,促使儿童建立和改善社交方式。

(三)感觉统合治疗

感觉统合理论(sensory integrative theory)涉及脑功能发展,学习与学习障碍和治疗三部分。感觉统合治疗方法对孤独症儿童的动作协调性、注意力、情绪的稳定及触觉过分防御行为方面有改善。在语言词汇量和表达能力、与人交流方面也有不同程度的改进。

(四)药物治疗

目前药物治疗尚无法改变孤独症的病程,用药目的在于从某种程度上控制或改善某些行为症状,如减轻冲动、多动、破坏性行为,以便为教育训练提供条件。使用的药物有抗精神病药、中枢神经兴奋剂、抗组织胺类药、抗抑郁药、锂盐和维生素等,但疗效尚无定论。

四、康复护理策略

（一）康复评定

孤独症谱系障碍评定应包括询问病史、一般情况评定、专科评定、心理及社会评定、安全评定、常见共患病评定六个方面。

1. 一般情况评定

（1）询问病史：①详细了解患儿的生长发育过程，包括运动、言语、认知能力等的发育。②有无家族史或家族倾向。③孕产史，母孕期及围生期生物学因素和免疫因素影响等。④发病史及既往治疗史。

（2）评定儿童意识状态、生命体征、行为观察（包括语言能力、社交沟通行为、刻板行为、感知觉异常、自伤、共患病及其他问题行为等）、营养状况、胃肠道功能、睡眠行为评定等内容。

2. 专科评定

（1）康复护理相关专科评定：康复护理相关专科评定是指导实施康复护理措施的基础性评定，儿童康复护理工作者应对孤独症谱系障碍儿童相关专科评定有所掌握。

1）发育评定：Gesell 发育量表（GDS），贝利婴幼儿发展量表（BSID），丹佛发育筛查测验（DDST）等。

2）行为评定：孤独症行为量表（ABC），儿童期孤独症评定量表（CARS）等。

3）言语功能评定：语言发育迟缓检查法（S-S 法），图片词汇测试（PPVT）等。

4）智力评定：韦氏幼儿智力量表（WPPSI），韦氏儿童智力量表（WISC）等。

5）适应性行为能力评定：婴儿 - 初中生社会生活能力评定等。

（2）ICF-CY 框架下的康复护理专科评定

1）《国际功能、残疾和健康分类》（儿童和青少年版，ICF-CY）：以更广泛的类目编码描述儿童和青少年的功能和健康状况以及与其相关的环境因素，康复护理常用推荐项目46 个。

2）身体结构和功能评定包括步行动作和躯体控制能力评定。

3）活动和参与情况评定包括个人卫生动作、进食动作、更衣动作、排便动作、器具使用评定。

4）活动和参与情况评定：①认知交流。②认知理解。③游戏能力。

5）安全评定：①环境安全评定，0 ~ 6 岁儿童家庭养育环境量表（CHNEQ）等。②高风险因素评定。③住院儿童高风险筛选量表（HDFS）等。

3. 心理社会评定 针对不同年龄组进行心理、社会认知量表选择。

（二）康复护理策略

孤独症谱系障碍儿童康复护理总体原则应包括早期原则、科学原则、个性化原则、系统原则、家庭化原则、综合原则。以儿童的兴趣和活动为目标，进行技能分解，循序渐进，直到儿童学会并固定下来。短期目标一般设定为 4 ~ 8 周，长期目标一般设定为 3 ~ 6 个月或更长时间。

1. 不同恢复阶段康复护理策略

（1）恢复早期康复护理策略：此期儿童社会交往能力、交流能力、行为方式问题较重，康复护理应从儿童沟通能力、模仿能力及游戏护理等方面介入，以沟通融入性的方法入手,尤其强调家长的参与。常用康复护理策略包括地板时光、人际关系发展干预、文化游戏介入、Denver模式。通过早期康复护理干预,建立良好的护士与患儿关系,加强亲子间沟通。

（2）恢复中期康复护理策略:此期儿童各项能力有所提升,与护士及家长有了一定的沟通,并且护士与儿童家长建立了良好的关系,此时的康复护理应指导家长了解应用行为分析法、回合式教学法、图片交流系统、结构化教学法等基本内容为主,并针对儿童评定结果进行常用康复护理技术的指导。全面进行儿童的生活自理能力训练、语言能力训练、人际交往能力训练、行为矫正训练等,并与儿童生活相结合。

（3）恢复末期康复护理策略:此期儿童应以社会融合为主,强调集体性活动的参与。各阶段的康复护理方法侧重点不同,但没有严格的界限,应联合应用。

2. 不同临床表现下的康复护理策略

（1）社会交往障碍:熟悉儿童社会交往的主要形式,如眼神注视、表情互动、动作指示、语言四种主要形式。在各类康复护理活动中,保证总是和儿童处在快乐、面对面、密集、你来我往的互动中。同时强调社交动机,使用社交能力训练,可进行对视训练、面部表情训练、共享注意训练、模仿训练、用手与人交流训练、拥抱训练、游戏训练、轮流等待等。也可使用地板时光、交互模仿训练（RIT）、社交故事等方法。

社交活动和社交游戏:在初级阶段采用需求的延迟满足、突然出现的声响、意外的停顿等生理性或功能性的社交游戏活动;在中级阶段则要求通过合作性游戏、轮流性游戏、分享性游戏、竞争和对抗性游戏等功利性社交游戏活动;高级阶段则要在中级阶段的游戏和活动的基础上,要求体验社交互动中的快乐和痛苦、胜利和失败、得意和沮丧、羡慕和妒忌等非功利性社交游戏活动。

（2）语言沟通障碍:孤独症语言障碍一般经历无口语期、仿说期、不善交流期三个符合语言发育年龄的时期。借助康复护理教具（录音设备、计算机辅助语言系统、早期语言评定训练系统、沟通训练软件、孤独与多动症训练系统等,根据语言发育的水平,不要超出患儿能力进行个体化、实用性交流。保持患儿对训练任务的注意力,观察其反应。

1）无口语期主要干预:语言相关能力的训练、发音训练,通过视觉和听觉让儿童知道发音可得到反馈;进行诱导发音训练,发音训练形式包括主动发音训练和被动发音训练。以任务导向为主,早期指令使用内容简单的短句,避免使用复杂的长句及双关语。

2）仿说期主要干预:听声音、听理解、恰当的指示,让儿童学会简单语句表达。可以从叠音开始,设定特定的环境使用特定的语言。

3）不善交流期:强调"有需求 - 说话表达 - 满足需求"的行为模式,设置要说话的情景,激发儿童的需求。鼓励儿童参加互动性游戏,在情景中提高语言交流能力。

（3）行为方式异常:以行为疗法为基本手段,对儿童的不同行为分别采用正性强化、负性强化、消退、渐隐、惩罚等技术,从而促进良好行为、适应性行为,减少和消除不良行为及非适应行为。应注意的是,处罚策略杜绝体罚。

推荐进行关键反应训练（PRT）。孤独症谱系障碍儿童关键技能主要包括学习动力、注意力、自我控制能力和语言行为的主动性,在上述技能领域中获得的进步可能泛化或影响其他领域的技能和行为。

（4）感知觉异常：利用儿童发育过程中神经系统的可塑性，通过听觉、视觉、基础感觉、平衡、空间知觉等方面的训练，使儿童能够统合这些感觉，并能做出适应性反应。

（5）智力和认知缺陷

1）0~3岁：此年龄段儿童对生活中常见的物品能够进行辨别，护理干预方法包括借助图形、数字、符号及文字等材料，实施唱数法、点数法等，实现认识物品、区分相同或不同的物品、物品归类等。动作模仿控制训练有助于深化对社会认知的加工机制和发展模式的理解，护理人员对于常见的动作进行演示，实现动作模仿。

2）3~6岁：此年龄段儿童应增进感知觉反应能力，护理干预方法包括培养儿童的感知范围、感知内容的能力，如寻找刺激物、辨别刺激物方向、使用外部感觉分辨事物及属性等；丰富生活常识、丰富自然常识、丰富简单的数学常识等，如认识身体部位、室内用品、植物、时间、动物习性、方位、数概念等；能够在有混淆刺激存在的情况下，对物品进行配对。

3）6~12岁：此年龄段儿童应重点提升其社会技能训练与社会认知水平，护理干预方法包括社交游戏法、父母参与法、社会故事法、虚拟现实法、同伴介入法、录像示范法、认知行为法、助学伙伴策略、应用辅助沟通系统、计算机辅助策略、类人机器人交流等。引导儿童融入周围环境、适应学校环境、正确使用社区设施、培养个人爱好和自我休闲活动等。如能用待客用具招待客人，遵守交通规则，会选择商店、商品，喜欢听音乐，会在假日购物、拜访朋友、游戏等。

（6）沐浴、穿着、进食、如厕：ADL缺陷主要集中在进餐、更衣、清洁卫生和如厕四方面。主要训练方法包括整个任务呈现法、顺向链锁法、逆向链锁法及塑形法等。能力较强、年龄较大的儿童，可用整个任务呈现法；能力较弱、年龄较小的儿童，可用顺向链锁法和逆向连锁法，其中逆向连锁法更易学习。

3. 心理护理策略　家长是孤独症儿童康复的第一资源，其常见心理问题包括焦虑、抑郁、自我效能低下、幸福感降低、亲职压力高、心理弹性水平低等。

（1）心理康复评定常用量表

1）焦虑：焦虑自评量表（SAS）；广泛性焦虑量表（GAD-7）；症状自评量表（SCL-90）。

2）抑郁：抑郁自评量表（SDS）；患者健康问卷抑郁症状群量表（PHQ-9）；症状自评量表（SCL-90）；心理健康调查表（MHI-38）。

3）自我效能低下：一般自我效能感问卷（GSES）；特质应对方式问卷（TCSQ）。

4）幸福感降低：Campbell幸福感指数量表；心理健康调查表（MHI-38）。

5）亲职压力高：家长压力量表（PSI）；亲职压力指标简表（PPSI-SF）。

6）心理弹性水平低：心理弹性问卷（CD-RISC）；心理健康调查表（MHI-38）。

（2）孤独症谱系障碍儿童家长心理康复护理

1）一般性心理护理：良好的护患关系是一般性心理护理的基础，包括入院时热情接待，介绍病室环境，创造良好的治疗、护理和康复环境，进行健康教育指导。

2）支持性心理护理：推荐采用以下形式。①孤独症康复专业知识宣教；②家长座谈会、工休座谈会、家长课堂专题讲座及影片赏析等方式提供交流和支持平台；③组建家长陪伴支持小组；④设立活动辅助疏导室；⑤协调寻求社会支持系统普及孤独症家庭的经济补贴政策，促进增设特殊教育学校，寻求普通学校教育的融合。

3）技术性心理护理：针对家长的异常心理，运用心理学的原理和手段，如精神分析、改变认知和行为矫正等,调适家长的心理。若心理异常较严重,可与心理医生一起给予其心理干预。

(三)常见并发症预防与处理

1. 自伤行为 社会技能、认知活动和交流能力发育的迟缓导致孤独症谱系障碍儿童使用自伤行为等方式来补偿外界刺激缺乏。因此,增强儿童各项能力,多感觉刺激的输入可减少自伤行为的发生。当自伤行为发生时,应立即将儿童安置在安静的环境中,给予适当的指导,转移儿童注意力,安抚儿童情绪。

2. 癫痫的预防与处理 避免劳累和刺激、规律用药是预防癫痫发生的首选方法。当癫痫发生时,立即采用安全措施,发作期儿童平卧,头偏向一侧,防止咬伤等伤害发生,癫痫发作间歇期,应针对儿童心理问题进行处理,为家长进行正确的疾病相关知识讲解,使其配合相关护理工作。

(四)健康教育及随访

1. 健康教育

(1)环境指导:指导家长为儿童提供安全、整洁的居室及活动场所,室内严禁存放危险物品。

(2)家长角色指导:家长要承担起教育者的重担,对于儿童来说,家长有医生、护士、老师、父母四大角色。这就要求家长耐心、细致地了解儿童的病症,培养儿童的基本生活能力,安排好儿童的饮食起居,关注儿童每一点细微的进步。在家里尽可能保持有规律的日常生活;保持教育方法的一致性;及时奖励规范行为;留意端倪,努力使不规范行为在发生之前化解;要扬长避短,尽展其长;要培养个人的兴趣、爱好。

(3)家庭支持指导:家庭成员不仅要及时交流有效的教育方法,更重要的是分享感情,如果大家能够宽容相待,分享感情,就能一起克服困难。团结、温馨、和睦的家庭会给孤独症谱系障碍儿童带来健康和快乐。

(4)家长心理指导:以家庭为中心的早期康复护理教育是孤独症谱系障碍儿童首选方案,父母及家庭在治疗过程中始终起着至关重要的作用,父母的心理状况对儿童的康复有直接影响。

(5)安全指导:孤独症谱系障碍儿童跌倒/坠床、烫伤、交通伤、外部伤害、刀割伤、锐器伤、碰伤、中毒、误食、骨折、触电、走失和自伤等发生率较高,特别是跌倒/坠床、外部伤害、碰伤、走失和自伤,故应指导家长针对以上方面进行防护。

(6)感染控制:患儿因饮食/营养、胃肠道问题导致机体抵抗能力差,指导家长对儿童居住环境保持干净、整洁、定时通风。对住院儿童,应加强感染控制防护,防止医院感染的发生;对居家环境下儿童加强季节性传染病预防,高发季节应减少到人员密集场合次数。

(7)预后指导:孤独症谱系障碍预后与病情、婴幼儿时期语言发育状况、智商高低及干预状况相关性高。大约2/3预后较差,家庭和儿童互相适应是长期而艰巨的任务。

2. 定期随访 孤独症谱系障碍儿童出院后应定时进行线下家庭随访及线上回访(电话、微信、QQ等)。护理人员要将训练方法、注意事项教给家长,使家长能够独立操作,对儿童进行长期不懈的康复护理。线下家庭随访应每3个月内进行1次,以儿童日常生活活动能力、家庭设施改善、社区环境与社区卫生机构联系等为随访主要内容,线上回访应每周联系1次,每次30min。指导进行环境改造。

（1）家庭环境：家庭环境改造应包括物理环境和情感环境两方面，家庭物理环境的改造应服从儿童在医疗机构中所学到的生活技巧内容的泛化要求，家长需全程参与家庭延伸护理指导。家庭情感环境应在家庭亲密度、情感表达、知识性、娱乐性等多方面进行改造。

（2）社会支持：从宏观和微观上加强社会支持。①宏观角度，各级政府应加强制定与孤独症谱系障碍儿童、父母相关的保护性政策、法规建设，并加大经济投入，建立公立的康复中心，助贫助难，使儿童家庭能够减轻部分经济压力，能拥有更多权益，以此来提高家长的社会群体归属感。②微观方面，媒体、社会组织及个人应该主动关注这一特殊群体，了解他们真正所需要的，给予更多的关爱和帮助，更好地实现资源合理应用。

五、常用康复护理技术

目前国际上使用的治疗性干预方案较多，护理人员可融合多种康复技术，与医生、治疗师、教师形成多学科团队协助模式，将各种康复护理技术融入家庭及社会活动中。

（一）ADL 康复护理技术

ADL 康复护理技术是孤独症谱系障碍儿童融入社会的第一步，强调目标分解及顺序呈现。适时使用提示及强化，能够使儿童尽快逐步掌握各项生活技能。

根据儿童的智力以及现有的生活技能情况，制定具体明确的训练计划，将每一种需要训练的生活技能分解成若干个小单元的动作，由简单到复杂。并将每个训练计划分解成具体的训练步骤，如穿衣分为披衣、穿袖、系纽扣、翻衣领、整理等几个步骤进行。每天训练标准要根据儿童接受和掌握的程度而定。每次实施后要对儿童接受训练的情况进行记录。在训练过程中，要进行强化，即对每一个小小的进步都要及时给予言语、行动、表情及物质上的奖励。鼓励儿童持续不断地完成每一项训练内容，直到儿童掌握并固定下来。

（二）社会交往康复护理技术

通过人际关系训练，改善儿童的共同注意能力。内容包括：训练注意、模仿动作、姿势性手势性语言的学习和表情动作的理解、提高语言交流能力。推荐使用人际关系发展干预（RDI），其他方法还有地板时光、图片沟通系统、共同注意训练、社会故事法等。

1. 训练注意　使用儿童感兴趣的教材，要求其注意并正视说话人的脸，主动注视其目光，并逐渐延长注视时间，反复多次，并及时给予强化。使儿童在"一对一"情况下，对对方的存在、言语、目光等有所注意。

2. 模仿动作　让儿童进行模仿动作，如广播体操等，使其意识到他人的存在。

3. 姿势性语言的学习和表情动作的理解　帮助儿童学习姿势性语言如点头、摇头等，给患儿做示范，要求其模仿，然后反复训练，直到能理解为止。此后可利用实际动作或镜子训练并给予强化，逐渐减少提示，直到能正确辨别和理解为止。

4. 提高语言交流能力　可利用情景或在儿童提出要求时进行，反复训练使儿童在想满足某种要求时，能用语言表达自己的愿望。进行传话训练，传话开始宜短，之后逐渐延长。

（三）语言发育促进康复护理技术

部分儿童存在语言发育迟缓、构音障碍、言语 - 语言障碍等问题，康复护理应针对此类问题进行促进。如儿童存在构音障碍,可进行松弛训练和发音训练。

(四)认知康复护理技术

孤独症谱系障碍儿童在感知觉、思维、注意力、记忆和学习上均有不同程度的异常,认知康复护理应围绕以上方面进行。

(五)情绪和行为管理康复护理技术

常用的护理干预方法有忽视法、转移注意力法、阳性强化法、阴性强化法、系统脱敏、作业疗法等,步骤由简单到复杂,方法要形象、具体、直观、生动。

1. 情绪行为干预　尽快找出原因,可用忽视法或转移注意力法,也可带儿童离开原环境,待儿童自己平息后要立即给予关心和爱抚,对自动终止行为给予正强化。

2. 攻击行为、自伤行为、破坏行为干预　应立即给予制止,如抓住儿童的手,或给儿童戴上手套或帽子,也可要求儿童学习"把手放在桌上"等行为,以减少自伤行为。增加儿童刺激输入,减少自伤行为的发生。

3. 自我刺激行为、重复刻板行为干预　不要一味迁就,经常在儿童日常生活中有意识地做一些小的变动,培养儿童正常合理的兴趣,积极从事一些建设性的活动。

4. 孤独行为矫正　熟悉儿童的喜好和需求,尽量融入他们的生活。让儿童逐步接受大人的帮助,同时配合言语能力和社会交往能力的训练,提供更多社会融合机会。

(六)辅助器具指导技术

孤独症谱系障碍儿童康复护理过程中,促进实现生活自理,建立与人沟通的有效模式,提高游戏和学习的能力,对有特长的儿童给予专业帮助,使用康复护理辅助器具。常用教具见表5-2-1。

表5-2-1　常用教具

常用教具	配备适用
社交教具	用于改善社交功能干预。配备个体训练及集体教学用桌椅、图卡、玩教具
认知教具	用于改善认知功能干预。配备适用于不同年龄阶段儿童认知水平的康复干预用实物、玩教具、图片书籍、幼儿手工包、带有认知康复干预系统软件的多媒体设备等
游戏教具	应配有音响、多媒体、各种玩具器械、自制游戏用具材料等。地面、墙面需有相应的布置及标识,如立位等待区域、奖励展板等
日常生活自理能力教具	用于改善自理活动、社会活动等方面能力的康复干预。应配备姿势矫正镜,进食、穿衣、如厕、盥洗、家务、出行、通信等方面的康复干预用具及模拟环境区域
感知觉教具	配备PT软垫,爬行类、滑行类、球类等感觉统合训练设施及精细运动康复干预用玩教具等
言语教具	进行相应的语言理解、语言表达等康复护理干预。应配备名词动词等各言语类图卡、分阶段书籍、玩教具、录放音设备及相应的构音训练工具等
行为教具	用于进行行为问题的管理及行为干预。应配备教学用行为桌椅、配套图卡、书籍、表格、玩教具、小型多媒体设备等相应干预室的康复干预用材料。可用于开展结构化教学、主题式活动、融合式教育课程等,所需综合设备应根据具体开设课程进行配备。场地可交叉使用,但应有明确标志及特征性场景布置

（七）游戏康复护理技术

通过游戏激发儿童兴趣，有利于发展儿童感觉、知觉、观察力、注意力、记忆力及创造思维能力。游戏中，需要遵守规则。

0～1岁：探索自己身体部位；用手触、碰、挤、拍、敲、打等动作玩耍；利用敲击等动作弄出声响；模仿成人的简单动作；探索玩具的操作方式。

1～2岁：参与简单并与人沟通的游戏；与成人玩简单的轮流作转的游戏；适当地玩简单玩具，并运用玩具配件；利用仿实物玩具模仿简单的生活动作游戏。

2～3岁：多为平行游戏，可与1名伙伴进行简单的合作游戏；简单的象征性游戏，模仿成人做家务游戏；喜欢踢球、跑、涂鸦等游戏活动。

3～4岁：进行简单的角色假扮游戏，可扮演生活中常见角色；与3～4名伙伴进行较复杂的合作游戏；在成人口头提示下遵守简单的游戏规则。

4～5岁：与其他伙伴进行较复杂的角色扮演游戏，可扮演故事中或虚构的角色，有分工与合作；常将学习、劳动任务当作游戏来完成；可进行竞赛类游戏。

5～6岁：在假想游戏中表现解决问题的能力；按游戏规则接受胜负结果；在无监督下玩较复杂的桌上和地下游戏。

（八）延伸康复护理技术

1. 延伸护理　制订出院计划、转诊，在患儿回归家庭或社区后持续随访与指导。利用信息化工具，通过信函、电话、家庭随访等方式进行延伸式、开放式健康教育。

2. 医教融合　教育融合理念立足于医教教学状况和学龄期儿童的身心特点，开展教育康复研究，构建教学评定、教育环境、教育安置、课程设置、课程类型等多重融合的校本模式。

3. 社会融合

（1）社会融合教育：核心目标是通过家庭融合、社区融合、幼儿园融合、学校融合的教育过程，重点改善孤独症谱系障碍儿童的社会功能，提高其社会适应能力。推荐进行学校中的随班就读，家庭生活、医疗环境中的融合教育，社区活动中的融合教育。

（2）社会融合教育的康复护理内容：康复护士围绕改善孤独症谱系障碍儿童社会功能这个核心目标构建丰富的康复护理内容，包括生活自理能力康复护理干预、认知能力康复护理干预、自我意识教育、语言应用康复护理干预、社会交往康复护理干预、行为规范培养等。

（李　洁　历　虹　王金凤　吕复莉　王雪芳）

参 考 文 献

［1］郑彩娥，李秀云．实用康复护理学［M］．北京：人民卫生出版社，2018．

［2］崔勇，徐冬梅．精神障碍康复与护理［M］．北京：中国医药科技出版社，2018．

［3］邓明昱，劳世艳．自闭症谱系障碍的临床研究新进展（DSM-5新标准）［J］．中国健康心理学杂志，2016，24（4）：481-490．

［4］Howes OD，Rogdaki M，Findon JL，et al.Autism spectrum disorder：Consensus guidelineson assessment treatment and research from the British Association for Psychopharmacology［J］.J Psychopharmacol，2018，32（1）：3-29．

［5］李晓捷，儿童康复学［M］.北京：人民卫生出版社，2018.

［6］张桂香，朱萍，蔡盈 .图片交换沟通系统护理对孤独症儿童沟通能力的影响［J］.实用临床医学杂志，2018，22（16）：98-101.

［7］Bishop-Fitzpatrick L，Mazefsky CA，Eack SM，et al.Correlates of social functioning in autism spectrum disorder：the role of social cognition［J］.Res Autism Spectr Disord，2017，35：25-34.

［8］中国残疾人康复协会 .孤独症儿童康复服务机构建设管理指导手册［M］.北京：华夏出版社，2018.

第六章

老年疾病康复护理指南

中国人口老龄化迅速,老年人口平均每年增长 3%。老年人慢性病多,残疾率高,据有关统计,在 65 岁以上的老年人中有 40%~50% 存在不同程度的功能障碍或活动受限,85 岁以上的这一比例则高达 80%。解决病(伤)而不残、残而不废,提高老年人的生活质量是目前康复医学的主要任务之一。康复护理是康复医学领域中的一部分,是除治疗护理手段外,采用与日常生活活动密切相关的运动治疗、作业治疗方法,帮助老年人自理生活的护理方法。

第一节　老年人跌倒康复护理指南

一、概述

近年来,我国人口结构老年化趋势已日益显现。跌倒是老年人损伤和死亡的重要原因之一,是老年人最常见的问题。实施"健康中国"战略,积极应对人口老龄化,加快老龄事业和产业发展,是国家完善国民健康的政策。

(一)宗旨

提高老年人的生活质量,加强对老年人的安全管理,是康复护理工作者主要职责之一。为进一步规范老年人跌倒预防的康复护理,本指南总结了近几年国内外相关共识与最新研究,就老年人跌倒的定义与伤害分级、流行病学、跌倒的危险因素等相关内容;老年人跌倒的康复护理评定与预防跌倒的综合康复护理干预策略,跌倒后的应对措施及跌倒预防的康复护理技术等方面给出相应的建议。

(二)目标

制定《老年人跌倒康复护理指南》旨在进一步规范我国老年人预防跌倒的康复护理,为各层级护理人员提供专业借鉴、参考与指南,以期减少及预防老年人的跌倒,减轻老年人因跌倒造成的身心伤害和经济负担。

二、基础知识

(一)定义

跌倒是指因某些风险因素导致个体突发的、无意识的改变体位,身体失去平衡,跌落在地上或者更低的平面上。按照国际疾病分类(ICD-10),跌倒包括从一个平面至另一个平面的跌落和同一平面的跌倒两类。

(二)危险因素

1. 内在危险因素　内在危险因素体现了老年人跌倒的易感性,包括老年人退行性变的生理因素、病理因素、药物因素、心理因素等。

（1）生理因素：随着年龄的增长，老年人的生理功能减退造成步态稳定性下降和平衡功能受损是引发跌倒的主要原因，老年人听、视、触、前庭及本体感觉系统、骨骼肌肉和中枢神经系统退化使跌倒的危险性增加。

（2）病理因素：病理因素使老年人跌倒的风险增加，而患有多种慢性疾病者发生跌倒的危险性更高。尤其是阿尔茨海默病患者或精神病者。某些循环系统、呼吸系统、神经系统、泌尿生殖系统、运动系统、分泌与代谢系统或眼科方面的疾病也是危险因素。

（3）药物因素：是否服药、药物的剂量以及复方药都可能引起跌倒。如精神类、抗高血压类、降糖类等药物可以影响人的神智、精神、视觉、步态、平衡等方面而引起跌倒。

（4）心理因素：沮丧、焦虑可能会削弱老年人的注意力，导致对周边环境危险因素的感知力减弱，反应能力下降，增加跌倒的机会。跌倒可反复发生，既往跌倒使行动受到限制，影响步态与平衡能力而大大增加跌倒发生的风险。

2. 外在危险因素

（1）环境因素：室内照明不足，不合适的家具高度和摆放位置，日常用品摆放不当，光滑的室内地面，卫生间没有扶拦、把手、湿滑等都可能增加跌倒的危险。室外环境中的路面不平、灯光昏暗、路面湿滑、雨雪天气、拥挤等都可能引起老年人跌倒。不合适的鞋子和行走辅助工具的使用也会使跌倒的危险性增加。

（2）社会因素：室外环境的安全设计与管理，是否独居以及与社会的交往和联系程度，老年人的教育、收入与医疗保健水平都会影响居家老年人跌倒的发生率。

（三）分级

跌倒伤害指个体跌倒后造成不同程度的伤害甚至死亡。其对个体造成的影响，根据美国护理质量指标国家数据库（National Database of Quality Indicators，NDNQI）做出的分级定义。①无：没有伤害。②严重度1级（轻度）：不需或只需稍微治疗与观察的伤害程度，如擦伤、挫伤、不需缝合的皮肤小撕裂伤等。③严重度2级（中度）：需要冰敷、包扎、缝合或夹板等医疗或护理处置与观察的伤害程度，如扭伤、大或深的撕裂伤、皮肤撕破或小挫伤等。④严重度3级（重度）：需要医疗处置及会诊的伤害程度，如骨折、意识丧失、精神或身体状态改变等。⑤死亡：因跌倒产生的持续性损伤而导致死亡。

三、康复治疗

1. 运动疗法 运动疗法是一种应用人体生物力学活动的治疗方法。运动可以使全身供氧增加，心肌应激增加，平衡功能提高。运动疗法最终的目标是帮助患者建立正常或接近正常的生理功能。常用的运动疗法包括有氧训练、增强肌力的方法、改善关节活动范围和增强耐力等。

（1）根据患者训练方式分为：主动运动疗法和被动运动疗法。

（2）临床多用肌力练习、关节活动度练习、有氧训练及其他如放松训练、牵张训练、呼吸训练、平衡训练、协调训练等，预防老年人跌倒。

（3）运动疗法掌握的原则：因人而异，量力而行；因时而异，四季有别；因地制宜，就地取材；循序渐进，规律持久。

2. 假肢和矫形器 某些老人需要借助假肢来补偿功能的不足，或靠某些支具或辅助器具来弥补其生活能力的不足。肢体的缺陷需要电子、机械等材料和工艺设计制作假肢、矫形支具、导盲杖等各种特殊辅助具、轮椅等，并进行专门的训练、使其正确应用。

3. 助行器　常见的助行器分为功能型和固定型两种。

（1）功能型助行器：如手杖、拐杖、步行器等。

（2）固定型助行器：如轮椅分为普通轮椅、特型轮椅、电动轮椅，平衡训练仪等。主要适用于不能用下肢行走的患者。

4. 针对老人易跌倒的特点宜在改变体位时较缓慢地注意平衡练习和各关节柔软性练习、增强下肢肌力练习和行走等有氧运动练习等。这些练习还可提高心肺功能。

四、康复护理策略

（一）康复护理评定

1. 跌倒风险筛查　首先进行初步筛查，采用以下简易问题：

（1）在过去的 1 年里是否发生 2 次及以上的跌倒。

（2）是否有步行或平衡困难。

（3）是否存在明显的跌倒因素。如有一项回答为是，则对老年人进行多因素跌倒风险评定。若回答全部为否，再询问其过去 1 年里是否发生过 1 次跌倒，若发生过跌倒，则应进行步态和平衡能力测试。

2. 跌倒多因素风险评定　①多因素跌倒风险评定包括病史评定、体格检查、功能评定和环境评定。病史是老年人跌倒风险的重要部分，详细评定老年人的跌倒史、药物史、疾病史相关危险因素，特别是多重用药、精神类药物用药情况，从而全面了解老年人的身体状态。②体格检查包括运用影像学方法进行的中枢神经与周围神经功能检查、肌肉骨骼系统检查、心血管系统检查及视觉系统检查，特别是不要忽视老年人足部的检查。③功能评定主要包括肌力、平衡、步态、认知、日常生活活动能力及心理环境评定，评定居家环境、社区环境与住院环境中是否存在不合理的楼梯、扶手、照明或台阶等设计，另外需评定个人穿着衣鞋情况，还需依据患者的实际情况选用合适的评定方法。

（1）家庭危险因素评定工具（home fall hazards assessments，HFHA），用于评定环境中的危险因素。

（2）计时起立行走测试（timed up and go test），用于评定平衡功能（嘱测试对象从坐位起立，向前行走 1m，从起立行走开始计时，界定时间为 13.5s，该测试的敏感性为 30%～89%，特异性为 56%～100%。

（3）平衡试验（the Berg balance scale），不同于其他活动和平衡功能测试，其敏感性和特异性优于定向行走和计时起立行走测试，其中最有效的筛查风险条目是"从地板上捡拾物品"。此外，姿势稳定性评定也可用于测试是否有跌倒风险。

（4）平衡功能评定通常采用三种方法。①观察法：观察能否在坐位、站位及活动时保持平衡，此方法应用简单，可用于粗略筛选。②量表法：主要采用 Berg 平衡量表。③平衡测试仪：包括静态平衡测试和动态平衡测试。

（5）居家跌倒风险筛查量表（home falls and accidents screening tool，HOME FAST），由 Mackenzie 等 2000 年研制，用于社区老年人居家跌倒风险的评定。该量表采用 2 级评分法，各条目分值 0～1 分，总分范围 0～25 分，得分越低表示居家跌倒风险越大。

（6）住院患者跌倒风险评定工具，包括 Morse 评定量表，老年住院患者托马斯跌倒风险评定工具（St.Thomas risk assessment tool in falling elderly inpatients，STRATIFY）（由英国学

者 Oliver 于 1997 年设计发表）；Hendrieh Ⅱ 跌倒风险评定模型（Hendrich Ⅱ fall risk model, HFRM）（由美国学者于 1995 年注册专利）。

（二）康复护理策略

1. 跌倒知识健康指导　指导患者将常用物品置放于患者易于拿取的范围内，排除环境障碍物，知晓所服药品作用及注意事项，正确执行起床"三步曲"，即：醒后不要马上起床，平躺 30s 待大脑清醒，坐起 30s，站立 30s 无眩晕身体感觉稳定后再行走。如出现头晕、下肢无力，立即就地坐下或立即卧床。如厕时有人陪同协助，防止跌倒。糖尿病史者，要携带饼干或糖块等，以防头晕跌倒。

2. 选择合适的衣物　包括穿着合适的衣服、鞋子，选择适当的辅助工具，保持健康乐观的心理状态。切勿赤脚，着硬底鞋，慎穿拖鞋，建议老年人穿合适、防滑的平底鞋，如足部有问题需及时诊治。

3. 调整生活方式　老年人转身、转头、转换体位时动作一定要慢，放慢起身、下床的速度，走路保持步态平稳，尽量慢走；使用交通工具时，应等车辆停稳后再上下；避免走过陡的楼梯或台阶；避免携带沉重物品；避免去人多及湿滑的地方；如厕时尽可能使用扶手，避免睡前饮水过多以致夜间多次起床，晚上床旁尽量放置小便器；避免登高取物；避免在他人看不到的地方独自活动，卫生间如厕不要拴住门锁。

4. 规律的体育锻炼　要使运动锻炼成为每天生活的一部分。参加运动前应进行健康和体质评定。以后定期进行医学检查和随访。运动锻炼可以体现在每日生活的各种体力活动中。

（1）运动量应以体能和健康状态为基础，避免剧烈运动与长时间运动，量力而行，循序渐进，根据身体情况科学选择卧位、坐位、原地或移动锻炼。

（2）每次锻炼前后有轻柔活动热身和放松，提倡有组织的集体运动锻炼，运动时间于下午和傍晚为宜。适合老年人的运动包括太极拳、散步、八段锦、跳舞等。运动要适度，循序渐进，持之以恒。

5. 合理用药与饮食　老年人跌倒是多因素交互的结果，药物可引起其意识、精神、视觉、步态、平衡等方面出现异常而导致跌倒。可能引起跌倒的药物主要包括作用于中枢神经系统的药物、心血管类药物、降糖药等。另外，多重用药也是引起跌倒的重要原因。由于大多数老年人患有 2 种以上慢性病，常需服用多种药物，很多药物可以影响人的精神、视觉、步态和平衡等。

（1）护理人员对老年人用药进行审慎的评定，做好安全用药指导。

（2）对于有高跌倒风险的社区居家老年人、体内维生素 D 水平低下的老年人、长期居住在养老院和护理机构的老年人应适当补充维生素 D 和钙。

6. 选择适当的辅具　使用长度合适、底部面积较大的助行工具。将拐杖、助行器、轮椅及经常使用的物件等放在触手可及的位置。有视、听及其他感知障碍的老年人应佩戴视力补偿设施、助听器及其他补偿设施。

7. 改善居住环境　对环境进行评定并去除居住和生活环境中的危险因素。

（1）如保持室内灯光明亮，设置无障碍通道、保持地面干燥、减少浴缸的使用改用冲淋，卫生间设置扶手、防滑垫、干湿分开，安装座椅、座厕按照老年人的身高设置适合的高度、边上安装扶手等。

（2）室内的台阶和门槛可设置显目的提醒标识，将室内所有小地毯拿走，或使用双面胶带固定，防止小地毯滑动，尽量避免东西随处摆放，电线要收好或固定在角落，不要将杂物放在经常行走的通道上。

（3）病房内将病床的高度设置为最低位，并固定脚轮的刹车，床头安装壁灯和呼叫信号灯。病房光线明亮，无障碍物。意识不清或躁动不安者，应加床栏，并有家属陪伴。

（三）老年人跌倒后的处理

1. 指导老年人跌倒后的处理

（1）如果是背部先着地，应弯曲双腿，挪动臀部到放有毯子或垫子的椅子或床铺旁，然后使自己较舒适地平躺，盖好毯子，保持体温，如有可能要向他人寻求帮助。

（2）休息片刻，等体力准备充分后，尽力使自己向椅子的方向翻转身体，变成俯卧位。

（3）双手支撑地面，抬起臀部，弯曲膝关节，然后尽力使自己面向椅子跪立，双手扶住椅面。以椅子为支撑，尽力站起来。

（4）休息片刻，部分恢复体力后，打电话寻求帮助——最重要的就是报告自己跌倒了。

2. 老年人跌倒后的现场处理

（1）老年人跌倒有伤害并伴有昏迷时的处理措施

1）有外伤、出血，立即止血、包扎。

2）有呕吐，将头偏向一侧，并清理口、鼻腔呕吐物，保证呼吸道通畅。

3）有抽搐，移至平整软地面或身体下垫软物，防止碰、擦伤，必要时牙间垫较硬物，防止舌咬伤，不要硬掰抽搐的肢体，防止肌肉、骨骼损伤。

4）如呼吸、心跳停止，应立即按照心肺复苏术等急救措施进行紧急救治。

5）如需搬动，保证平稳，尽量平卧。

（2）老年人跌倒有伤害但神志清楚时的处理措施

1）询问老年人跌倒情况及对跌倒过程是否有记忆，如不能记起跌倒过程，可能为晕厥或脑血管意外，应立即护送老年人到医院诊治或拨打急救电话。

2）询问是否有剧烈头痛或口角歪斜、言语不利、手脚无力等提示脑卒中的情况，如有，立即扶起老年人可能加重脑出血或脑缺血，使病情加重，应立即拨打急救电话。

3）有外伤、出血，立即止血、包扎，并护送老年人到医院进一步处理。

4）查看有无肢体疼痛、畸形、关节异常、肢体位置异常等提示骨折情形，如无相关专业知识，不要随便搬动，以免加重病情，应立即拨打急救电话，送医院作进一步检查。

5）查询有无腰、背部疼痛，双腿活动或感觉异常及大小便失禁等提示腰椎损害情形，如无相关专业知识，不要随便搬动，以免加重病情，应立即拨打急救电话。

6）如老年人试图自行站起，可协助老人缓慢起立，坐、卧休息并观察，确认无碍后方可离开。如需搬动，保证平稳，尽量平卧休息。

7）发生跌倒均应在家庭成员陪同下到医院诊治，查找跌倒危险因素，评定跌倒风险，制订防止再次跌倒的防范措施。

（3）老年人跌倒无伤害的处理措施

1）再次评定老年人的生活环境，查找跌倒危险因素，制订防范措施及方案。

2）再次做好跌倒预防的健康教育。

五、老年人跌倒常用康复护理技术

美国老年医学会和英国老年医学会的《老年人跌倒预防临床实践指南》指出，肌力、步态及平衡功能训练可以减少老年人跌倒概率。结合老年个体不同的跌倒风险，鼓励其进行预防性的身体训练。

（一）认知训练与认知行为干预

老年人失去平衡跌倒与认知注意力功能减退直接相关。60岁以后人体的认知能力明显衰退，但可通过学习和锻炼来延缓认知减退的过程。指南推荐的老年人认知功能训练包括：注意力警觉、注意力维持、注意力分配、记忆力、执行功能训练等，且建议老年人一次只做一件事以保持注意力集中。

（二）肌力训练

适宜的力量训练可以缓解老年人的肌肉流失，改善肌肉功能，提高平衡能力，进而对预防和缓解骨质疏松及老年人跌倒有很大作用。

1. 肌力训练　包括有氧耐力训练、等速肌力训练和抗阻肌力训练。训练的主要形式有步行、骑车、慢跑、太极运动等，其中太极拳是目前改善虚弱老年人运动的有效手段。

2. 抗阻训练　是指借助弹力带、渐进增加重量的杠铃，以及各种重量训练器械的设备练习，如举重练习、腿部推举运动、双杠臂屈伸等。

3. 等速训练　可以提供人体单关节的力量训练，并能定量测试关节肌力，根据情况可转介医疗团队借助仪器进行等速训练。

（三）平衡训练

平衡训练主要训练重心维持和重心转移。静态和动态平衡练习可用于改善社区居家老人的平衡功能。平衡练习包括打太极拳、踏步练习、变换步行方向、舞动和接球。如坐、起立、直立、单脚扶墙站立、行走步态、起立和行走、串行和列行步列。同时需进行躯体本体感觉训练、视本体训练、视觉补偿训练及前庭功能训练，可以借助医疗设备进行。太极拳能够改善老年人的平衡功能、柔韧性及关节灵活性，同时能够消除心理疲劳、保持情绪开朗，有效改善抑郁。

（四）步态功能训练

步态是指人行走时所呈现的姿态和动作。步态与平衡的障碍随着年龄的增长而逐渐凸显。步态训练时推荐进行纠正异常步态的训练：

1. 简易步态训练法　嘱患者身体站直，双眼向前看，起步时足尖尽量抬高，先足跟再足尖着地，患者每一步都要按照迈步→停止动作→获得平衡→再迈步的过程进行，如有需要，个别患者脚前方放置高10~15cm的障碍物，以帮助跨越障碍物训练。

2. 在训练过程中，随时纠正患者的不良行走姿态如抬步低、向一边倾斜等，有条件时在场地的两端设镜子，帮助老年人自我纠正。

3. 其他干预措施　可进行跑步机训练、运动治疗、计步器训练、平衡训练、声音反馈、使用辅助设备（如矫形器、拐杖，或散步、精神疾病治疗和心理治疗等），需根据老年个体身体情况酌定选用。长期下肢肌肉阻力训练，能够使参与的中老年人从中受益，明显改善步态功能，提高步幅及行进速度，显著改善跨越障碍能力等。

（盛芝仁　李艳芳）

参 考 文 献

［1］赵丹,谢韬,王艳,等.认知行为干预对社区老年慢性病患者害怕跌倒的影响[J].中国老年学杂志, 2015,35(9):4950-4952.

［2］中国康复医学会老年康复专业委员会.预防老年人跌倒康复综合干预专家共识［J］.老年医学与保健，2017，23（5）：349-352.

［3］中国老年保健医学研究会老龄健康服务与标准化分会.居家（养护）老年人跌倒干预指南［J］.中国老年保健医学杂志，2018，16（3）：32-33.

［4］US Preventive Services Task Force, Grossman DC, Curry SJ, et al.Interventions to prevent falls in community-dwelling older adults［J］.JAMA, 2018, 319（16）：1696-1704.

［5］Ballesteros MF, Webb K, McClure RJ. A review of CDC's Web-based Injury Statistics Query and Reporting System（WISQARS™）：Planning for the future of injury surveillance［J］.J Safety Res, 2017, 61：211-215.

［6］张华芳，冯志仙，邵乐文，等.护理质量敏感性指标的构建［J］.中华护理杂志，2015，50（3）：287-291.

［7］齐士格，王志会，王丽敏，等.2013年中国老年居民跌倒伤害流行状况分析［J］.中华流行病学杂志，2018，39（4）：439-442.

［8］Kim KI, Jung HK, Kim CO, et al.Evidence-based guidelines for fall prevention in Korea［J］. Korean J Intern Med, 2017, 32（1）：199-210.

［9］程云.对老年人跌倒预防及干预相关指南的对比与思考［J］.上海护理，2018，8（10）：5-10.

第二节　老年骨质疏松症康复护理指南

一、概述

随着我国人口老龄化程度的日益加重，老年骨质疏松症已成为严重影响老年人群健康的慢性疾病之一。老年骨质疏松症是原发性骨质疏松症的一种，与年龄有关，65岁以上女性和70岁以上男性人群较多见，与性别无关。2016年，我国60岁以上的老年人骨质疏松症患病率为36%，其中男性为23%，女性为49%，骨质疏松症（osteoporosis，OP）已成为我国面临的重要公共卫生问题。

（一）宗旨

骨质疏松发病率高，并发症多且严重，治疗花费高，给社会和家庭带来了沉重的经济负担。中国康复医学会康复护理专业委员会组织专家编写《老年骨质疏松症康复护理指南》，主要介绍骨质疏松及其并发症相关的临床基础知识和康复护理技能，旨在为老年骨质疏松症的防治提供科学指导。

（二）目标

本指南聚焦老年骨质疏松症，主要内容包括老年骨质疏松症的临床基础、老年骨质疏松症康复护理管理，以及老年骨质疏松症常用的康复护理技术；围绕老年骨质疏松症的定义、病因、临床表现、骨质疏松症及其并发症的康复护理评定和康复护理管理等方面进行阐述，为临床康复护理工作提供理论依据，规范老年骨质疏松症康复护理。

二、基础知识

（一）定义

世界卫生组织（WHO）指出，骨质疏松症是一种以骨量下降、骨组织微结构损坏，导致骨脆性增加、易发生骨折为特征的全身性骨病。骨质疏松症分为原发性骨质疏松症和继发性骨质疏松症两大类。

（二）病因

老年骨质疏松症的病理特征是骨矿含量下降,骨微细结构破坏,表现为骨小梁变细、骨小梁数量减少、骨小梁间隙增宽。其发病因素和发病机制是多方面的,增龄造成的器官功能减退是主要因素。除内分泌因素外,多种细胞因子也影响骨代谢,降低成骨活性。钙和维生素 D 的摄入不足,皮肤中维生素 D,原向维生素 D 的转化不足,肾功减退,维生素 D 的羟化不足。骨髓间充质干细胞成骨分化能力下降。肌肉衰退,对骨骼的应力刺激减少,对骨代谢调节障碍。凡此种种,都影响骨代谢,使成骨不足,破骨有余,骨丢失,骨结构损害,形成骨质疏松。

（三）临床主要症状

疼痛、身体缩短、脊柱变形、骨折是骨质疏松症常见症状,轻症患者常无任何临床表现。

1. 疼痛 疼痛是骨质疏松症最常见、最主要的症状,包括肌肉疼痛和骨痛。以酸痛、胀痛、钝痛、深部痛为主。当出现骨折时可引起急性剧痛。以腰背部疼痛最多见,疼痛范围是以脊柱为中心向两侧扩散,体位改变可减轻或加重疼痛。仰卧或短时的坐位可以减轻疼痛,久坐、久立、久卧、扭转身体、前屈和后伸时会加重疼痛。其他部位也可出现疼痛,如骨盆、臀部、骶尾部、膝踝部、足跖等部位的疼痛或顽固性的足跟痛,较重的患者可出现全身疼痛。

2. 身材缩短、脊柱变形 身材缩短与脊柱变形(以驼背为主)是原发性骨质疏松症最常见的体征。发生骨质疏松症时,椎体骨小梁首先遭到破坏,骨小梁数量、形态、结构的病理改变使骨强度明显下降,在反复负荷的作用下而出现细微骨折致椎体压缩。

3. 骨折 骨量丢失 20% 以上易发生骨折,老年性骨质疏松的骨折通常发生在椎体和髋部。骨折在骨质疏松症中不仅常见,有时甚至是骨质疏松症患者的首诊原因。骨的重建和修复失去代偿和平衡,使骨强度下降,脆性增加,这是骨折的病理基础,也是骨质疏松症患者容易发生骨折的内在因素。摔倒则是骨质疏松症骨折的主要外部因素。

三、康复治疗

康复治疗对骨质疏松症的治疗作用在于发挥肌肉质量对骨质代谢所起的调节促进作用;纠正这类患者常见的驼背畸形;通过康复治疗,防止或减少由于肌力不足而导致的跌倒;对已经发生的骨折进行及时的康复治疗;改善症状,增强全身体力,提高生活质量等。

（一）药物治疗

1. 钙制剂 如果饮食摄入钙量不足,可补充钙剂。中国营养学会推荐成人每日钙摄入量为 800mg,绝经后女性和老人可增至 1 000mg。目前临床常用的药物种类繁多,主要有骨吸收抑制剂、雷诺昔芬、鲑鱼降钙素。

2. 维生素 D 维生素 D 不足在我国普遍存在,口服维生素 D 作为一种补充疗法,常需较长时间应用。

（二）物理治疗

1. 日光浴 太阳中含有大量的中、长波紫外线,其穿透深度为 0.1～1mm,可以达到表皮深层、毛细血管、神经末梢和部分真皮毛细血管层。

2. 紫外线照射法 紫外线照射治疗骨质疏松症是一种病因治疗,贵在长期坚持,治疗不但有利于骨密度增加,同时也可缓解骨质疏松症的疼痛症状。

3. 物理因子治疗 磁疗、高频、蜡疗、水疗。具有较好的止痛效果。

（三）运动疗法

运动疗法是骨质疏松症一项主要的预防和治疗措施，能增强肌肉力量，预防骨量丢失。运动时可引起体内激素分泌改变，可促进物质和能量代谢，同时骨钙的代谢同样也受运动的影响。

1. 增强肌力练习　提高肌肉质量的最佳康复治疗方法为增强骨力练习。

2. 纠正畸形的练习　骨质疏松症患者常出现驼背畸形，可以做背伸肌肌力练习，以增强背伸肌对脊椎的保护并分散脊椎所承受过多的应力，而且可以牵伸挛缩，缓解部分症状。在日常生活中注意保持正确的姿势，对疼痛明显者应适当止痛。

3. 骨折的康复治疗　对于脊椎骨折的患者首先应卧床休息并给予必要的止痛药物，卧床休息 2 周后做翻身和背肌增强练习。骨折愈合后即可进行腕屈伸和前臂旋转活动练习，1～2 周后增加腕掌支撑练习。

（四）支具、矫形器技术

骨质疏松最常出现的问题是骨折，因此在治疗中应用康复工程原理，为患者制作适合的支具、矫形器和保护器，是固定制动、减重助行、缓解疼痛、矫正畸形、预防骨折发生、配合治疗顺利进行的重要措施之一。

四、康复护理策略

（一）康复护理评定

1. 一般情况评定　包括患者年龄、临床表现、全面病史采集、体格检查、骨密度检测、影像学检查及必要的生化测定。

2. 专科评定

（1）日常活动能力评定：骨质疏松症会对患者的日常活动带来严重影响，日常生活活动能力评定量表常用 Barthel 指数量表。

（2）疼痛评定：应用较为广泛的是视觉模拟评分法（visual analogue scale，VAS）和数字评分法（numeric rating scale，NRS）。

（3）运动功能评定：评定肌力、关节活动度。

（4）平衡功能评定：平衡功能下降是跌倒最为主要的原因。

（5）骨折风险评定：骨折风险因子工具（WHO fracture risk assessment tool，FRAX）包括患者年龄、性别、既往骨折史、股骨颈或全髋骨密度（BMD）、低体质指数、口服糖皮质激素治疗、继发性骨质疏松、父母骨折史、正在吸烟及过量饮酒等。

3. 心理及社会功能评定

（1）心理功能评定：常用的评定量表有焦虑自评量表（SAS）、汉密尔顿焦虑量表（HAMA）、抑郁自评量表（SDS）、汉密尔顿抑郁量表（HAMD）等。

（2）社会功能的评定：常用评定量表为社会功能缺陷量表（SDSS）。

（二）康复护理策略

1. 心理护理　通常情况下，任何疾病均会产生一定的不适感。老年患者受到年龄的影响，身体各项功能正逐渐下降，身体的耐受力也会受到影响，由于这种疾病会对患者的正常生活产生一定影响，患者在接受治疗时会产生较多的疑惑。针对此种情况，护理人员应当让患者充分了解到产生骨质疏松的原因和病情发展因素，从而指导患者进行有效的预防、治疗以及康复等综合性措施，增强患者战胜疾病的信心，促使患者能够积极配合临床的各项诊疗活动。

2. 生活护理

（1）饮食干预：骨质疏松症患者饮食需均衡。适量进食蛋白质及含钙丰富的食物，蔬菜和水果。同时忌辛辣、过咸及过甜等食品。

（2）安全护理：老年人有行动不便等障碍，且骨质疏松症的并发症最严重的就是骨折，故要特别预防跌倒等安全措施。所以室内要光线充足，地面要整洁、干爽，切勿堆放杂物。外出锻炼或活动时要有人陪护，防止发生意外。

3. 运动康复护理　患者在康复期间，实行渐进抗阻练习，对促进骨质疏松逐渐恢复具有重要的影响。运动应当坚持，有规律、有计划性地展开运动。

（三）常见并发症预防与处理

1. 骨质疏松性骨折　骨质疏松症最严重的后果是骨质疏松性骨折，一般多发生于60～79岁的老年人，发病特点有骨折时所受的外力小、骨折部位多发、致畸率和病死率高、愈合率较低以及治疗费用高的特点。好发部位依次为：桡骨远端、椎体、髋部等部位。

2. 骨折后的处理　骨质疏松性骨折的治疗包括外科治疗和抗骨质疏松治疗。骨折的外科治疗包括骨折复位（闭合或切开），固定（外固定或内固定），功能锻炼与机能康复等三阶段。急性期由于卧床制动使骨量加速丢失，宜采用抑制骨吸收制剂。此外必要的钙剂、维生素 D 的补充（食物、钙制剂），日光照射，户外活动和耗氧性的功能锻炼，都是有意义的综合性防治措施。

3. 骨质疏松性骨折的预防

（1）跌倒风险评定：跌倒往往预示着骨质疏松性骨折的发生。跌倒指数（fall index，FI）是采用 Tetrax 平衡测试系统测量患者的平衡功能，通过评定软件综合分析后预测患者的跌倒风险。

（2）根据测试结果，积极开展老年人跌倒的干预，有助于降低跌倒的发生，减轻跌倒所致伤害的严重程度。

（四）健康教育与随访

1. 合理膳食　饮食指导是防治老年性骨质疏松的基础，注重饮食合理搭配，摄入含丰富钙磷和维生素 D 的食物。钙是一个较为特殊的营养因素，不但可以对骨质疏松起到预防和治疗的作用，还可对骨量的峰值起到维持作用。尽量减少饮用可乐、浓茶、浓咖啡及含碳酸饮料，忌高盐、高脂饮食。

2. 戒烟限酒　应戒除烟酒嗜好，因酒精引起的肝脏损害可抑制钙与维生素 D 的摄取，还抑制维生素 D 的活化，酒精还有直接抗成骨细胞的作用。吸烟会加速矿骨质的吸收，女性吸烟者的停经年龄较早，常易发生厌食和肺功能受限。此外，吸烟可加速雌激素灭活和分解。

3. 加强锻炼　机械负荷可以增加骨转换率，刺激成骨细胞生物活性，增加骨的重建和骨量的积累。

（1）锻炼方式有跑步、步行、跳绳及负重锻炼，每天运动 30～40min，每周坚持 4 天以上。但应循序渐进，逐渐加力，不超过耐受力的原则。

（2）生活要有规律，并保证足够的休息和睡眠，指导患者定期进行户外活动，坚持体育锻炼的同时，适当增加光照，促进皮肤维生素 D 的合成和钙磷的吸收，增加骨矿含量。

4. 安全指导　加强安全防范指导，如上厕所、洗澡、起床等站稳后移步，上下楼梯、乘坐公共汽车时使用扶手,地板不要过湿,穿舒适而防滑的鞋,少去公众场所以减少碰撞。对行走不稳、下肢肌力较差的老年人备拐杖辅助,避免老人在雨天、下雪天外出,改善照明以减少危险因素,不要干重体力活动。不举重物,下蹲时腹背要挺直,防止跌倒、摔伤、磕碰和病理性骨折的发生。

五、常用康复护理技术

不同的运动对老年人骨质疏松症产生不同的影响。治疗性运动包括有氧运动、抗阻运动等类型,可以提高骨强度及肌肉力量,改善平衡功能,预防跌倒和骨折。

1. 有氧运动 老年人在进行有氧运动时要注意呼气及吸气的平衡,可以根据自身的最大心率(220–年龄)来制订相应的运动处方,出现胸闷头晕等症状应立即停止运动。

2. 抗阻运动 骨骼能通过外部压力来改变其形状和大小,强迫身体去对抗地心引力,有助于强化骨骼。在进行抗阻运动时,应根据老年人个人的最大可承受重量逐渐增加训练力量,遵守循序渐进原则。

3. 柔韧性运动 柔韧性运动视控制关节的肌肉情况而定,随着年龄增长,关节的活动度逐渐减小,患骨质疏松症的老年人可能会导致脊柱变形及驼背的情况出现。柔韧性运动训练可以调节患者的呼吸节奏和方式,建议柔韧性运动训练联合有氧运动和抗阻运动实施。

4. 运动强度 对于老年人骨质疏松症运动强度的设定,要考虑到骨质情况、年龄、身体疾病等因素。并根据其自身的 RM 值及摄氧量来确定。在运动中应避免过多的暴发性、力量性练习和憋气动作,运动强度应从小逐渐加大,循序渐进。

5. 运动疗法 运动联合药物对老年人增加骨密度有效。在运动期间加强饮食营养,尤其注意钙的补充。必要时应在医生的指导下适量补充药物。

(白姣姣 陈晓玲 卢 湘)

参 考 文 献

[1] 中华医学会骨质疏松和骨矿盐疾病分会.原发性骨质疏松症诊疗指南(2017)[J].中华骨质疏松和骨矿盐疾病杂志,2017,10(5):413-415.

[2] 马远征,王以朋,刘强,等.中国老年骨质疏松症诊疗指南(2018)[J].中国骨质疏松杂志,2018,24(12):1541-1567.

[3] Chen X, Su J C. New focus on osteoporosis: differentiation fate of bone marrow-derived mesenchymal stem cells[J]. Academic Journal of Second Military Medical University, 2017, 38(4):397-404.

[4] Nakamura Y, Uchiyama S, Kamimura M, et al. Increased Serum 25(OH)D₃ Levels in Post-Menopausal Japanese Women with Osteoporosis after 3-Year Bisphosphonate Treatment[J].Tohoku Journal of Experimental Medicine, 2017, 242(3):241-246.

[5] Catalano A, Martino G, Morabito N, et al.Pain in Osteoporosis: From Pathophysiology to Therapeutic Approach [J].Drugs & Aging, 2017, 34(10):755-765.

[6] 周樊华,甘霖,沈霖,等.原发性骨质疏松症院外健康教育模式现状及思考[J].中国临床新医学,2018,11(12):1196-1198.

[7] Julián C, Huybrechts I, Gracia-Marco L, et al.Mediterranean diet, diet quality, and bone mineral content in

adolescents：the HELENA study.［J］.Osteoporosis International，2018，29（6）：1329-1340.

［8］Harding A，Beck B.Exercise，osteoporosis，and bone geometry［J］.Sports，2017，5（2）：29.

［9］Jensen CM，Smith AC，Overgaard S，et al. "If only had I known"：a qualitative study investigating a treatment of patients with a hip fracture with short time stay in hospital［J］.Int J Qual Stud Health Well-being，2017，12（1）：1307061.

［10］祝俊雄，宋纯理.骨质疏松及其骨质的局部药物治疗［J］.中国骨质疏松杂志，2018，24（6）：806-811.

第七章

肿瘤术后康复护理指南

　　我国恶性肿瘤的发病率和病死率在过去的 20 年中明显上升,在我国一些大城市中,恶性肿瘤已居死亡病因中的首位,已成为危害人民健康和生命的主要疾病。在全球范围内,恶性肿瘤已成为人类的主要杀手。

　　恶性肿瘤的临床治疗手段主要是外科手术、放射治疗和化学治疗。治疗的目的包括癌症的根治或姑息治疗。恶性肿瘤康复从广义上讲应该包括恶性肿瘤的根治,但从狭义上主要是针对恶性肿瘤所导致的原发性或继发性残疾,通过医学、教育、心理、职业等综合性手段,使致残者尽可能改善或恢复功能,提高生活质量和生存质量。

第一节　乳腺癌术后康复护理指南

一、概述

　　乳腺癌是发达国家女性最常见的恶性肿瘤,是严重威胁全世界女性健康的第一大恶性肿瘤。自 20 世纪 90 年代以来,我国乳腺癌发病率呈逐年上升趋势,部分大城市报告乳腺癌占女性恶性肿瘤之首。2020 年,中国新发乳腺癌病例约 27.2 万例,死亡 7 万余例。随着诊疗手段的进步,乳腺癌患者生存率显著提高,发达国家乳腺癌患者术后 5 年生存率可达 85%~90%,我国为 73%。

　　（一）宗旨

　　2018 年,中国抗癌协会乳腺癌专业委员会牵头制定了《中国晚期乳腺癌诊治专家共识》,该共识从乳腺癌筛查、影像诊断、病理诊断、手术及全身治疗等方面进行了规范,但并未在康复护理领域做出明确规范。中国康复医学会康复护理专业委员会牵头制定《乳腺癌术后康复护理指南》,旨在进一步规范乳腺癌康复护理要点、流程及相关康复护理技术,为临床护士开展乳腺癌康复护理提供参考与指导意见。

　　（二）目标

　　如何提高乳腺癌患者的生活质量已经成为全球关注的问题,乳腺癌术后康复护理在其中发挥着重要作用。本指南的目标是帮助患者减轻痛苦、缓解症状和疼痛,从而提高生活质量。

二、基础知识

　　（一）定义

　　乳腺癌是指乳腺上皮细胞在多种致癌因子作用下发生基因突变,致使细胞增生失控,由于癌细胞生物行为发生了改变,呈现出无序、无限制的恶性增生。

（二）病因

1. 月经　0~24岁年龄段女性乳腺癌发病率低,25岁后逐渐上升,50~54岁达到高峰,55岁以后逐渐下降。月经初潮早、绝经晚是乳腺癌的两个主要危险因素。

2. 遗传　母亲在绝经前曾患乳腺癌或姐妹当中有患乳腺癌的女性,自身患乳腺癌的危险性较一般妇女高,其第二代出现乳腺癌的平均年龄比一般人群提早。乳腺癌患者亲属并非一定患乳腺癌,而是比一般人患乳腺癌的可能性大。

3. 婚育　30岁以前生育对乳腺有保护作用,哺乳降低患癌风险。适龄女性未婚、婚而不育、第一胎在30岁以后等均为不利因素。

4. 电离辐射　乳腺对电离辐射致癌活性较敏感,尤其年轻时最敏感。电离辐射效应具有累加性,多次小剂量暴露与一次大剂量暴露的危险程度相同。

5. 饮食习惯　不健康的饮食习惯造成乳腺癌发病率明显上升。乳腺癌发病率与人均消化脂肪量有关,高热量、高脂肪饮食习惯将导致乳腺癌的发病率大大提高。

6. 生活方式　运动量小、缺乏锻炼、接触阳光少、未生育等都与乳腺癌发病有关。

7. 精神抑郁或过度紧张　家庭生活不幸福、情绪不稳定、工作压力大、长期精神过度紧张等都是导致乳腺癌的重要因素。

8. 激素　雌激素、孕激素与乳腺癌发生关系密切,尤其雌激素刺激乳房腺体上皮细胞过度增生,是造成乳腺癌的重要原因。

（三）临床症状

早期乳腺癌往往不具备典型症状及体征,中晚期乳腺癌典型临床症状及体征如下。

1. 乳房内出现无痛性肿块为80%患者的首发症状,肿块质地硬,形态不规则,边界不清楚。

2. 酒窝征　由于肿瘤侵犯 Cooper 韧带,导致局部皮肤受到牵拉而形成酒窝。

3. 橘皮征　肿瘤侵犯皮下淋巴管网,导致局部淋巴回流障碍引起橘皮征。

4. 部分患者出现乳头溢液、乳头溢血、凹陷等。

5. 乳房皮肤出现脱屑、结痂、溃烂。

6. 患侧区域淋巴结肿大,最常见是腋窝,还包括锁骨上、内乳等。

7. 全身症状　可出现消瘦、疲倦、乏力、低热、食欲差等表现。

三、康复治疗

乳腺癌患者的康复应该在术前开始,包括向患者解释清楚手术的方式、手术后康复的要点以及将来必须面临的种种问题和解决的方法。上肢淋巴水肿、臂丛神经损伤、肩关节活动范围下降及其可能导致的肩关节功能障碍,同时患者的生活质量也会因上肢功能的下降而受到影响。为避免乳腺癌术后上肢功能丧失,循序渐进的肢体功能康复训练是锻炼患侧肌肉弹性和灵活性、恢复功能所必需的。

1. 心理康复　患者的心理治疗是康复治疗极为重要的组成部分。对于术后患者主要是让其逐步适应术后所面临的功能和外观方面的缺陷,能够积极主动地配合康复治疗。

2. 呼吸功能的康复　术后定时改变体位,叩打振动背部,促进呼吸道分泌物排出。鼓励患者做深呼吸,促使肺叶扩张,防止肺部感染。

3. 肩活动功能的康复　术后患者处于半卧位，术侧上肢置于功能位，肩外展，肘屈曲或自由放置，以枕头支持前臂和手。次日即可做手指伸屈、握拳、腕伸屈、前臂旋前旋后和肱二头肌静力性收缩活动。

4. 淋巴性水肿的康复　术侧淋巴结被广泛切除、腋静脉血栓形成、术侧上肢被强力牵张、手术损伤的组织粘连压迫等因素均可导致术侧上肢淋巴回流障碍，形成水肿。

5. 形体康复　女性患者在乳房切除后可使用外部假体，年轻女患者可进行乳房重建术。

6. 幻乳觉的处理　个别患者术后产生幻乳觉，宜采用对症治疗，如戴假乳、轻柔按摩、经皮电神经刺激疗法等。

四、康复护理策略

（一）康复评定

1. 一般评定　包括生命体征、病史、全身症状、骨骼健康、肺部症状、神经系统症状、胃肠道症状、泌尿生殖系统症状、内分泌系统症状、有无转移性疾病等。

2. 专科评定

（1）乳房评定：①乳房皮肤有无红肿及橘皮样改变，乳头有无内陷、糜烂、溢液、溢血。②评定乳房包块大小、位置、肿块边界是否清楚、表面是否光滑、活动是否良好、腋窝淋巴结是否肿大等。

（2）上肢围度测量：用卷尺测量上臂不同点的周长，通过检测特定解剖位点的周长变化或者根据特定公式将周长换算成体积来了解淋巴水肿的发展状况。

（3）淋巴水肿程度评定：为患者进行上肢周径测量，当患侧肢体任何一个部位周径超过健侧同一部位 2cm 即为存在淋巴水肿。按照国际淋巴学会推荐的淋巴水肿临床分期标准评定患者上肢淋巴水肿程度。① 0 级（亚临床期），无明显水肿，② Ⅰ 级（轻度），加压可出现水肿凹陷，肢体抬高时水肿大部分消失，无纤维化样皮肤损害，③ Ⅱ 级（中度），水肿非凹陷性，肢体抬高时水肿部分消失，有中度纤维化。④ Ⅲ 级（重度），出现明显皮肤改变，典型表现为"象皮肿"样皮肤变化。

（4）上肢功能评定：参考相关文献标准评价患者上肢功能。优：上举相差 ≤ 5cm，外展达到 180°，旋转达到 360°。良：上举相差 10cm，外展达到 150° 及旋转达到 300°。差：上举相差 ≥ 20cm、外展达到 90° 及旋转达到 270°。

（5）肩关节活动度评定：采用肩关节 UCLA 功能评分标准进行评定，总分 35 分，34～35 分为优；29～33 分为良；< 29 分为差。

3. 心理社会评定　评定患者有无焦虑、抑郁、自身形象紊乱、对夫妻关系担忧等心理问题，以及对治疗方式的接受程度、精神状态、伴侣状态、生活事件、家事处理、人际关系、压力应对、社交活动、职业问题、家庭社会支持系统等。

（二）康复护理策略

1. 术前预康复护理策略

（1）术前康复教育：在患者入院后，详细向其讲解手术的目的、方法及术后康复程序、注意事项，同时介绍成功的病例，使其消除紧张焦虑感，增强战胜疾病的信心，积极配合康复治疗和康复护理。

（2）预康复指导

1）训练患者床上肢体活动，早期下床活动，预防术后血栓形成，以利于早期康复。

2）教会患者术后运动方法、上肢运动、康复训练及渐进式康复操。

2. 术后康复护理策略

（1）体位护理：术后生命体征平稳，卧位抬高床头 30°～45°，术侧手臂垫软枕，上肢平放于前胸。术后从半卧位逐渐过渡到坐位，利于切口引流，改善呼吸，便于有效咳嗽，预防肺不张及肺部感染。术后第 1 天可鼓励患者下床活动，术后患肢制动 3 天，以免腋窝皮瓣滑动而影响愈合。

（2）胸部加压包扎：胸带包扎松紧适中，以感觉不紧为宜，不可随意解开，避免皮瓣移动。观察患肢远端血液供应情况，若皮肤发绀伴皮温低，脉搏扪不清，提示腋部血管受压，需及时调整绷带松紧度，以患侧上肢血运恢复正常为宜。若绷带或胸带松脱滑动应重新加压包扎。

（3）患肢保护：做患肢向心性按摩，促进淋巴回流，避免水肿。避免给患肢过大的压力以及患肢长时间下垂、受压；避免患肢受伤及患肢任何皮肤破损，包括各种注射、抽血、烫伤、蚊虫叮咬等。参加运动或乘飞机时，建议使用弹力手臂套预防水肿发生。

（4）疼痛护理：建立疼痛评定机制，运用疼痛评定工具及时准确动态评定疼痛状况。避免激发和加剧疼痛。应创造安静的休养环境，调节光线，减少噪声，减少探视，保持适宜的温湿度，必要时遵医嘱予以止痛剂，减轻患者痛苦。

（5）心理护理：鼓励患者合理宣泄情绪并开展健康宣教，协助尽快适应形体改变，重建生活信心。应激发患者承担意识，改变消极思想；开展心理咨询、心理治疗以及团体心理治疗、正念减压团体治疗等。

（6）运动疗法：①患侧肢体功能康复锻炼，推荐乳腺癌术后渐进式康复操。②有氧运动疗法，推荐步行、跑步、太极拳、有氧健身操、跳舞、骑行等。运动时机为完成治疗后 1 个月至 5 年，持续时间为 4～24 周，每次运动时间 25～150min，频率为 1～5 次/周。

（7）化疗护理：使用止吐剂减轻胃肠道反应。避免单一饮食，保持营养均衡。避免化疗药物外渗，禁止在患肢行静脉穿刺。监测血小板及白细胞变化，定期复查血常规，观察是否出现出血倾向。注意口腔护理，避免感染。若有感染，应立即用抗生素治疗。

（8）放疗护理：放疗过程中加强皮肤自我防护：穿天然织物内衣，放射野局部避免摩擦、受压、碰撞、粘贴胶布，勿用手抓挠或乱涂药物，应遵医嘱用药。

（三）常见并发症预防与处理

1. 皮下积液　为乳腺癌术后最常见的并发症，好发于腋下、锁骨下、肋弓上、胸骨旁，与手术创面大、渗出多、止血不彻底、引流不通畅、外包扎受力不均、压力不够等因素有关。预防及处理：施术者重视术中止血方法，尤其较大血管的结扎，术毕均匀力度加压包扎，同时负压引流，保持引流畅通。定期检查皮下积液情况，小剂量积液可用注射器穿刺抽吸，大剂量积液反复抽吸效果不明显者可置管负压引流，并加压包扎，包扎松紧度以不影响患者呼吸为宜。

2. 皮瓣坏死　与切口张力大、包扎松紧度不合适、皮下积液、皮瓣游离不当、切口选择不科学等因素有关。当术后发现皮瓣出现血运障碍时，首先要判断皮瓣属于淤血状态还是缺血性状态，前者可局部使用肝素钠，并配合穿刺引流及局部按摩，促进淤血的排出；而后者可局部使用硝酸甘油，促进血管扩张以增加皮瓣血运；当皮瓣坏死无法避免时，小创面局部换药多能自行愈合，对创面较大不能自行愈合者，可选用植皮、皮瓣修复等方式。

3. 上肢淋巴水肿　与术后放疗或腋下粘连导致上肢静脉回流受阻、清扫腋下淋巴结时不慎损伤头静脉等因素所致的淋巴液回流障碍有关。预防及处理包括，①皮肤护理：使用酸碱度为中性的肥皂清洗，避免使用含香精、防腐剂、矿物质、凡士林的护肤品，可以用沐浴油、肥皂替代品或湿润剂。②注意事项：避免戴戒指、手镯、手表等各种压迫淋巴回流路径上的首饰、衣服、配件等；勿穿紧身衣服或背带条索勒在患侧上肢；患者义乳重量不要太重，内衣松紧适度，勿带钢丝硬件；勿在患侧测量血压。③避免患侧长期负重下垂；避免患侧上肢提举重物；避免患侧日晒、蒸汽浴、紫外线以及热敷等；避免常规推拿或按摩；尽量避免搭乘飞机、登山和剧烈运动。

（四）健康教育与随访

1. 生育指导　与患者充分沟通，以下情况可考虑生育：①乳腺原位癌患者手术及放疗结束后。②淋巴结阴性的乳腺浸润性癌患者手术后 2 年。③淋巴结阳性的乳腺浸润性癌患者手术后 5 年。④需要辅助内分泌治疗的患者，在受孕前 3 个月停止内分泌治疗，直至生育哺乳结束再继续内分泌治疗。

2. 生活指导　乳腺癌患者生活中注意：①保持正常体重，避免肥胖，BMI 维持在 18.5～25，体重波动在 5kg 以内为宜。②坚持日常锻炼，每天进行适当体育运动，坚持每周 18～27MET。③忌烟忌酒，慎用保健品。④坐飞机时适时站立活动。坐在座位上时，上肢可做一些简单运动，如手臂高举过头并做反复握拳动作。⑤经常做抚触患侧上肢动作，由远及近。⑥旅行时携带带轮的轻便旅行箱，用健侧手臂提拉行李。⑦外出时防止太阳暴晒及蚊虫叮咬。

3. 营养指导　参考欧洲抗癌协会《肿瘤预防手册》，可提出以下生活建议：①增加每天水果蔬菜摄入量及种类，限制动物脂肪的摄入。②每天吃粗谷、豆类、坚果、根、块茎及大蕉，避免吃精制糖、红肉，脂肪限制在能量需要的 15% 以内。

4. 形象维护　年轻女性乳房切除术后，应注意形象维护。可让其穿戴以蓬松棉或细软棉纱等材料填充的临床性假乳罩或以泡沫橡胶、充气塑料等材料制成的永久性假乳。有条件者可行乳房成形手术。

5. 定期随访　早期乳腺癌患者术后应定期随访，以了解患者生存状况，评定疾病是否复发转移、治疗依从性、不良反应等。①随访时间：术后（或化疗后）第 1～2 年每 3 个月 1 次，第 3～4 年每 4～6 个月 1 次，第 5 年开始每年 1～2 次。②随访内容：最新病史、常规体格检查、乳腺影像学检查（乳腺 X 线钼靶摄影每年 1 次）、妇科检查（他莫昔芬治疗中每年 1～2 次）和骨密度检查（芳香酶抑制剂治疗期间）。③有症状的患者推荐做骨扫描、CT 或 MRI 等检查，无症状患者不推荐常规应用以上检查。④随访不仅重视癌症的监测，还应关注任何晚期治疗相关并发症、心理社会问题及职业问题。

五、常用康复护理技术

（一）徒手淋巴引流操作技术

1. 开通淋巴通路　患者在完全放松的状态下，操作者食指、中指、无名指并拢并静止旋转抚摸浅表淋巴结,顺序为颈部淋巴结区、锁骨淋巴结区、对侧腋窝淋巴结区、腹股沟淋巴结区。

2. 淋巴引流 将患侧肢体浅表淋巴管从远心端向近心端采用用环状推进、旋转推进、勺状推进手法进行抚摩。顺序为:从胸部伤口处开始,将胸部伤口上侧淋巴液引流至对侧腋窝或锁骨上下淋巴结;将胸部伤口下侧淋巴液引流至同侧腹股沟淋巴结;将身体正面上臂内侧淋巴液引流至上臂外侧直至锁骨上淋巴结,身体背面上臂内侧淋巴液推向上臂外侧后,引流至背部或者经背侧躯体引流至同侧腹股沟淋巴结;将手背、手掌、前臂、肘窝淋巴液引流至上臂外侧。

3. 注意事项 施加压力适度,避免压力过大造成淋巴管痉挛。速度为 1 次 /s,每个区域重复 5 ~ 7 次,频率为 1 次 /d,每次引流时间为 30 ~ 45min,3 天为 1 个疗程,每 3 周为 1 个疗程,连续 4 个疗程,分别在术后第 2 周、第 5 周、第 8 周、第 11 周进行。

（二）低弹力绷带包扎操作技术

1. 套管状衬垫 用管状衬垫套在患肢上,从手到肩,避免折叠,末梢为大拇指留洞。

2. 手指包扎 以手腕部为锚,用绷带反复环绕手指,直到手指被均匀包绕。

3. 患肢包扎 ①用 10cm 宽的软绵衬垫以 50% 的重叠率缠绕患肢,衬垫末端留孔方便拇指穿过。②将软绵衬垫从肘下向上肢近端缠绕,直到肩膀水肿处截止,肘部泡沫衬垫保护。③用 6cm 宽的压力绷带加压包扎,腕部固定始端,从手背绕到手心再到手背,在手掌部位"8"字加压包扎。④患者肌肉收缩拳头紧握,采用 8cm 宽的压力绷带从腕部到肘下方进行"8"字加压包扎。⑤使用 10cm 宽的绷带从肘下方到腕部进行反方向"8"字加压包扎。⑥把内衬的管状绷带末端翻折在压力绷带外面,胶带固定绷带末端。

（三）术后上肢康复功能锻炼

锻炼原则是避免剧烈运动,活动力度以不疼痛、不疲劳为准。既能有效锻炼又不影响伤口愈合,同时遵循由远到近、由简单到复杂、循序渐进原则,坚持 3 ~ 6 个月。推荐学习《乳腺肿瘤学》(邵志敏等主编)中的"乳腺癌术后渐进式康复操"。

（温贤秀　唐　芳　郭声敏　朱世琼）

参 考 文 献

［1］邵志敏,沈镇宙,徐兵河.乳腺肿瘤学［M］.上海:复旦大学出版社,2018:830-831.

［2］Coates AS, Winer EP, Goldhirsch A, et al. Tailoring therapies-improving the management of early breast cancer: St Gallen International Expert Consensus on the Primary Therapy of Early Breast Cancer 2015［J］.Ann Oncol, 2015, 26(8): 1533 .

［3］Shaitelman SF, Cromwell KD, Rasmussen JC, et al.Recent progress in the treatment and prevention of cancer-related lymphedema［J］.CA Cancer J Clin, 2015, 65(1): 55-81.

［4］Bryant JR, Hajjar RT, Lumley C, et al. Clinical Inquiry - In women who have undergone breast cancer surgery, including lymph node removal, do blood pressure measurements taken in the ipsilateral arm increase the risk of lymphedema?［J］. Journal Oklahoma State Medical Association, 2016, 109(11): 529-531.

［5］Cheng CT, Deitch JM, Haines IE, et al. Do medical procedures in the arm increase the risk of lymphoedema after axillary surgery? A review.［J］. ANZ Journal of Surgery, 2014, 84(7-8): 510-514.

［6］Merchant SJ，Chen SL. Prevention and management of lymphedema after breast cancer treatment［J］.Breast Journal，2015，21（3）：276-284.

［7］Shaitelman SF，Cromwell KD，Rasmussen JC，et al.Recent progress in the treatment and prevention of cancer-related lymphedema［J］. CA Cancer J Clin，2015，65（1）：55-81.

［8］Hsiao P，Liu J，Lin C，et al.Risk of breast cancer recurrence in patients receiving manual lymphatic drainage：a hospital-based cohort study［J］. Therapeutics and Clinical Risk Management，2015，11：349-358.

［9］蔡霞,李奎,李鑫,等.压力衣治疗对乳腺癌术后上肢淋巴水肿的影响［J］.中国康复，2016，31（4）：280-282.

［10］Lee N，Wgg J，Pugh S，et al.Lymphoedema management with the Lymph Flow Advance pneumatic compression pump［J］.British journal of community nursing，2016，21（Suppl 10）：S13-S19.

第二节 肺癌术后康复护理指南

一、概述

肺癌（lung cancer）恶性程度和病死率高,目前手术治疗是主要治疗手段之一,但术后常常出现由于各种原因导致的失能现象,严重影响肺癌患者术后生活质量。现代康复理论和实践证明,肺癌术后进行有效的康复治疗、康复护理能够加速康复的进程,减轻肢体功能障碍,改善症状,提高患者生存质量。

（一）宗旨

肺癌术后患者由于肿瘤本身或手术等原因常伴有各种并发症。美国胸科学会（ATS）和欧洲呼吸学会（ERS）发表的相关指南中均指出,肺癌患者术后常见的失能原因为肌肉无力、疲劳、恶病质、焦虑和并发COPD;而呼吸困难、抑郁及身体活动下降,均可能是生活质量受损潜在原因。制订《肺癌术后康复护理指南》旨在推广肺癌术后康复评定、护理和治疗新观念,规范肺癌术后康复护理技术,为我国临床护士开展肺癌术后康复护理提供参考与指导意见。

（二）目标

肺癌术后康复护理的根本目的是预防并发症,最大限度地改善患者术后症状和结局;其目标是帮助患者减轻痛苦、缓解症状和疼痛,提高日常生活能力,从而提高生命质量。最终目的是使患者回归家庭,回归社会。

二、基础知识

（一）定义

肺癌是世界范围内最常见的恶性肿瘤之一,由于多数起源于支气管黏膜上皮,因此又被称为支气管肺癌。WHO依据肺癌细胞类型,将其分为9类:①鳞状细胞癌;②小细胞癌;③腺癌;④大细胞癌;⑤腺鳞癌;⑥肉瘤样癌;⑦类癌;⑧唾液腺型癌;⑨未分癌。

（二）病因

肺癌的病因至今不明确，可能与以下因素有关：

1. 吸烟与被动吸烟　是目前公认最重要致病因素。由于烟草含有多环芳香碳氢化合物等多种致癌物质，吸烟时间越长、开始吸烟时间越早、烟量越大，则肺癌发病率越高。

2. 化学物质　已经被确认可导致肺癌的化学物质包括石棉、铜、二氯甲醚及石油中的多环芳烃等。

3. 空气污染　包括大气污染、油烟污染、工业废气、汽车尾气及公路沥青等在高温下释放的有毒气体等。

4. 人体自身因素　肺癌的发生也可能与人体自身免疫状态、遗传因素、代谢状态、结核病史等有关。

5. 肺癌家族史和遗传易感性　肺癌患者存在家族聚集现象，说明遗传因素可能在对环境致癌物易感人群和／或个体起重要作用。

6. 其他　如大剂量电离辐射、癌基因活化或抑癌基因丢失等也与肺癌的发病密切相关。

（三）临床症状

肺癌早期多无明显症状，当发展到一定程度时又呈现多样性但缺乏典型特征。

1. 刺激性咳嗽　是肺癌患者就诊时最常见症状，超过半数以上肺癌患者有刺激性咳嗽症状，有25%～40%的患者会出现痰中带血或血痰，大咯血少见。

2. 胸痛　是肿瘤侵袭性生长导致胸膜、胸壁、肋骨等组织牵拉、受压所致。

3. 呼吸困难　症状超过2周，经治疗后未见缓解，尤其是痰中带血、刺激性干咳，或原有的呼吸道症状加重，要高度警惕肺癌存在的可能性。

4. 发热　肿瘤组织坏死引起发热或肿瘤引起的继发性肺炎等。

5. 气促　肿瘤侵袭或位于大气道，常可引起局限性气促症状。

肿瘤侵袭喉返神经时可引起患者声音嘶哑；侵犯上腔静脉，患者出现面、颈部水肿等上腔静脉梗阻综合征表现；侵犯胸膜引起血性胸膜腔积液和胸痛。肺癌远处转移时常见症状为：转移到脑部，引发头痛、性格改变、颅内压异常增高等；转移到骨骼，出现疼痛及压痛，病理性骨折等；转移到肝脏，出现肝区疼痛、黄疸、腹水、食欲减退等症状。

三、康复治疗

1. 肺癌术后患者的康复目标

（1）充分发挥残存的呼吸功能，维持改善通气能力、胸廓的可动性，防止胸膜粘连，把限制性通气功能障碍降至最低水平。

（2）使患者回归家庭和社会生活。主要措施包括，①呼吸训练：包括全身放松、腹式呼吸、缓慢呼气与缩唇呼气、呼吸肌训练、纠正异常姿势、进行胸廓及颈肩部关节活动度训练以及胸式呼吸训练（上部胸式呼吸、下部胸式呼吸及部分呼吸）等；②咳嗽排痰；③运动疗法、呼吸体操与吸氧疗法。

（3）促进患者早期离床，改善活动能力，防止废用。

（4）对患者及家属的教育与日常生活指导，并进行相应的心理治疗，改善心理状态。

2. 预防术后并发症 为了预防术后并发症并为术后训练做准备，术前要进行有关知识的宣教，让患者学会放松、正确的咳嗽、姿势矫正、肩关节活动度训练和下肢主动运动等方法，并进行呼吸训练，改善肺功能。

3. 早期康复训练 术后肺康复应在麻醉苏醒后尽早开始。呼吸训练在手术后当日每小时或数小时进行 1 次，每次 10～30min；第 2 天进行 3～4 次，以后据情况逐渐减少。于术后 1～2d 在卧位、半卧位下开始进行肩颈部的关节活动度训练、姿势矫正训练和下肢主动运动。手术 1～3d 后据情况开始取坐位、站位，并逐渐开始躯干活动、步行、上下楼梯、肌力训练和耐力训练。

四、康复护理策略

（一）康复护理评定

1. 一般评定 包括患者年龄、性别、婚姻、职业、有无吸烟及被动吸烟史、吸烟的时间与数量等、戒烟史、家族史（家庭中有无肿瘤、肺癌及其他肺部疾病等）、有无肺结核等传染病，有无其他伴随症状，如糖尿病、肺部疾病病史、冠心病、高血压、慢性支气管炎及手术史等。

（1）日常生活活动能力评定：采用改良 Barthel 指数评定患者日常生活活动能力，总分为 100 分，分数越接近 100 分，生活自理能力越接近正常。

（2）营养风险筛查：营养不良是大手术后不良后果的重要潜在风险因素。对所有恶性肿瘤患者均应进行营养风险筛查，常用筛查量表包括营养风险筛查（NRS-2002）、营养风险评分（NRS）、营养不良通用筛查工具（MUST）和全面主观评定（SGA）；对于年龄 >60 岁肺癌患者，应进行吞咽功能障碍的筛查，以便发现隐匿性吞咽功能障碍，减少营养不良发生。

（3）深静脉血栓风险评定：肺癌术前及术后均应采用 Caprini 模型评定患者静脉血栓栓塞（VTE）危险，给予预防处理。

2. 专科评定

（1）呼吸困难评价：常用 Borg 评分来评价呼吸困难程度。

（2）肩关节运动功能：上肢及肩部附近肌群既为上肢活动肌，又为辅助呼吸肌群，胸部手术常损伤与肩关节活动有关的肌肉。进行上肢功能评定，尤其是肩关节功能评定，主要包括关节活动范围和肌力评定，并与健侧进行对比。

（3）疼痛评定：临床上常常采用疼痛数字评分法（NRS），是以 0～10 共 11 点来描述疼痛的强度。术后按照手术患者前 3 日每 4h 评定 1 次疼痛，疼痛评分≥ 4 分，则需要医疗团队介入处理；疼痛评分 < 4 分，由护理人员以放松疗法、转移注意力、心理安慰及支持等方法进行疼痛护理；镇痛处理后行镇痛效果的评定并及时调整镇痛方案。

（4）六分钟步行距离试验：试验目的为了解肺癌术后患者心肺状况，同时也为保证运动训练的有效性和安全性。

3. 心理社会评定

（1）心理状态的评定：肺癌术前、术后常采用汉密尔顿焦虑评定量表（HAMA）和汉密尔顿抑郁评定量表（HAMD）进行心理状态的评定。

（2）生活质量评价：对肺癌患者的疗效评价不能仅依据手术的质量，手术对患者生活质量的影响也是评定内容之一。常采用欧洲癌症研究与治疗的生活质量测定量表（V3.0）中文版进行整体评定，还可用生活质量测定量表筛查和评定肺癌患者常见症状。

（3）另外，吸烟、心功能不全、身体衰弱及对呼吸训练的依从性等都是康复护理评定内容，以便制订个性化的康复护理措施。

（二）康复护理策略

1. 术前预康复护理策略

（1）术前康复教育：主要包括手术程序、注意事项、戒烟行动。同时讲解加速康复外科（enhanced recovery after surgery，ERAS）的理念，鼓励患者术后早期离床康复。

（2）术前康复训练：指导患者学会腹式深呼吸、有效咳嗽、咳痰和翻身，学会使用深呼吸训练器和吹气球，术后早期进行有效的呼吸功能训练，增强肺功能，促进术后肺复张，预防肺部并发症。

（3）指导预防下肢深静脉血栓及水肿，进行踝泵训练，早日离床。

（4）加强术前营养支持。

2. 术后康复护理策略

（1）体位管理：卧床休息与几种有害结局相关，包括身体适应性降低、肌肉量减少、肺不张、肺炎以及 VTE 风险增加。肺癌患者术后应尽快介入 ERAS 康复护理，做好体位管理。

1）在患者全麻还未清醒时，将头偏向一侧，及时清除口腔或呼吸道分泌物，可避免吸入性肺炎的发生。待患者血压平稳后，助其保持半卧位，有利于胸腔积液引流，同时减轻患者伤口疼痛，减少对呼吸循环系统的影响。

2）肺段切除或楔形切除者、肺叶切除者且肺功能尚可者，采用健侧卧位，全肺切除者采用 1/4 侧卧位，应避免过度侧卧，以预防纵隔移位和压迫健侧肺而导致呼吸循环功能障碍。

3）患者生命体征平稳后，全肺切除者选择 1/4 侧卧位、半卧位、床上坐位、床边坐位逐渐过渡，术后第 2 天可床边站立，逐渐增加活动量。

（2）呼吸管理

1）痰液护理：①术后意识清醒就进行体位改变，非手术部位的胸部叩击可以松动痰液，有利于痰液排出。②在有效镇痛前提下，辅助排痰、有效咳嗽排痰，减少痰液在气道的滞留。③在病情允许的情况下，可行体位引流，保证呼吸道分泌物及时、有效排出。

2）术后第 2 日开始行吸气肌和呼气肌训练，增加排痰的原动力。

（3）功能训练：早期活动能抵消因制动所致的并发症。

1）充分镇痛是早期下床活动的前提。①术后第 1 天，在生命体征稳定后尽早进行体位改变，进行上肢和下肢运动。②术后第 2 天，扶持患者绕床在室内行走 5~10min。③进行吹气训练和腹式呼吸训练。④拔除引流管后可步行或登梯活动。

2）呼吸训练器训练：采用三球式呼吸训练器，患者取端坐位，平静呼气后含住训练器吸气嘴，用力吸气并尽量维持训练器三球悬浮于上端，吸气结束后移开吸气嘴，缩唇呼气，重复练习，每 15~20 次为一组，1 组 /2h，6~8 组 /d。

3）四肢运动训练：包括上肢运动训练和下肢运动训练。①上肢运动训练，避免手术侧的肩关节强直和废用性肌肉萎缩，减少通气需求。被动运动：患者麻醉清醒后，协助患者进行四肢和躯干的被动运动，1 次 /4h。主动或辅助运动：术后第 3 ~ 4 天，在保护好切口的同时，指导患者用手术侧上肢行端水杯、吃饭、梳头及越过头顶摸对侧耳朵等训练，每日数次；利用辅助用具起床及躺下。主动运动：肩关节各方向的主动运动，开始手持重物，从 0.5kg 开始增加到 2 ~ 3kg，2 次 /d，注意运动频率和强度，以轻微呼吸急促为宜。②下肢运动训练，增强患者心肺功能和运动能力，包括踝泵训练、髋膝屈伸、股四头肌等长收缩训练等，运动量依据患者能耐受为宜。

（4）疼痛护理：术后疼痛是胸外科患者最常见主诉之一，术后疼痛不仅导致咳嗽困难，也限制患者下床活动，不能充分排出气道分泌物，增加了肺不张和肺部感染发生率。

1）患者术后意识清楚，麻醉药未完全消失前就进行疼痛评定，术后 3 天每 4 ~ 6h 及患者主诉疼痛、镇痛药使用前后进行疼痛评定，疼痛评分 ≥ 4 分则进行药物处理。

2）患者在进行体位转变时，先要固定手术部位，可减少对手术切口牵拉所致疼痛。

3）术后的镇痛方法包括药物镇痛、患者自控镇痛泵（patient control analgesia，PCA）、伤口局部浸润、肋间神经阻滞和椎旁阻滞等多种方式，主动镇痛；多模式镇痛。

（5）引流管护理：术后应每半小时捏压胸管 1 次，预防血块堵塞引流管，并应当密切关注引流液的颜色、量和性质，监测是否有异常出血、吻合口瘘和乳糜胸等发生。应尽早拔除胸腔引流管；胸管拔除后观察有无胸闷、气促和呼吸异常等情况发生。术前留置尿管在术后 6h 内拔除。

（6）营养支持：肺癌术后需大量蛋白质参与肌肉及肺部创面的修复，术后及时评定患者营养风险，加强膳食营养供给，首先给与肠内营养的补给，及时改善患者营养状况，有利于缩短患者住院时间，减少并发症的发生。

（7）心理康复：肺癌术后患者心理需求多样化，不同阶段的患者心理照护需求不同。肺癌术后进行心理支持和疏导，减轻患者焦虑、恐惧、抑郁及预感性悲哀等负性情绪，以积极和坦然的心态面对疾病和死亡。姑息治疗的目的是缓解症状、减轻痛苦、改善肺癌患者终末期的生活质量。

（三）并发症预防与处理

1. 肺部感染　首先肺支气管胸膜瘘是术后肺部感染的原因之一，多见于术后 1 周左右，治疗以胸腔引流为主，而护理关键在于胸管的管理。

（1）体位管理：肺癌术后患者尽早进行体位管理，进行有效咳嗽排痰训练，必要时体位引流排痰、吸痰处理及气管切开等策略，降低肺部感染的发生率。

（2）呼吸功能训练：充分利用残存的呼吸功能，进行呼吸功能训练，维持和改善通气和换气功能，促进患者支气管内压的增加，提高呼吸肌张力，有效避免支气管过早闭塞，预防和控制肺部感染。详见第二章第四节。

2. 呼吸困难　肺癌术后患者因肺叶切除后，单侧肺呼吸和手术导致肺部损伤而致呼吸困难；痰液潴留导致患者通气和换气功能受损也会出现呼吸困难。

（1）术后患者常规进行呼吸困难评估，根据呼吸困难产生的原因和严重程度采用恰当的康复护理措施。

（2）患者术后在病情稳定情况下，尽早行体位改变，减少肺部残余气量。

（3）及时排出痰液，减少气道阻力，增加氧合面积；给予氧气吸入。

（4）液体输入量控制在 1 500ml/d 以内，输注液体速度不能过快。

（5）在不影响患者氧饱和度的情况下，进行呼吸功能训练和肢体功能训练。

3. 肺部栓塞　胸外科手术是术后发生 VTE 的高风险因素。VTE 的预防策略包括：①饮食护理，返回病房 4h 后，予口服温开水 100ml；术后饮食遵医嘱，术后 4 天恢复正常饮食。②术后 6h 评定患者精神状态，指导患者进行床上肢体功能训练，包括肘屈伸、腕屈伸旋转、踝屈伸旋转、膝屈伸等动作。③术后第 2 天病情稳定情况，指导患者床边坐位，术后 24h 下床活动。④呼吸功能训练、有效咳嗽排痰处理及呼吸功能锻炼仪锻炼。⑤下肢穿戴弹力袜和间歇充气加压泵气压治疗；避免下肢输液；保持大便通畅；对高危患者给予药物预防，每日测量双下肢的大、小腿周径，及时发现病情变化。

（四）健康教育与术后随访

1. 健康教育

（1）日常生活指导：日常生活活动的项目与强度应根据呼吸困难程度、肌力和日常生活动作的能量消耗等而定。一般活动后 5min 内气短改善、心率恢复安静时的水平，说明活动方式和活动量适当。

（2）指导患者活动：鼓励患者坚持功能锻炼，练习腹式呼吸、深呼吸及有效咳嗽，可减轻疼痛，促进肺扩张，增加肺通气量。练习吹气球，促进肺复张。进行抬肩、抬臂，手达对侧肩部，举手过头或拉床等活动，可预防术侧肩关节强直，有利于血循环，防止血栓形成。

（3）饮食指导：嘱患者进食高热量、高蛋白、高维生素、易消化食物。不吃或少吃刺激性食品，包括油炸食品；避免进食虾、螃蟹等容易引起过敏的食物。

（4）养成良好的生活习惯：不吸烟、不酗酒，注意口腔卫生。避免进入有烟雾或刺激性气体的环境。室内温湿度要适宜。防止受凉感冒，加强室外锻炼，增强呼吸道对冷空气的耐受力，防治呼吸道感染。

（5）患者与家属的教育：康复训练多要求患者自己完成。为进行有效的康复需对患者和家属进行教育，介绍康复的目的和方法等。患者因呼吸困难、咳嗽、咳痰等，自觉非常痛苦，可产生烦躁、绝望、抑郁等心理障碍，需进行有针对性的心理治疗及健康教育。

2. 术后随访

（1）按医嘱定期来院化疗，在治疗过程中应注意定期复查血常规和肝功能。

（2）肺癌术后需要长期及定时复查与追踪，早期发现肿瘤复发和转移。对于早、中期肺癌患者术后 2 年内，每 3 个月复查 1 次；术后 2～5 年每半年复查 1 次；5 年后每年复查 1 次。

（3）肺癌术后随访应重视康复训练，通过有计划的、规范的呼吸肌及肢体耐力训练，改善患者呼吸困难、呼吸肌无力，提高患者运动耐力，采取有效的咳嗽方式，预防因排痰不畅所致的肺部感染，对于合并 COPD 的患者尤其适用。

五、常用康复护理技术

（一）胸部叩击技术

护理人员将拇指以及其他手指保持内收杯状姿势，手腕、手臂以及肩部保持放松，以腕部有节奏的屈伸运动进行叩击，自肺底由下而上、由外向内叩击背部或胸部，叩击声应为空响，保持 120～180 次/min，力度适应于患者舒适度，叩击应隔着一层衣服，避免在骨突处、乳房处及伤口处。叩击时长取决于患者的耐受程度，常会配合体位引流进行排痰。

（二）哈气式排痰技术

让患者通过鼻腔，利用膈肌和下胸部进行缓慢吸气，接着嘴巴张开呈"O"形，使口腔和声门同时开放，胸部以及腹部肌肉收缩发出类似于用力叹气的声音。整个过程应先进行 1～2 个中等强度的吸气后的哈气（声音较久，较低沉），排出外周气道的分泌物，接着再进行高强度的深吸气后哈气（声音较短较响亮）将近端大气道的分泌物排出。当哈气从中等肺容量吸气到完整呼气不能达到预期效果而且连续两个循环无痰音，则可结束排痰。

（三）固定辅助排痰技术

让患者取坐位或仰卧位，将枕头置于胸前，双手环绕抱住胸前枕头，使之紧贴胸壁，嘱咐患者进行深吸气后咳嗽，避免咳嗽引起胸壁振动从而牵拉伤口引起患者疼痛；同时也可让患者或护士将手置于手术伤口处，进行深吸气后咳嗽，减轻因咳嗽引起的疼痛。

（四）呼吸肌肌力训练技术

包括吸气肌训练和呼气肌训练。吸气肌训练：患者取易于深吸气的体位，一手握住激励式肺计量，用嘴含住咬嘴并确保密闭不漏气，然后进行深慢吸气，将浮标吸升至预设的标记点，屏气 2～3s，然后移开咬嘴呼气。重复以上步骤，每组进行 6～10 次训练，每 2h 重复一组训练，以不引起患者疲劳为宜，疗程为 3～7 天。呼气肌训练：①患者取仰卧位，腹部放沙袋做挺腹训练，初始重量为 1.5～2.5kg，可逐步增加至 5～10kg，5min/次；也可用患者或护士双手按压腹部替代沙袋进行呼气肌的抗阻训练。②取仰卧位，双下肢屈髋屈膝，双膝尽量贴近胸壁，以增强腹肌肌力。

（五）体位引流技术

肺癌术后患者在生命体征稳定后进行体位引流排痰。先确定需要引流的病变肺叶，病变部位处于高位，给予患者体位支撑，每个体位引流的位置持续 5～10min，根据患者耐受度，可延长引流时间，结合其他气道廓清技术（如叩击和振动），体位引流时间可减少到 3～5min。鼓励患者在每个姿势后进行深吸气和咳嗽。每日可进行 2～3 个部位的体位引流。

（温贤秀　郭声敏　唐　芳　朱世琼）

参 考 文 献

［1］臧瑜，于虹，李妍，等.肺癌患者症状群的调查研究［J］.中华护理杂志，2016，51（3）：316-320.

［2］车国卫.加速肺康复外科临床实践及证据［J］.中国肺癌杂志，2017，20（6）：371-375.

［3］Miao J L, Cai J J, Qin X F, et al. Analysis of the clinicopathological characteristics and risk factors in patients with lung cancer and chronic obstructive pulmonary disease［J］. BioMed Research International, 2018, 2018（6）：1-5.

［4］于康，李增宁，丛明华，等.恶性肿瘤患者康复期营养管理专家共识［J］.营养学报，2017，39（4）：321-326.

［5］徐建国.成人手术后疼痛处理专家共识［J］.临床麻醉学杂志，2017，33（9）：911-917.

［6］Miller DL, Helms G A, Mayfield WR.Digital Drainage System Reduces Hospitalization After Video-Assisted Thoracoscopic Surgery Lung Resection［J］. Annals of Thoracic Surgery, 2016, 102（3）: 955-961.

［7］中华医学会呼吸病学分会《雾化吸入疗法在呼吸疾病中的应用专家共识》制订专家组. 雾化吸入疗法在呼吸疾病中的应用专家共识［J］.中华医学杂志, 2016, 96（34）: 2696-2708.

［8］胡坚, 吴益和. 胸外科 ERAS 多环节全程管理体系的建立与实践［J］.中国胸心血管外科临床杂志, 2017, 24（6）: 413-416.

［9］李跃, 宫立群, 徐锋, 等. 罗哌卡因肋间神经阻滞对肺癌患者胸腔镜术后镇痛效果的影响［J］.中国肿瘤临床, 2017, 44（12）: 605-607.

第三节　结直肠癌术后康复护理指南

一、概述

结直肠癌是常见的消化道恶性肿瘤,发生率仅次于胃癌和食管癌。在我国常见恶性肿瘤死亡中,结直肠癌患者在男性占第五位,女性占第六位。2018 中国癌症统计报告显示,我国结直肠癌发病率、病死率在全部恶性肿瘤中分别位居第 3 及第 5 位,其中新发病例 37.6 万,死亡病例 19.1 万。其中,城市远高于农村,且结直肠癌的发病率上升显著。多数患者在确诊时已属于中晚期。

（一）宗旨

近 20 年来,结直肠癌的发病率在逐渐增加,发病年龄趋向老龄化。中国抗癌协会每年修订、发布结直肠癌诊疗指南。国家卫生健康委员会发布的《中国结直肠癌诊疗规范（2020年版）》对结直肠癌筛查、影像诊断、病理诊断、手术及全身治疗等方面进行了规范。为发挥康复护理在促进结直肠癌患者早期康复中的作用,中国康复医学会康复会护理专业委员会特组织专家制订《结直肠癌术后康复护理指南》,旨在进一步规范结直肠癌康复护理要点、流程、技术,为临床护士提供实践指导。

（二）目标

如何提高结直肠癌患者的生活质量已经成为全球关注的问题,结直肠癌术后康复护理在其中发挥着重要作用。制定本指南的目标在于为我国临床护士开展结直肠癌术后康复护理提供参考与指导意见,促进患者对其生存环境的再适应和达到最大程度的康复;保证患者营养,指导患者养成良好的饮食习惯;加强造口的护理,预防并发症;做好患者的心理护理,帮助患者减轻痛苦、缓解症状和疼痛,学会自我护理,从而提高生命质量。

二、基础知识

（一）定义

大肠包括结肠和直肠部分,其中结肠的生理功能主要为吸收水分,直肠的生理功能主要在于协调控制大便的排出。结直肠癌指大肠黏膜上皮细胞在环境或遗传等多种致癌因素作用下发生的恶性病变,预后不良,病死率较高,是我国常见的恶性肿瘤之一。

（二）病因

结直肠癌的病因，至今尚未明了，但已知与下列因素可能有关。

1. 遗传因素　结直肠癌患病风险在普通人群中为 1/50；患者如有第一代亲患癌，其危险性增加 3 倍，为 1/17；一代亲中如有 2 人患癌，则升至 1/6。家族遗传性结肠癌比直肠癌更为常见。

2. 饮食因素　一般认为高动物蛋白、高脂肪和低纤维饮食是大肠癌高发的因素。进食脂肪多，胆汁分泌增多，胆酸分解物亦随之增多，肠内厌氧菌酶活性也增高，使肠内致癌原、促癌原形成增加，导致大肠癌发生。

3. 大肠非癌性疾患　如慢性溃疡性结肠炎、息肉病、腺瘤等。溃疡样结肠炎、结肠多发性息肉、腺瘤可以癌变。

4. 寄生虫病　我国资料表明，有 10.8% ~ 14.5% 晚期血吸虫病并发肠癌。在埃及，大肠癌合并曼氏血吸虫病的占 12.5% ~ 17.34%。

（三）临床表现

早期结直肠癌可无明显症状，病情发展到一定程度可出现下列症状：

1. 排便习惯改变。

2. 大便性状改变（变细、血便、黏液便等）。

3. 腹痛或腹部不适。

4. 腹部肿块。

5. 肠梗阻相关症状。

6. 全身症状，如贫血、消瘦、乏力、低热等。

（四）分型

1. 临床类型

（1）隆起型：凡肿瘤的主体向肠腔内突出者，均属此型。

（2）溃疡型：肿瘤形成深达或贯穿肌层的溃疡者，均属此型。

（3）浸润型：肿瘤向肠壁各层弥漫浸润，使局部肠壁增厚，但表面常无明显溃疡或隆起。

2. 组织学类型　①腺癌，非特殊型。②腺癌，特殊型，包括黏液腺癌、印戒细胞癌、锯齿状腺癌、微乳头状腺癌、髓样癌、筛状粉刺型腺癌。③腺鳞癌。④鳞癌。⑤梭形细胞癌 / 肉瘤样癌。⑥未分化癌。

三、康复治疗

常用的直肠癌手术方式包括：①直肠肠管完全切除及永久性人工肛门手术。②保留排便控制机能的直肠切除术。肿瘤手术只是切除了肿瘤，身体的恢复需要整体的康复。结直肠癌根治术后通常要做结肠造口，造口部位均在腹部，可以为暂时性或永久性，分泌物排出时没有括约肌的控制。康复治疗包括以下几方面。

（一）心理康复

结直肠癌造口术对患者的打击是双重的：一方面来自癌症本身；另一方面来自原有排便方式及功能的改变。患者需要多方面的关爱及指导，以促使结直肠癌造口术后的康复能顺利开展。结肠造口手术中，大部分是直肠癌或肛管患者，需要做永久性结肠造口,术后患者在生理和心理上遇到重创。同时直肠癌患者施行肠造口术后,因不能自主控制排便和排气,给患者生活带来诸多不便。要做好心理康复,使患者面对现实,早日康复。

(二)营养康复

肠肿瘤患者由于疾病本身或手术、造口、放化疗等原因,部分患者可能发生肠功能紊乱,出现肠梗阻、便秘、腹泻、腹胀腹痛、贫血等症状,影响患者的饮食和营养状况。此时,通过调整饮食结构,口服补充肠内营养制剂,必要时(肠梗阻)给予静脉营养支持,药物治疗等手段可以帮助患者改善营养状况,提高患者对治疗的耐受性,并帮助患者早日康复。

(三)运动康复

1. 缩肛训练　直肠癌保肛手术后因吻合口位置低,影响患者肛门括约肌的收缩,导致术后排便次数增多,每日可达 20 ~ 30 次。手术后早期,因吻合口未完全愈合,过早收缩肛门易引起吻合口漏。一般在手术后 1 个月,吻合口愈合后可进行收缩肛门训练。吸气时收缩肛门,呼气时放松,2 次 /d,每次 100 下。

2. 体能训练　通过有氧训练、耐力训练、抗阻训练提高体能、心肺功能。

(四)性生活恢复

患者术后由于排便习惯和形体的改变,部分患者常常视自己不正常,从而拒绝性生活,拒绝配偶的要求,造成家庭的不稳定,自身内分泌的失调,不利于身心康复。

1. 针对性功能障碍实施心理和行为治疗,结直肠癌术后因损伤了不同的神经纤维,会出现不同的性功能障碍。主要表现为阳痿和不能射精,手术后的应激状态,手术创伤,手术后排便习惯和形体的改变等,思想压力也可引起性功能障碍。

2. 成功的治疗需要包括心理和行为两方面。性行为需要多种活动能力协调并能产生欣快感反应。性感觉是性欲通过性行为在自我认知情况下的一种表现。康复健康教育和积极的鼓励,通常会使患者去试验并获得性活动的快感。

3. 患者术后 3 ~ 6 个月,体力恢复后,可以享受正常性生活。造口者性生活前应检查造口袋的密闭性,排空或更换造口袋。鼓励患者在性交过程中尝试各种不同姿势,选择最舒适、最适合他们的方式。因手术引起性功能障碍者应从速就医。

(五)社会康复

佩戴造口袋者宜穿宽松衣服,做好造口袋的护理,完全可以恢复正常社会活动、人际交往与工作。较远途外出时不要吃喝生冷食物与饮料,适量的运动训练对于提高患者的生活活动、工作以及学习能力均有重要作用。

四、康复护理策略

(一)康复评定

1. 一般情况评定　了解患者的年龄、文化程度、婚姻状况、职业情况、生命体征、精神、睡眠、皮肤、疾病史、家族史、遗传史、过敏史、患者手术的过程等。

2. 专科护理评定

(1)对患者的日常生活活动能力、人工肛门、营养状况等进行评估,了解患者的功能障碍情况。

(2)直肠指检:75% 的直肠癌可通过直肠指检触及。

（3）内窥镜、CT、MRI等专科检查。

（4）结直肠癌患者在诊断时、治疗前、评价疗效、随访时必须检测外周血CEA、CA19-9。

3. 心理社会评定　评估患者对疾病的了解程度。评估患者的心理状态、人际关系与环境适应能力，了解有无抑郁、焦虑、恐惧等心理障碍。评估患者的社会支持系统是否健全有效。

（二）康复护理策略

1. 术前预康复护理策略

（1）术前宣教：针对不同患者，采用宣传册、多媒体等形式重点介绍围手术期相关事项，术后快速康复的方法，做好心理护理，消除患者紧张及焦虑；指导患者疼痛的评估方法，做好疼痛管理的宣教；讲解ERAS的理念，鼓励患者术后早期离床康复。

（2）术前对瘘口部位的选择：术前应考虑到术后造口是否会被腹壁皱褶所阻挡而致患者视线不可及，不易护理。检查造口皮肤有无瘢痕或其他异常，认真选择腹壁造瘘口的部位。

（3）指导术后如何对造口自我护理的方法及注意事项。

（4）指导适宜人工肛门的特殊饮食。

2. 术后康复护理策略

（1）术后排便功能训练：术后开始进食后即要教育患者注意养成每天定时排便的习惯。参考患者过去排便的习惯时间，每天定时灌肠，一般经7～10天即可建立起每天定时排便1～2次的习惯。

（2）排尿功能训练：结直肠癌患者术后排尿功能变化多为尿潴留，多发生于直肠手术后，发生率男多于女，一般术后数日恢复。术后膀胱位置的改变，肌肉、盆腔神经的损伤是引起尿潴留的主要原因，切口疼痛，不适应平卧排尿等可导致暂时的排尿困难。盆神经损伤引起的尿潴留的特点是膀胱对温度、充盈、膨胀没感觉。

1）体位及切口疼痛引起的尿潴留：在直立和疼痛缓解后可自动恢复排尿。

2）神经系统损伤所引起的尿潴留：可通过早期留置尿管、药物、间歇性导尿术、膀胱功能训练促进膀胱功能恢复，治疗尿潴留的同时应预防尿路感染。

（3）术后饮食指导

1）术后饮食的调整：术后初期不吃含纤维素多的食物，以防粪便的量和次数过多，以后参照粪便的性状调节饮食品种，选用高蛋白、高热量、低脂肪、对肠道刺激少的细软食物，使粪便呈软便状，防止粪便过稀或干秘嵌塞。

2）不吃产气多的食物：手术后早期避免喝牛奶、豆浆及甜流质，防止术后腹胀。不吸烟，不嚼口香糖，防止过多的气体进入胃肠道。

3）营养调整：均衡膳食，荤素搭配，健康烹饪，少量多餐，合理补充营养品。

4）康复出院后注意膳食健康：食材新鲜，用炖或煮等的烹饪方法，不吃咸肉、火腿、香肠、咸鱼及熏制食物。多吃含维生素高、脂肪低的食物。

（4）造口的康复护理

1）术后注意观察造口的血运及有无回缩等情况。

2）术后造口护理指导。

术后1～2天：①观察和评估造口及周围皮肤；②排放排泄物或更换造口袋；③指导患

者及家人观看换袋过程。

术后 3 ~ 4 天：①指导患者及家人观看换袋过程；②鼓励患者观看和触摸造口。

术后 5 ~ 8 天：①指导患者及家人参与换袋过程；②介绍防止造口袋渗漏的方法。

术后 9 ~ 10 天：①指导患者及家人换袋技能，并给与纠正；②提供生活指导；③为患者选择造口用品提供专业意见。

（5）锻炼和运动：造口术后不妨碍适当的锻炼和运动，早期建议从散步开始，逐渐增加活动量。避免屏气、举重、剧烈活动。活动时可佩戴造口腹带，预防造口旁疝的发生。

（6）心理康复护理：肿瘤的切除只是身体的康复，完全康复还包括心理的康复。做好心理康复护理，使患者在手术后能较快调整好自己的心态，积极配合治疗；同时要求患者有思想负担要及时找医师、护士或家属沟通。出院后可参加癌症俱乐部，多参加一些社会活动，多结交一些乐观向上的病友，相互鼓励，共同战胜病魔。

（三）常见并发症预防与处理

直肠癌造口手术患者常见的并发症有：造口缺血坏死、造口出血、造口水肿、造口皮肤黏膜分离、造口回缩等。

1. 造口缺血坏死，护理人员应该经常观察造口的血运，并选用透明的造口袋，方便观察造口。

2. 造口出血，如果出血过多可用云南白药外敷；如果属于小动脉出血，需要找出出血点，采用钳夹的方式进行止血。

3. 造口皮肤黏膜分离，护理人员首先要判断分离程度，判断的方法是先清洁造口周围，然后用蘸有生理盐水的棉签探查，根据分离程度采取不同的处理措施。如果分离程度较浅，可用防漏膏填充，并将造口袋粘好；分离程度深时，用藻酸盐敷料填充，必要时定期扩肛。

4. 结肠造瘘口有便秘和腹泻两种情况，对于便秘者可以多饮流质，或采用缓泻剂在冲洗前 8h 服用，一般不主张应用大便软化剂；对于腹泻者可以减少饮水，或停用引起腹泻的所有药物。

（四）健康教育与随访

1. 造口康复护理注意事项教育

（1）保持造口清洁、干燥，每天更换粪袋后要用温水将造口洗净、擦干，以免粪便刺激皮肤。

（2）发现造口周围皮肤糜烂、湿疹、感染；或造口黏膜与皮肤分离，发生出血、溃疡、脱垂、瘘管、退缩等异常现象时应及时处理。

（3）为防止造口周围瘢痕挛缩，发生造口狭窄，自术后 1 ~ 2 周起，示指戴指套，外涂液体石蜡，伸入造口进行探查扩张，使造口直径保持于 2.5cm 左右，每周扩张 1 次，持续 2 ~ 3 个月。

（4）造口周围的皮肤可以用清水或生理盐水进行清洗，不可用酒精，碘酒或过氧化氢溶液等强刺激性液体进行清洗。

2. 造口术后的生活指导　肠造口术后患者将面临新的排便方式，大部分患者术后早期不习惯，甚至产生困惑。他们需要更多的专业指导，以帮助他们尽快恢复正常的生活。

（1）衣着：患者术后避免穿紧身衣，以免压迫造口黏膜，引起黏膜损伤及排泄物排出，腰带不宜扎在造口上，建议穿高腰、宽松的衣裤或背带裤。

（2）饮食：注意饮食卫生，选择新鲜食品，忌油腻，防止发生腹泻时给造口护理带来不便；定量进食，防止暴饮暴食，粪便量与进食量有一定关系。应尽量通过膳食调理补充营养。注意饮食卫生，防止肠道感染。

（3）沐浴：患者术后忌盆浴，提倡淋浴。初次沐浴者应选择在更换造口袋之前。检查造口袋粘贴是否牢靠，排空造口袋内排泄物，在底板的上、左、右侧贴防水胶布。沐浴时禁用热水龙头直接冲在造口袋上，水温不宜过高，为了避免视觉刺激，沐浴时可在造口袋处扎一个小围兜。

（4）工作：造口术后随着体力的恢复，患者已掌握自我护理的方法，可恢复工作。工作中避免持续抬举重物，术后1年内避免重体力劳动。

（5）旅游：患者术后体力恢复后，可以外出旅游。初次旅游时应选择距离近的地方，以后逐步增加行程；选择使用方便的一件式造口袋；造口用品应放在随身行李中；自备水一瓶可在意外事件时冲洗用；外出前将造口袋排空；每到一个地方应处理造口袋；造口灌洗者可继续灌洗；旅途中注意饮食卫生，防止腹泻。

3. 定期随访

（1）病史和体检及 CEA、CA19-9 监测，每 3 个月 1 次，共 2 年，然后每 6 个月 1 次，总共 5 年，5 年后每年 1 次。

（2）胸腹部、盆腔 CT 或 MRI 每半年 1 次，共 2 年，然后每年 1 次，共 5 年。

（3）术后 1 年内行肠镜检查，如有异常，1 年内复查；如未见息肉，3 年内复查；然后 5 年 1 次，随诊检查出现的结直肠腺瘤均推荐切除。

（4）术前肠镜未完成全结肠检查，建议术后 3 ~ 6 个月行肠镜检查。

五、康复护理技术

（一）造口袋更换技术

撕除底板→清洁皮肤及造口→评估造口及皮肤→测量造口大小→裁剪底板→擦干皮肤→洒护肤粉→涂防漏膏→撕粘贴纸→贴底板→扣造口袋→夹夹子。

（二）教会患者人工肛门的自我护理技术

指导患者学会人工肛门的自我护理，并逐渐掌握规律。

1. 要求患者穿宽松肥大、不束腰带的裤子，以隐蔽所佩戴的肛袋。

2. 正确使用造口袋，造口处保持清洁，定时清洁消毒，防止出现造口周围皮肤糜烂、肠黏膜出血等并发症。

3. 定期造口扩张　指导患者带上手套，定期做造口扩张，以防止狭窄而造成排便不畅。

（三）运动指导

适当进行运动锻炼（如步行，太极拳等）以增强体质，6 周内不要提举超过 6kg 的重物。

（郑彩娥　温贤秀）

参 考 文 献

［1］中华人民共和国国家卫生健康委员会.中国结直肠癌诊疗规范（2020版）［J］.中华消化外科杂志，2020，19（6）：563-594.

［2］中华人民共和国国家卫生健康委员会.中国结直肠癌诊疗规范（2020年版）［J］.中华外科杂志，2020，58（8）：561-588.

［3］宋春燕，吴红艳，戴红梅，等.慢性疼痛门诊患者心理体验的现象学研究［J］.护理学杂质，2017.32（23）：81-84.

［4］中国加速康复外科专家组.中国加速康复外科围手术期管理专家共识（2016）［J］.中华外科护理杂志，2016，54（6）：413-418.

［5］梁廷波.加速康复外科理论与实践［M］.北京：人民卫生出版社，2018.

［6］Wainwright TW, Immins T, Middleton RG.Enhanced recovery after surgery（ERAS）and its applicability for major spine surgery［J］.Best Pract Res Clin Anaesthesiol, 2016, 30（1）：91-102.

［7］蒋芳.健康教育对腹泻患者心理状态、治疗依从性的影响［J］.中外医学研究，2018, 16（33）：96-98.

［8］郑彩娥，李秀云.康复护理技术操作规程［M］.北京：人民卫生出版社，2018.

第四节　子宫颈癌康复护理指南

一、概述

宫颈癌（carcinoma of cervix or cervical cancer）是最常见的妇科恶性肿瘤。原位癌高发年龄为30～35岁，浸润癌为45～55岁，近年来其发病有年轻化的趋势。近几十年宫颈细胞学筛查的普遍应用，使宫颈癌和癌前病变得以早期发现和治疗，宫颈癌的发病率和病死率已有明显下降。

（一）宗旨

目前宫颈癌的主要治疗方法有外科手术治疗、化学治疗（化疗）、放射治疗（放疗）、靶向治疗、免疫治疗等。根据临床分期、患者年龄、生育要求、全身情况、医疗技术水平及设备条件等综合考虑制订适当的个体化治疗方案。在各种治疗手段治疗疾病的同时，也可能引起一些不同程度的功能障碍，因此，系统的康复护理对宫颈癌患者的康复及生活质量的提高发挥着重要作用。中国康复医学会康复护理专业委员会组织专家制定《子宫颈癌康复护理指南》，旨在规范宫颈癌术后康复护理技术，为我国临床护士开展宫颈癌术后康复护理提供参考意见。

（二）目标

在全球宫颈癌诊治领域，以《美国国立综合癌症网络指南》即《NCCN指南》具有较高影响力。2021年，中国抗癌协会妇科肿瘤专业委员会发布了《子宫颈癌诊断与治疗指南（2021年版）》，2022年，国家卫生健康委员会发布了《宫颈癌诊疗指南（2022年版）》，指南规范了宫颈癌规范化诊治流程、诊断依据、诊断和鉴别诊断、治疗原则及治疗方案。此次制定《子宫颈癌康复护理指南》的目标是推广宫颈癌术后康复评估、治疗、护理新观念,使临床护士掌握宫颈癌康复护理理论、技能,帮助患者减轻痛苦、缓解症状、提高生活质量。

二、临床知识

(一)定义

宫颈癌是发生在子宫颈部位的恶性肿瘤,是女性生殖系统中最常见的恶性肿瘤。

(二)病因

1. **病毒感染** 高危型 HPV 持续感染是宫颈癌的主要危险因素。90% 以上的宫颈癌伴有高危型 HPV 感染。

2. **性行为及分娩** 多个性伴侣、初次性生活 <16 岁、初产年龄小、多孕多产等与宫颈癌发生密切相关。

3. **其他生物学因素** 沙眼衣原体、单纯疱疹病毒Ⅱ型、滴虫等病原体感染在高危 HPV 感染导致宫颈癌的发病过程中有协同作用。

4. **其他行为因素** 吸烟作为 HPV 感染的协同因素可以增加子宫颈癌的患病风险。另外,营养不良、卫生条件差也可影响疾病的发生。

(三)临床症状

1. **阴道流血** 早期表现为性交后或妇科检查后有少量出血,称为接触性出血。随着病情进展,可有月经间期或绝经后少量不规则出血。年轻患者也可出现经期延长、周期缩短,经量增多等;老年患者常出现绝经后不规则阴道流血。宫颈癌合并妊娠者常因阴道流血而就医。

2. **阴道排液** 多发生在阴道流血之后,有白色或血性排液,稀薄如水样或米泔样,并有腥臭味。晚期患者因癌细胞坏死继发感染时,则出现大量脓性或米汤样恶臭白带。

3. **疼痛** 多发生于中、晚期宫颈癌患者或合并感染者。常位于下腹、臀部、下肢或骶尾部。一侧或双侧下腹部的痉挛性、发作性疼痛,可为肿瘤压迫或浸润导致输尿管梗阻所致;肾区疼痛可为肾盂积液所致;下肢、臀、骶部疼痛,多为盆腔神经受肿瘤压迫或侵犯所致。

4. **泌尿道症状** 常为感染所致,患者出现尿频、尿急、尿痛等症状;随着病程的进展,肿瘤组织侵犯膀胱,出现血尿、脓尿,甚至膀胱阴道瘘。肿瘤组织侵犯主韧带,压迫或侵犯输尿管,可引起肾盂积水,最后导致尿毒症;少数晚期患者死于尿毒症。

5. **消化道症状** 当宫颈癌灶向主韧带、骶韧带扩展时,可压迫直肠,造成排便困难;肿瘤侵犯直肠,可产生血便、黏液便,甚至形成直肠阴道瘘。

6. **全身症状** 精神减退、乏力、发热、消瘦、贫血、水肿等。

三、康复治疗

康复治疗包括手术、放疗、化疗、免疫治疗等综合方案,目前手术和放疗为根治性治疗手段。治疗方法的选择取决于临床分期、病理分化程度、肿瘤大小等因素。

1. **手术治疗** 手术主要用于早期宫颈癌患者。常用式式有:全子宫切除术;次广泛全子宫切除术及盆腔淋巴结清扫术;广泛全子宫切除术及盆腔淋巴结清扫术;腹主动脉旁淋巴切除或取样。特别早期的可行宫颈锥形切除术或根治性宫颈切除术。根据患者不同分期选用不同的术式。

2. 放射治疗　适用于：①中晚期患者；②全身情况不适宜手术的早期患者；③宫颈大块病灶的术前放疗；④手术治疗后病理检查发现有高危因素，进行辅助治疗。

3. 化学药物治疗：目前化疗主要适用于早期局部病灶较大的初治患者、中晚期初治患者术前治疗和复发、转移患者的姑息治疗。

（1）新辅助化疗：对宫颈局部肿块肿瘤直径 >4cm、手术较难切除的患者，术前化疗可缩小肿瘤，提高手术切除率。

（2）同期放化疗：对于适合放疗的患者，加用适当化疗药物，可起到放射增敏的作用。

（3）辅助化疗：对于 CT 或 MRI 显示腹膜后淋巴结增大，不适宜进行手术的：存在转移的患者；手术证实腹膜后淋巴有转移及脉管有受累的患者，亦需补充化疗。

（4）姑息化疗：主要针对不适合手术或放疗的晚期和复发转移的患者，化疗可起到姑息作用。

4. 靶向治疗　贝伐珠单抗是血管内皮生长因子的单克隆抗体。VEGF 是已知的最强促血管生成因子。VEGF 通过与血管内皮上的受体结合，促进血管内皮细胞的增殖和迁移，增加血管通透性。贝伐珠单抗通过与 VEGF 的结合，阻断了 VEGF 与其受体的结合，无法促进肿瘤血管新生，进而抑制了肿瘤的生长。

四、康复护理策略

（一）康复评估

1. 一般评估　包括生命体征、病史、全身症状、骨骼健康、肺部症状、神经系统症状、胃肠道症状、泌尿生殖系统症状、内分泌系统症状、有无转移性疾病等。

2. 专科评估

（1）膀胱功能障碍评估：子宫广泛切除加盆腔淋巴结清扫术后，对盆腔自主神经破坏较大，常出现膀胱感知障碍和收缩功能障碍从而引起尿潴留。通过残余尿量的测定评估患者膀胱功能情况。

（2）性生活障碍评估：主要根据患者的主诉及问卷量表进行评估。常用的量表是女性性功能指数（female sexual function index，FSFI）。

（3）淋巴水肿程度评估：臂周长测评法（circumference measurement，CM）指的是使用卷尺测评双侧肢体不同点的周长，通过比对双侧肢体同一测评点的周长，或依据公式换算成体积，比较体积的差异。

3. 心理社会功能障碍评估

（1）社会心理评估：收集宫颈癌患者的情况，包括日常生活习惯、患者的不适症状、家庭经济条件和社会支持系统，及时发现抑郁症状。

（2）抑郁症状评估：可采用贝克抑郁自评量表（BDI），评定当前的心理状况。还可使用综合性医院焦虑抑郁量表（HAD）、抑郁自评量表（SDS）、汉密尔顿抑郁量表（HRSD）等。

（二）康复护理策略

1. 术前预康复护理

（1）术前心理准备：妇科手术涉及生殖器官的摘除和生育功能的丧失，使年轻患者思想负担颇大。多与患者交流和沟通,介绍手术的相关知识,了解患者的心理活动,做好心理护理。

(2)术前预康复训练指导:介绍术前功能训练和早期下床活动,做好相应指导。①指导患者术前练习深呼吸、有效咳嗽和翻身。②协助患者练习在床上使用便盆排尿,锻炼膀胱功能等。

2. 术后康复护理

(1)术后体位管理:根据麻醉方式和手术方式安置合适的体位,生命体征平稳后将床头抬高30°~45°,以低半卧位降低腹部伤口张力、减轻疼痛,利于呼吸和引流。

(2)术后切口护理:注意患者腹带松紧是否适宜,密切观察患者手术切口情况。

(3)导管护理:正确连接各种输液管、引流管和氧气管,注意固定,防止滑脱,保持通畅,注意观察引流液的颜色和量。术后留置尿管期间,保持尿管通畅,保持会阴部和导尿管清洁。根据患者病情尽早拔除留置尿管,恢复自主排尿。

(4)疼痛护理:分散患者注意力、改变体位、促进有效通气、解除腹胀等措施来缓解疼痛;落实患者疼痛评估,运用疼痛评估工具及时、准确、动态、全面评估患者疼痛状况,并落实预期性疼痛事件的预防。教会患者物理方法减轻疼痛,并按阶梯进行疼痛规范治疗,减轻患者痛苦,并及时评价止痛效果及预防和观察不良反应。

(5)术后饮食护理:手术当日禁食。待肠蠕动恢复,肛门排气后,给予流质饮食并逐渐过渡到半流质,待排便后给予普食。宜进食优质蛋白、高维生素、低脂肪、清淡易消化的食物,注意少食多餐,多饮水,保持大便通畅。

(6)心理康复护理:通过心理疏导加强与患者的沟通,分析其主要负面情绪,给予有针对性的心理干预。心理教育:按计划组织患者从事愉快的、有建设性的活动,如编织、散步等。放松疗法:通过指导患者分散注意力、引导想象、放松技巧等方法来减轻压力,舒缓情绪,改善睡眠。支持性干预:鼓励家属和社会对宫颈癌患者关心、支持,满足患者的情感需求。

3. 指导功能训练

(1)早期下床活动:术后卧床期间,每2小时翻身1次,指导床上活动四肢,以预防压疮和静脉血栓。病情稳定,尽早下床活动,以促进肠蠕动,防止肠粘连。

(2)盆底肌肉训练:①训练方法:可使用站、坐、卧3种体位的盆底肌锻炼,训练时下肢、腹部及臀部肌肉放松,自主收缩耻骨会阴及肛门括约肌。②手术前开始训练,持续时间和次数逐渐增加,直至拔除尿管。持续坚持训练3个月至半年,长期坚持训练效果更佳。③注意训练前后排空膀胱,运动时不要收缩双腿、腹部、臀部肌肉。

(3)膀胱功能训练:详见第三章第四节。

4. 化疗护理 正确选择静脉血管和穿刺方式,严防化疗药物外渗。熟练掌握化疗药物的作用机制、用法、用量、给药途径及其不良反应,密切观察患者用药后反应。使用止吐剂减轻胃肠道反应。保持营养均衡,避免单一饮食。监测血小板及白细胞变化,定期复查血常规。注意口腔护理,避免感染。

5. 放疗护理 腔外照射护理包括:做好患者的心理护理、监测患者生命体征、保护照射区域皮肤和对放疗不良反应进行护理。腔内照射护理措施有:治疗前做好心理护理、病情监测,进行阴道冲洗,嘱患者治疗前排空大小便,做好皮肤准备;治疗中熟悉机器性能、协助放置阴道宫颈施源管、正确摆放患者体位、进行病情观察、预防并发症;治疗后清点纱条、观察患者有无阴道流血和排尿困难、进行阴道冲洗。

（三）常见并发症预防与处理

1. 手术并发症

（1）外阴急性水肿：盆腔淋巴结清扫术后，淋巴回流障碍有时会造成外阴急性水肿，甚至出现下肢水肿，护士可遵医嘱用 50% 硫酸镁溶液湿敷；对下肢水肿者，应抬高下肢，避免下肢皮肤的破损及感染。

（2）膀胱功能异常：宫颈癌根治术中需分离输尿管和膀胱，故术后患者一般需留置导尿管，拔管后易出现尿潴留。预防措施：①留置尿管期间，指导多饮水，保持会阴部和导尿管清洁及尿管通畅。②术后第 2 日指导患者进行骨盆底肌肉群的训练，以强化膀胱外括约肌的张力。③注意体温变化。④尿管拔除后，指导患者饮水并观察患者排尿情况，不能排尿者和排尿后测得残余尿量大于 100ml 者需行间歇导尿。

2. 常见化疗并发症

（1）出血性膀胱炎：放疗期间如出现血尿或伴有尿频、尿急、下坠感等，必要时予口服止血药和抗感染药、补液，并鼓励患者多饮水，增加尿量，稀释代谢产物并使之迅速排出，减轻尿频、尿急、膀胱尿感强烈、血尿等症状。

（2）骨髓抑制：给予高蛋白、高热量富含维生素的饮食。按时查血常规，了解血常规动态变化趋势，根据病情，遵医嘱用药。严密观察病情的变化，防止消化道、脑、肺部出血。

（3）胃肠道反应：指导患者调整进食时间，进食清淡易消化、新鲜可口、含高蛋白、高维生素的食物。必要时遵医嘱给予止吐药。如有腹泻的患者，做好肛周护理。

（4）脱发和皮肤反应：做好心理护理，告诉患者脱发是暂时的，不要过分担心。建议佩戴假发以改善形象，增强治疗的信心。保持皮肤的清洁，用温水清洗，避免抓挠。

（四）健康教育与随访

1. 阴道冲洗　腔内照射治疗后 3～6 个月，根据患者情况每日阴道冲洗，防止阴道狭窄和粘连发生。

2. 健康教育　利用宣传册、幻灯片等向患者及家属进行适当的性健康教育，讲解生理知识，子宫切除术后仅丧失生育功能，不会影响性生活。鼓励夫妻双方加强情感交流，相互理解，术后 1 个月恢复性生活，术后 3 个月，可逐渐恢复正常。

3. 营养指导　参考欧洲抗癌协会《肿瘤预防手册》生活建议：①增加每日水果蔬菜摄入量及种类，限制动物脂肪的摄入。②多食粗谷物、豆类、坚果、根、块茎及大蕉，避免吃精制糖、红肉，脂肪限制在能量需要的 15% 以内。

4. 生活指导　保持心情愉快，合理安排休息和活动时间，保证日常生活和娱乐，避免剧烈运动和重体力劳动。注意营养，少吃辛辣食物。保持会阴清洁，养成良好的个人卫生习惯。出院后如有尿频、突发性血尿、大便伴脓血或下腹坠痛要及时来院检查。

5. 出院随访指导　告知患者出院随访的重要性，病情变化随时就诊。具体随访计划包括：

（1）第 1 年内出院后 1 个月行首次随访，以后每 2～3 个月复查 1 次。

（2）出院后第 2 年，每 3～6 个月复查 1 次。

（3）出院后第 3 年，每半年复查 1 次，出院后第 6 年开始，每年复查 1 次。

五、常用康复护理技术

（一）盆底肌功能训练技术

1. 盆底肌肉训练前准备

（1）训练前准备：排空膀胱、全身放松。

（2）评估：训练前、训练后分别评定患者日排尿次数、平均膀胱容量、最大排尿量、残余尿量、生存质量评分和国际下尿路症状（LUTS）评分等。

2. 盆底肌肉训练方法

（1）体位：坐位、站位、卧位。

（2）收缩部位：收缩及夹紧肛门口与尿道口（女性尿道口、阴道口），就像忍住大小便一样。收缩与放松肌肉各维持 5~10s。每日至少 5 次，每次 5~10 个。

（3）练习口诀：双膝分开前倾坐，想象正要坐起来；刻意收缩会阴口，努力维持到 10s；渐觉会阴有收缩，边做边数不闭气；12345678910，还原坐直松松腰；再来练习多一回，数到 5 回休息。

（二）间歇性导尿技术

1. 导尿时机及频率 不能排尿者和排尿后测得残余尿量大于 100ml 者需行间歇导尿。当每次残余尿量 < 100ml 时，可停止间歇导尿。

2. 操作程序 见第四章第五节。

（三）淋巴水肿系统减胀技术

1. 操作手法

（1）用原地划圈手法依次激活躯干的淋巴结。

（2）通过钟形技术、压送技术或两者相结合的手法将近端肢体的淋巴液引流至躯干淋巴结处。

（3）用原地划圈的手法激活肢体关节处的淋巴结。

（4）重复第二步。

（5）将手部、脚部（需要从远至近端按压跟）的淋巴液引流至近肢体，再向上重复第四步，直至送到躯干淋巴结处。

2. 操作原则 手法要轻，避免将淋巴管压扁影响回流，皮肤应有牵拉，手法操作时的施力方向应与淋巴流动方向一致，保证最大面积接触皮肤，先躯干后四肢，先远端再近端，先健侧再患侧，每一次轻柔按摩包括工作期和休息期，工作期至少 1s，每个部位重复 5~7 次。

（四）压力疗法技术

采用多层压力绷带对患肢进行加压包扎，包括：固位带，管状绷带，衬垫绷带，低弹性压力绷带。注意每次包扎完务必检查末端血液循环状况，并告知患者如若出现肢体指或趾末端发青、疼痛，则立即拆下绷带。根据患者自身情况也可选择压力袜套、压力衣、自粘式可调压力衣等，还可选择气压疗法进行辅助治疗。

（五）下肢淋巴水肿功能训练技术

运动包括：热身运动，深呼吸促进淋巴液回流；消肿锻炼：用不同速度原地踏步；上下肢同时活动，重复 20 次；活动踝关节，足趾着地，膝关节弯曲，多次重复；拉伸锻炼：弯曲小腿，拉伸腓肠肌群，仰卧上抬整腿拉伸大腿肌肉，小腿屈曲拉伸股直肌。

（朱世琼　郑彩娥）

参 考 文 献

［1］徐波,陆宇晗.肿瘤专科护理［M］.北京:人民卫生出版社,2018.

［2］杨宇飞.临床肿瘤康复［M］.北京:人民卫生出版社,2018.

［3］吴蓓雯,方琼,朱唯一.肿瘤专科护理学［M］.北京:人民卫生出版社,2016.

［4］中国抗癌协会妇科肿瘤专业委员会.中国常见妇科恶性肿瘤诊治指南［M］.重庆:重庆大学出版社,2019.

［5］刘丹,张兴平.妇产科护理学实训指导［M］.2版.南京:江苏科技出版社,2019.

［6］张盛苗,王言奎,陈龙.应用加速康复外科理念对腹腔镜下子宫广泛切除宫颈癌患者术后免疫功能影响研究［J］.中国实用妇女与产科杂志,2015,31(8):754-758.

［7］Miller DL,Helms GA,Mayfield WR.Digital Drainage System Reduces Hospitalization After Video-Assisted Thoracoscopic Surgery Lung Resection［J］.Annals of Thoracic Surgery,2016,102(3):955-961.

［8］石远凯,孙燕.临床肿瘤内科手册.［M］北京:人民卫生出版社,2017.

［9］郇环.宫颈癌患者术常见并发症护理［J］.现代医药卫生,2016,38(8):5432-5434.

第八章

精神心理康复护理指南

康复心理学是一门研究康复领域中有关心理问题的学科。它是与康复医学同时出现的一门医学心理学的分支学科,也是康复医学和心理学的交叉学科,把心理学的系统知识应用于康复医学的各个方面,主要研究伤、病、残者的心理现象,特别是心理因素对残疾的发生、发展和转归的作用等。康复心理学作为一门独立的学科越来越被人们所重视,它伴随康复医学而产生,随着社会的发展和残疾人事业的需要而在不断充实和发展。

康复护理是康复医学的重要组成部分,而心理康复护理(psychological nursing)又是康复护理的一个分支,面对由于不同原因所造成的心理疾患,心理康复护理者根据心理康复医疗计划要求,将康复心理学的基本理论应用于临床实践,与其他康复专业人员共同协作,对这类患者实施特殊的心理调试和护理,使患者摆脱心理困扰,提高生活质量,重新回归社会。

第一节　焦虑心理康复护理指南

一、概述

患者由于身体功能障碍、功能减退,无法适应社会生活,导致日常生活活动独立性下降,使其人际活动受限,因此他们感到孤独、无助,表现为全身不适、失眠、无助感和对情境的模糊感。高度焦虑不仅可以增加生理和心理上的痛苦,还会对康复产生不利的影响。

（一）宗旨

焦虑是身体用来提示你必须去做出一些行为来应对可能到来的危险或危机的一种功能性反应。轻度的焦虑状态对治疗疾病还有好处。但对于高度焦虑或持续性焦虑性反应的患者,应给予格外重视。在接触患者的时候要热情、主动、认真地进行护理,通过交谈了解患者焦虑的原因,采取各种心理干预给以解决。制定《焦虑心理康复护理指南》,旨在通过学习提高焦虑的识别水平,对不同年龄的患者有针对性地给予心理指导和护理,适应医院环境,建立良好的护患关系、病友关系。对有些检查和治疗方法给予简要介绍,让患者有一定的心理准备。

（二）目标

在心理康复中完全消除患者的焦虑是很困难的,但过度的焦虑或者是因为焦虑而烦恼、抑郁将影响身体健康,出现一系列过度的生理和心理反应,甚至于影响工作、学习和生活,必须进行调整和相应的治疗。《焦虑心理康复护理指南》列出了焦虑的临床基础及康复护理,指导临床护理人员学习和掌握焦虑心理的康复护理技术、常见并发症的处理预防和健康教育等,以期达到协助焦虑者缓解和康复,进一步促进全面康复。

二、基础知识

(一)定义

焦虑(anxiety),是个体对即将来临的、可能会造成危险或威胁的情境所产生的紧张、不安、忧虑、烦恼等不愉快的复杂情绪状态。它是一种普遍存在的现象,每个人在一生之中都要经历不同程度的焦虑。

焦虑障碍(anxiety disorders),即焦虑症,是一组以焦虑为主要临床症状的精神障碍,有主观和客观两方面表现。主观体验是焦虑情绪,客观表现有两方面,即运动性不安和自主神经功能紊乱。与正常的害怕或焦虑不同,焦虑障碍更为持久,通常持续 6 个月或以上。

(二)病因

焦虑障碍的确切发病因素目前还不是很清楚,可能主要包含以下几个方面。

1. 遗传因素　目前有部分证据证实焦虑症具有遗传因素。焦虑症一级亲属的发病率为 15%,而在一般人群中,男性为 3%,女性为 6%。对同卵双胞胎来说,如果其中一个患有焦虑症,另一个患焦虑症的概率为 31%~88%。

对于基因与焦虑症之间的关系,有研究发现,第 17 对染色体上有一个叫作 SERT(5- 羟色胺转化基因)的基因,它的功能是产生大脑神经递质。SERT 基因短的人,就更有可能患焦虑症。

2. 生物学因素

(1)5- 羟色胺(5-HT):5-HT 参与焦虑的产生,目前对焦虑障碍患者有两种解释,5-HT过多或缺乏。

(2)去甲肾上腺素(NE):研究表明,焦虑症患者的血浆 NE 浓度显著高于其他人群。

(3)γ- 氨基丁酸 / 苯二氮䓬类(GABA/BDZ):研究提示,焦虑障碍患者可能存在 GABA/BDZ 系统缺陷。

(4)下丘脑 - 垂体 - 肾上腺素轴(HPA 轴):焦虑障碍患者基础血浆 ACTH 水平较健康人水平高,皮质醇水平较低,存在 HPA 轴活动异常。

(5)脑源性神经营养因子(BDNF):实验证明,脑内 BDNF 浓度可能与焦虑有关。

(6)其他:有研究显示,乳酸盐静脉注射可引起惊恐发作。

3. 神经解剖学改变　研究表明,焦虑障碍患者可能是由于网状激活系统的活动失常引起的,但目前还很难判断焦虑障碍的产生是由大脑的哪些区域出现异常所致。

4. 神经电生理改变　许多研究表明,广泛性焦虑障碍患者的脑诱发电位及脑电图异常,尤其是脑电图的 α 节律异常。

5. 社会心理因素

(1)家庭环境和父母教养方式:不安全的依恋关系、父母精神病史、父母婚姻冲突,不良的父母教养方式(如拒绝、过度保护、忽视等)与焦虑障碍相关。父母的过度保护和焦虑是产生儿童分离焦虑障碍的原因之一。

(2)应激性生活事件及负性生活事件:焦虑障碍患者比一般人群遭受更多负性生活事件,涉及人际关系、婚姻、经济、工作等,如儿童期被虐待、父母婚姻冲突等。

(3)人格、个性及气质因素:焦虑障碍患者的人格特点涉及焦虑素质、神经质、情绪不稳定以及易于引发负性情绪的倾向等方面。某些个性古板、严肃、多愁善感、悲观、保守、敏感、孤僻者易患焦虑障碍。

（4）社会支持系统：社会支持水平越低，患者焦虑水平越高。

（三）临床主要症状

1. 焦虑情绪　焦虑障碍患者有明显的不愉快情绪，轻者感到紧张、不安，较重的患者会感到担心忧虑或害怕，最重的患者会感到恐惧或惊恐。

2. 运动性不安症状　轻者表现为紧张和不能放松，如不能静坐、搓手顿足、来回走动，可以见到眼睑、面肌或手指震颤。患者可有明显的焦虑表情，如双眉紧锁或面部紧绷，或出现全身肌肉紧张甚至僵硬。较重者会感到战栗或发抖。由于长时间肌肉紧张，可引起全身疼痛，尤以头痛、肩背痛、胸痛最为常见。头痛多为双侧，或者额部或枕部疼痛。

3. 自主神经活动增强症状　心前区不适、心悸、心跳加快、气促、呼吸困难或过度换气、窒息感、头昏、头晕、耳鸣、视力模糊、刺痛、出汗、面部发红或苍白、口干、吞咽梗阻感、胃部不适或恶心、痉挛感腹痛、腹泻、尿频等。

4. 警觉性增高症状　难以入睡、睡眠浅和易醒，也可以出现夜惊和噩梦。患者的注意力难以集中，对外界刺激过分敏感，尤其对光和声音很敏感，容易出现惊跳反应，很容易激惹，可因一点小事大发脾气。惊恐发作时，患者处于高度警觉状态。

（四）焦虑障碍分类

美国《精神障碍诊断与统计手册》（第五版）（简称 DSM-5）将焦虑障碍分为分离焦虑障碍、选择性缄默症、特定恐怖症、社交焦虑障碍（社交恐惧症）、惊恐障碍、广场恐怖症、广泛性焦虑障碍、物质/药物所致的焦虑障碍、由于其他躯体疾病所致的焦虑障碍、其他特定的焦虑障碍以及未特定的焦虑障碍共 11 类。

三、康复护理策略

（一）康复护理评定

1. 一般情况评定　如生命体征、营养状态、体位、日常生活活动能力、疼痛、认知功能、社会支持等。

2. 专科评定

（1）行为观察法：行为观察法是指在完全自然或接近自然的条件下，对个体的可观察行为进行有目的、有计划的观察记录。其目的是描述临床现象、评定心理活动、监测行为变化，提供客观依据。可观察行为包括眼神流露、面部表情、说话语气和语调、动作行为等。

（2）访谈技术：访谈技术是护士与患者所进行的有目的的会晤。访谈是心理评定收集资料的重要方法，也是护患沟通的必要技能，一方面可以了解患者的一般情况，建立起初步的护患关系，另一方面可以获得其他途径无法获得的信息。

3. 投射性心理测验——绘画心理评定　评定推荐参照《绘画心理治疗——对困难来访者的艺术治疗》，这些绘画指标包括画的结构和形态 2 个方面，结构涉及房子、树和人的位置、线条、大小、背景等，而形态则分别针对房子、树和人的特殊样式进行描绘。其中用以检测焦虑的绘画指标一共有 16 项。

4. 成人版焦虑相关评定量表

（1）常用普适性焦虑量表

1）焦虑视觉模拟量表（VAS）：为一条 10cm 长的线，焦虑评分范围为 0～100 分，从左至右，即以 0 ~ 100 分表示焦虑水平逐渐增高。量表可通过自评或访谈的方式完成，一次评定时间一般 < 1min。

2）汉密尔顿焦虑量表（HAMA）：用于评定神经症及其他患者的焦虑症状的严重程度，包括 14 个条目，每个条目评分标准 0 ~ 4 分，分别代表无症状、轻微、中等、较重、严重，总分超过 29 分为严重焦虑，21 ~ 29 分为肯定有明显焦虑，14 ~ 21 分为肯定有焦虑，7 ~ 14 分为可能有焦虑，7 分以下则没有焦虑症状。

3）贝克焦虑量表（BAI）：用于评定多种焦虑症状的严重程度，适用于 17 岁以上的成年人进行自评，能够准确反映个体主观感受到的焦虑程度，是目前最常用的焦虑自评量表之一。该量表有 21 个条目，采用 1 ~ 4 级计分方法，1 级表示无，4 级表示重度焦虑，得分越高说明焦虑水平越高。

4）焦虑自评量表（SAS）：用来分析患者的主观症状及感受，适用于有焦虑症状的成年人。SAS 主要评定依据为项目所定义的症状出现的频度，分为 4 级，15 个项目为正向评分、5 个项目反向评分，20 个项目得分相加得到粗分，乘以系数 1.25 后取整数部分即标准分。SAS 以 50 分为分界值，50 ~ 59 分为轻度焦虑，60 ~ 69 分为中度焦虑，70 分以上则为重度焦虑。

5）状态—特质焦虑量表（STAI）：量表由 2 个独立的自我评价量表组成，分别为状态焦虑量表和特质焦虑量表。量表共有 40 个项目，前 20 个项目评定状态焦虑，后 20 个项目评定特质焦虑，均为 4 级计分，1 为几乎没有，4 为几乎总是有，分正性情绪和负性情绪条目，正性情绪条目反向计分。得分越高，表明其焦虑水平越高。

6）中文版状态焦虑量表（CSAI）：用于评定应激状况下的状态焦虑。量表共有 20 个条目。评分方法为针对每一项进行 1 ~ 4 级评分，1 分 = 完全没有；2 分 = 有些；3 分 = 中等程度；4 分 = 非常明显。反向计分题目则按上述顺序依次评为 4、3、2、1 分。总分越高说明焦虑程度越明显。

7）焦虑敏感指数量表（第 3 版）（ASI-3）：共 18 个条目，包括 3 个分量表，即躯体关注、社会关注和认知关注，每个分量表有 6 个条目。每个条目采用 0（极少）~ 4（很多）4 级计分，在某个条目的得分越高，表明与所述情况越符合，其焦虑敏感水平越高。

（2）常用特异性焦虑量表

1）Sarason 考试焦虑量表（TAS）：共 37 个条目，涉及个体对于考试的态度、个体在考试前后的种种感受及身体紧张等，得分 12 分以下为较低水平，12 ~ 20 分为中等水平，20 分以上为较高水平。

2）医院焦虑抑郁量表（HADS）：应用于综合医院住院患者焦虑和抑郁水平的评定，包括焦虑、抑郁 2 个子量表，每个子量表由 7 个条目组成，共 14 个条目，各条目评分 0 ~ 3 分。焦虑、抑郁子量表分值判定：0 ~ 7 分为无焦虑、抑郁症状，8 ~ 10 分为可疑焦虑、抑郁症状，11 ~ 21 分为肯定存在焦虑、抑郁症状。

3）手术特质 - 状态焦虑量表（STOA）：用于评定手术相关特质和状态焦虑。STOA 由特质和状态手术焦虑 2 个分量表组成，各 10 个条目，此量表目前并没有被引进中国。

4）死亡焦虑量表（T-DAS）：属自评量表，包含情感、压力与痛苦、时间意识、认知 4 个维度，共 15 个条目，采用"是""否"回答，总分 0 ~ 15 分，分值越高表示死亡焦虑水平越严重，得分 ≥ 7 分为高死亡焦虑，< 7 分为低死亡焦虑。

5）交往焦虑量表（IAS）：用于评定独立于行为之外的主管社交焦虑体验的倾向，含有 15 个自陈条目,评分等级为 1～5 分,分别代表不符合到极其相符 5 个程度,得分越高,社交焦虑就越严重。

以上评定量表根据患者个体情况需要选择应用。

(二)康复护理策略

1. 分析焦虑的原因

(1)认同危机:有一些人因为自我认同感差,所以非常依赖外界的肯定,这就是我们所说的认同危机。事实上,一个平衡的心态,有利于对自己的处境进行客观的分析与评价,承认和欣赏自己所具有的,心平气和地看待自己所没有的。

(2)情绪直接来自于我们自己的想法:情绪直接来自于我们自己的想法、观念、态度和信念,很多人在面对困境时,都会耸耸肩,接受事实,然后积极地寻找解决办法;有的人则会被动地适应现状,不断地被沮丧和痛苦所折磨,产生习惯性焦虑。不同的思维方式和行为习惯,能够导致完全不同的生活状态,生活本身不会产生焦虑,焦虑是你自己想出来的。

(3)"杯弓蛇影":它所讽刺的就是那些胆小怕事的人。恐惧是一种正常的心理应激反应,它可以帮助人们提高警惕、规避危险,但是高频率、高强度以及对特定事物的特殊恐惧,只会给人的身心带来不必要的损伤。恐惧也是一种习惯性思维,随着我们接触越来越多可怕的事物,我们的焦虑情绪会逐渐累积,恐惧就会慢慢壮大,人们的恐惧是经过长期习得而来的,它通常有着高度的选择性。

(4)缺乏安全感:习惯性失眠、噩梦、过度忧虑、惶恐不安,这些难以摆脱的心理问题困扰着许多人。有些人总是莫名其妙地感到恐慌,甚至无法找到原因,但有一点是很明确的——他们缺乏安全感。缺乏安全感的人,对周围的一切事物都会产生怀疑,并会逐渐产生一些特定的思想和行为。

(5)压力感:工作 8h,就脑力活动来说,甚至消耗 12h 的脑力后的身体状况,于工作前无明显差异,这说明头脑是不会疲倦的,可到底是什么使你感到疲倦呢? 我们的疲倦感绝大部分来自于心理状况,生理产生的纯粹疲倦是很少见的。所以心烦意乱、神经紧张、情绪困扰才是引起疲倦的三大主因。

2. 康复护理措施

(1)建立强大的心理屏障,阻隔焦虑

1)培养积极情绪:做内心强大的人,养成理性思考的习惯,培养积极的情绪,能够有效地阻隔焦虑。积极情绪的人善于调整自己的情绪和心态,并不断地克服困难和战胜自我。

2)调整心情,重拾宁静:我们的内心只有在宁静的时候,才有足够的专注力来解决复杂重大的问题。

3)识不足则多虑:通过自我教育来丰富和发展自己的内心世界。自我教育的方式有很多种,包括读书、参加培训班、听讲座、听歌剧等。

4)过去的你不等于未来的你:认识到没有一个人的思维方式和行为模式是一成不变的,不变的是每个人的心理力量,如果你认为过去的失败注定了你明天的失败,那就意味着你的心理力量已经趋于负值了,需要调整你的心理力量。当下的自己还在成长,而不是已成定局。

(2)别和惊恐较劲——克莱尔·威克斯应对惊恐的"四步法"

1）正视不适症状——不要逃避：应对惊恐初期更有益处的态度应该是，"噢，这些感觉又来了，不过我的身体经受得起这些反应，也能控制它。我以前成功克服过，这次也一样。"

2）坦然接受正在发生的生理变化——不要和它较劲：让那些出现的症状（如心悸、胸闷、手足出汗、眼花等）顺其自然地发生和消失，不管这些生理反应多么不寻常或者让你多么不舒服，你都不要惊慌焦虑，只需要平静地关注这些生理变化就行了，这反倒会使你很迅速而轻松地度过惊恐阶段。

3）顺其自然而不是强行用你自己的方法：在遇到惊恐所产生的生理反应后，自己对自己说的话引起的恐惧称为次级恐惧，是可以用一些方法来消除的。

4）让时间带走惊恐：惊恐是由肾上腺素分泌徒然增多引起的。如果你能顺应这些生理变化，大部分的肾上腺素会在 3 ~ 4min 被代谢掉，所以惊恐发作的时间是很有限的，在大多数情况下，惊恐会很快达到高峰，然后在数分钟内消退。

（3）压力应对策略

1）腹式呼吸法、深呼吸和放松。

2）食用低刺激性和安全的食物，选择无污染的环境。

3）适度体育锻炼。

4）"迷你式休息"（5 ~ 10min 的休息）。

5）时间管理和睡眠管理（以适当的节奏来生活）。

6）社会支持和关联。

7）自我呵护、释放情绪、良好的人际沟通。

8）参与娱乐活动。

9）幽默感——恰到好处地对待事物。

10）建设性思维——对抗消极思维的能力。

11）转移——将自己从消极的偏见中转移出来的能力。

12）处理问题时的任务导向型（相对于任务反应型）方式。

13）容挫力——接受或妥善处理挫折的能力。

14）允许不明确——不以非黑即白的极端态度来看待事物的能力。

15）有牢固的目标或努力方向。

（4）全面康复计划

1）调整营养膳食并使用恰当的药物辅助。

2）每天积极锻炼。

3）每天练习放松或冥想。

4）改变自我对话，改变基本信念，以一种悠闲、放松的方式生活。

5）来自家庭与朋友的支持。

6）简化生活及环境以减轻压力。

（三）常见并发症预防与处理

1. 消化道症状　胃部绞痛、腹胀、便秘或腹泻。预防：为患者安排饮食，营养要均衡，进食种类应包括五谷杂粮、鱼肉蛋奶、蔬菜水果等，少吃多餐，避免暴饮暴食或进食无规律，从而减少患者胃肠道的负担。

2. 睡眠障碍　难以入睡或睡不安稳。预防：①在睡觉时不要急于入睡，这样反而会不断兴奋和紧张,加重失眠和焦虑。要放下思想包袱,坦然处之,能睡多久就睡多久。②配合心理医生,要找出失眠的具体原因,积极治疗,这样失眠问题才会迎刃而解。③生活要有规律,要注意劳逸结合;睡前用热水泡脚,按摩足底、手心,使情绪放松,忌饮咖啡、浓茶,忌烟酒等,避免长时间看书阅报和过度兴奋、忧愁。④可采取一些放松疗法,如听音乐、深呼吸等。喜怒有节,保持心情舒畅。⑤必须遵从医嘱服药,切忌滥用安眠药物,以免导致药物滥用与依赖。家属加强安眠药的监管,防止患者顿服导致意外。⑥目前有一些物理治疗方法可以改善睡眠,比如经颅微电流刺激治疗、睡眠治疗仪治疗、经颅磁刺激治疗等,可在医生指导下进行相关治疗。

3. 心血管类疾病　心慌、心悸、胸闷,严重者会引发心绞痛、高血压、心律不齐等病症。预防:①对这类患者要合理安排休息与活动,积极参加体育运动,调整自主神经功能,生活要有规律。②保证充足的休息和睡眠;要远离有刺激性的烟酒、浓茶、咖啡、辛辣食物等,这是因为刺激性食物能引起神经兴奋、心跳加速、心脏早搏等,反而加重病情,要求饮食上要清淡,如要便秘者可适当地吃通便的药物或是助消化的东西与药物。

4. 植物神经功能紊乱　常常表现为胸闷、心慌、胃痛、胃胀、呕吐、头痛头晕、视物模糊、四肢麻木,手脚心发热,周身皮肤发热等。预防:去除诱发因素,如精神刺激、紧张、过劳、饮用浓茶和咖啡等。改善环境,减少刺激。平时要培养合理健康的饮食习惯,平衡营养膳食;尽量多进行一些户外活动,多参加体育锻炼;培养良好的生活习惯,早睡早起,生活要有规律。调整心态、放松精神。要保持良好情绪,良好的情绪有利于神经系统与各器官、系统的协调统一,使机体的生理代谢处于最佳状态。同时可进行专业心理干预治疗,提高自己的心理应对能力。

(四)健康教育与随访

1. 关注心理层面

(1)对患者要有耐心,倾听患者主诉,鼓励患者有适度的情绪宣泄,帮助患者了解疾病、认识焦虑症不是器质性疾病,对人的生命没有直接威胁,消除其疑虑。

(2)鼓励患者表达焦虑、惊恐发作时的感受,与患者探讨处理焦虑、惊恐发作和相关情绪的方法。使患者对自己疾病特别是惊恐发作有正确的认识,从而减少焦虑抑郁。

(3)在患者躯体不适时,教会患者放松技术,与医生合作进行反馈治疗。

(4)反复强调患者的能力与优点,提高患者的自信心。

2. 健康行为与生活方式

(1)鼓励患者对生活和工作做出计划和安排,并能身体力行。

(2)协助患者及家属了解疾病知识,强化家庭功能,给予患者家庭支持。

(3)每日锻炼,采纳最必要的锻炼项目,并尽可能避免参加你不能感到放松的活动,同时戒酒,减少或停止糖和咖啡因的摄入。

(4)为患者安排简单、轻松的活动,要有趣味性,并能根据患者的兴趣、爱好及焦虑程度来调整活动内容。

(5)培养患者广泛的兴趣和爱好。使患者的关注点在兴趣和爱好,从而减少焦虑情绪。

3. 随访　为患者制订出院后康复护理计划,鼓励患者出院后 1 个月、3 个月、6 个月、1年、2 年进行随访,可采用书面随访、电话随访、微信公众平台及微信群随访、患者复诊、居家随访等形式,随访内容包含量表测评、健康教育等。

四、常用康复护理技术

(一)认知行为疗法(CBT)

认知行为疗法是治疗焦虑症最具经验支持的心理疗法,它包含认知疗法和行为疗法,两者既可独立实施,亦可结合起来进行。

1. 认知疗法　这种心理疗法是以认知论为理论基础发展而成的一类心理治疗方法的总称,20世纪六七十年代才得以迅速发展。它强调认知过程在决定行为中的重要作用,认为人类一切有目的的行为和一般情绪都由认知发动和维持,认知上的歪曲与局限,则导致情绪紊乱与适应不良。常用的治疗方法有:理性情绪疗法、贝克认知疗法、自我指导训练、应对技巧训练、隐匿示范、问题解决技术。

以贝克认知疗法(BCT)为例:BCT是一种以现在为中心、以问题为导向、主动和指导式的治疗方法,通过改变患者不合理的认知过程和错误的认知观念,从而达到改变患者不良情绪和不良行为的目的。具体方法是:运用分析技术,帮助来访者分辨以往经验或者思维中错误的、习惯化的认知观念,学会对自己的认知过程进行反省,学会识别、观察和监督自己的想法与假设,尤其是那些消极的自动想法,了解到认知对自己的情感和行为的影响,最终形成新的、正确的认知方式。

2. 行为疗法　又称行为矫正疗法,其种类繁多,但基本原则和治疗过程有以下相同点:①了解患者适应不良与异常行为或疾病产生的原因。②确定患者适应不良与行为异常的主要症状表现,确定治疗目标。③向患者说明治疗的目的和方法,使患者树立治愈疾病的信心。常见的行为疗法有:系统脱敏法、厌恶条件法、操作治疗、标记奖励、冲击疗法、阳性强化法、自我控制法、示范和群体心理治疗等。

以系统脱敏法为例:也称交互抑制法,是最早的行为疗法之一。实施步骤:①首先要患者学会放松;②将引起患者焦虑反应的具体情景按焦虑层次顺序排列;③把焦虑反应与肌肉放松技术相结合。当患者想象第一个焦虑层次时,同时放松肌肉,反复几次若不感到紧张焦虑,则进入下一个焦虑层次。如此渐进,直到消除最后一个焦虑层次。每一次治疗展现2~5个焦虑层次,15~30min。

(二)精神分析疗法

精神分析疗法(又称心理分析法)是由弗洛伊德(Sigmund Freud)创立的。具体做法是:让患者身心完全放松,鼓励其畅所欲言地谈出想到的任何事情,然后由治疗者加以分析和解释,直到治疗者和患者都认为找到病根为止。弗洛伊德认为导致精神性疾病的主要原因是本能欲望被阻抑在无意识中,得不到发泄。常用技术包括自由联想、梦的解析、阻抗的解释以及对移情的解释,通常完成一次分析需要几个月。

(三)运动疗法

大量的研究证明,运动可以缓解焦虑,特别是适度的有氧运动,比如快走、慢跑、太极、交谊舞等。运动的治疗作用有:可以让焦虑者的心思集中到另一件事上。能缓解肌肉紧张,能产生有镇静作用的化学反应,焦虑者可以根据自己的身体情况参考以下方式进行运动:

1. 选择运动项目　根据自己的喜好和兴趣来运动,易于让自己坚持下去。

2. 掌握好运动强度　中等强度的体育运动,即最高心率的 60%～75%,能够改善其情绪。

3. 把握好运动时间　中等强度的运动,每次至少要 20～30min。

4. 安排好运动频率　每周进行 3～5 次的锻炼,间歇进行,可以取得最佳的心理效果。

(四) 音乐疗法

现代研究已证实音乐疗法能改善患者的焦虑情绪,增强主动性,提高社交功能。焦虑者可以根据以下原则进行:

1. 根据不同情绪状态选择相应的音乐,比如用催眠的音乐使自己安静,再用可以唤起焦虑同感的音乐,使患者在音乐意境中找到问题所在,最后根据患者的病情、欣赏水平,用合适、轻慢的音乐进行干预。

2. 根据不同时间段选择不同的音乐,早上或上午,采用轻松活泼的音乐,可以使患者有一个好的精神。晚上用平和安静的音乐,利于休息和睡眠。

3. 注意治疗环境的选择,比如老年音乐治疗室,可以摆放古色古香的家具、盆栽植物,主要播放老歌、红歌等歌曲;中青年音乐治疗室则多播放流行音乐。

(五) 放松疗法

1. 放松　在任何克服焦虑的计划中,放松都是最基本的。研究证实,深度放松的好处有:①生理上减缓心率、减慢呼吸、降低血压、降低骨骼肌紧张度。②减少广泛性焦虑。③防止压力累积。④提高精力水平和工作效率。⑤提高注意力和记忆力。⑥减少失眠和缓解疲劳。⑦防止和/或减少因恐惧或焦虑引起的相关病症,例如高度紧张、偏头痛、头痛、哮喘、溃疡等。⑧增强自信,减少自责;⑨提高感觉的有效性。放松疗法的形式有腹式呼吸、平缓呼吸、渐进式肌肉放松训练、冥想、瑜伽等。

2. 渐进式　以肌肉放松疗法为例,通过对肌肉进行反复收缩、放松的循环对照训练,使个体掌握主动松弛过程,目的是诱导人体进入松弛状态。实施方法如下:①先使肌肉紧张,保持 5～7s,注意感受肌肉紧张时所产生的感觉,紧接着很快地使紧张的肌肉彻底放松,持续 15s 左右,并细心体察放松时肌肉有什么感觉。②当使一部分肌肉进行一张一弛的训练时,尽量使其他肌肉保持放松。③按照下列部位的顺序进行紧张和放松练习:优势的手、前臂和肱二头肌,非优势的手、前臂和肱二头肌,前额,眼,颈和咽喉部、肩背部(双臂向前、向后、耸肩),胸,上下腹,臀部,大腿,小腿(脚尖向上、脚尖向下),脚(内收外展)。④每部分肌肉一张一弛做两遍,然后对那些感到未彻底放松的肌肉,依照上述方法再行训练,注意配合呼吸。⑤养成每天 1 次的习惯。

3. 冥想　练习大纲:①找一个安静的环境。②减少肌肉的紧张程度。③以适当的坐姿坐下。需要将背部和颈部保持直立状态,但又不能有过于拉伸的感觉。④采用腹式呼吸,冥想 20～30min。初学者如果发现自己频繁分心,可以采用呼吸计数法,来使自己的注意力相对集中。⑤每天有规律地进行冥想练习,最好每天 2 次。⑥不要在疲劳或者饱腹的时候练习。⑦选择一个注意的焦点。通常是自己的呼吸或者一个指导语。

4. 瑜伽　瑜伽的姿势为提高适应性、柔韧性和放松感提供了一种有效的途径,可以一个人练习也可以小组练习。它与渐进式肌肉放松相似,使身体一段时间内保持一定的拉伸,然后放松。

（六）森田疗法

森田疗法的基本理念和精华是"顺其自然"的治疗原则。治疗分四期：

1. 绝对卧床期　5～7天，禁止会面、谈话、读书、吸烟等，除进食排便外绝对卧床。

2. 轻工作期　3～7天，仍禁止读书、交往，晚间卧床休息7～8h，白天到户外干轻活。

3. 重工作期　7天左右，做稍重一些劳动，如园艺、木工、割草。可以读书。

4. 出院准备期　1～2周的生活训练，根据需要外出从事复杂的实际生活，晚上回医院居住。并要求患者写日记，记述自己的病情变化和治疗体会。医生也要进行指导，以消除患者以前对病的臆断和误解，放弃对病的错误抗拒。

（七）营养疗法

研究表明，有些物质可以引发压力和焦虑，比如咖啡因、尼古丁、兴奋剂、防腐剂等。还有不良的饮食习惯也会造成焦虑，比如食用过量的食盐和含有激素的肉类、吃太快太多或边走边吃等。还有研究证明血糖过低也会加剧惊恐反应。

1. 对抗焦虑的饮食原则　①戒除以上提到的能引起焦虑的物质。②减少饮食中的加工制品。③少吃红肉和含有激素的其他肉类。④多吃谷类、绿色蔬菜和高纤维素的水果（比如苹果）。⑤每天至少喝1 350ml的矿泉水或纯净水。⑥尽量食用有机食物。⑦减少热量摄入，避免反式脂肪酸的摄入（比如油炸食物）。

2. 应对焦虑的物质　①维生素：维生素B和维生素C。②矿物质：钙、镁、硒、铬、铁、锌等，其中镁和锌与焦虑关系最密切。含镁量高的食物有小麦、糙米、大豆、坚果、绿色蔬菜和海藻等；含锌量高的食物有牡蛎、麦芽胚、牛肝、牛肉、南瓜子、花生等。③抗氧化剂（豆类、浆果类、苹果、核桃等）。④氨基酸（如血清素和 γ - 氨基丁酸），常用的食物有鸡肉、牛奶、南瓜子、大豆、杏仁、鸡蛋、桃、葡萄汁、麦片、绿茶等；⑤脂肪酸：DHA和EPA（来自野生鱼、家禽等）。

（梅　菁　袁小萍　朱小平）

参 考 文 献

［1］罗增让. 焦虑理论与诊断治疗策略［M］. 北京：人民出版社，2015.

［2］伯恩. 焦虑症与恐惧症手册［M］. 重庆：重庆大学出版社，2018.

［3］王彦芳. 焦虑障碍规范化诊疗及临床路径［M］. 北京：科学出版社，2017.

［4］Chen TR，Hsu JH. Letter to the editor regarding "Generalized anxiety disorder in urban China：prevalence，awareness，and disease burden"［J］. Affect. Disord，2019，244：241.

［5］张润琛，李华南，刘斯文，等. 中医疗法治疗广泛性焦虑症作用机制研究进展［J］. 中华中医药学刊，2017，35（12）：3015-3018.

［6］田彦英，杨东，DING Cody，等. 简版状态焦虑量表在大学生群体中的效度和信度［J］. 中国心理卫生杂志，2018，32（10）：886-888.

［7］Kim MA，Kim J，Kim EJ. Effects of rational emotive behavior therapy for senior nursing students on coping strategies and self-efficacy［J］. Nurse Education Today，2015，35（3）：456-460.

第二节 抑郁心理康复护理指南

一、概述

抑郁是一种以持续的情感低落、思维迟缓和思维内容障碍及意志活动减少为主的情感障碍。表现为情绪低落，痛苦忧伤，丧失了既往的生活乐趣，主动言语减少，声低且语速慢，内容简单；主动活动明显减少，回避社交，行动缓慢；自我评价过低，认为活着毫无意义，甚至产生悲观厌世和自杀念头。在临床绝大多数患者的抑郁状态属于反应性抑郁；部分患者的抑郁状态属于准备性抑郁。

（一）宗旨

抑郁是一种以情绪低落为主的精神状态，人一生之中各个年龄阶段都可能有过或轻或重抑郁情绪的主观体验，轻症者不治自愈，重症者可能产生自杀行为，可见抑郁的危害不容忽视。目前针对抑郁的诊断和治疗在国内外已经出版了众多书籍，但对于抑郁心理的康复护理这一板块有所欠缺。制定《抑郁心理康复护理指南》旨在让护理工作者掌握抑郁心理的知识及康复护理技能，进一步规范抑郁心理的康复护理行为，帮助患者减轻无效应对的症状和体征，鼓励及增加患者的自理活动，增加患者的社交功能。对严重的抑郁患者应请心理或精神科医生进行心理治疗或使用抗抑郁药。

（二）目标

《抑郁心理康复护理指南》列出了抑郁的临床基础及康复护理策略，指导护理人员评估患者的抑郁状态，为患者提供安全的环境，采取单独陪护、心理支持，防止患者自杀。目标是为临床护理工作者提供关于抑郁康复护理实践的新观点，为我国不同层级的护理人员开展抑郁心理康复护理提供参考与指导意见。

二、临床基础

（一）定义

抑郁情绪（depression）是和伤害、挫折相伴的一种正常的负性情绪，每一个人在生活中都曾经有过抑郁情绪，比如感到过哀伤、沮丧、悲观，被抛弃，甚至是绝望，但这种情绪持续时间不长，也不会对生活造成太大影响。

抑郁障碍（depression disorder），也称抑郁症，是情感性精神障碍的一种临床类型，以显著而持久的心境低落、精力下降且活动减少为主要特征，且心境低落与其处境不相称，临床表现可以从闷闷不乐到悲痛欲绝，甚至发生木僵，常伴焦虑症状，严重者可出现幻觉、妄想等精神病性症状。一般抑郁情绪持续超过 2 周，伴有社会功能受损，则可以被认为患有抑郁症。

（二）病因

抑郁障碍的确切发病因素目前还不是很清楚，一般认为抑郁障碍的发病是心理—社会—生物学因素综合作用的结果。

1. 生物化学因素

（1）遗传因素：目前多数学者认为抑郁障碍表现为多基因遗传方式。研究提示，抑郁症患者的亲属,尤其是一级亲属,罹患抑郁症的风险是一般人群的2~10倍。双生子的研究显示,抑郁症的遗传度约为37%。寄养子的研究发现,患病父母的亲生子女即使寄养到别处,其抑郁症的患病率与未寄养的子女接近。

(2)神经内分泌及免疫因素:精神压力和精神疾病能损害免疫系统功能,其发生机制可能与细胞因子的激活以及其他免疫系统的炎症介质有关。大量研究发现,生物胺与抑郁障碍关系较为密切,抑郁症患者的神经可塑性可能遭到了破坏。

(3)神经影像及电生理:新近神经影像学研究对抑郁症患者进行 CT、MRI、PET 等影像学检查发现,患者前额叶皮质与边缘系统各区域的连接以及这些连接的功能发生异常。此外神经电生理的研究成果显示,抑郁障碍患者睡眠脑电图(EEG)表现为总睡眠时间减少,觉醒次数增多,快速动眼睡眠(REM)潜伏期缩短。

(4)精神活性物质的滥用和依赖:调查发现,长期饮酒者有50%或以上的个体有抑郁障碍,此外,鸦片类药物、中枢兴奋剂、致幻剂、镇静催眠药物等的使用与抑郁障碍也有关联。

2. 心理及人格因素　研究认为,某些人格特征以及心理创伤是抑郁症的主要致病因素,表现为个体内在的因素。精神分析理论强调童年经历对成年期抑郁障碍的影响。如果母亲总不能满足儿童的欲望,会使儿童出现非安全型依恋,认为自己是没有价值的,不被他人所爱,别人是危险的或不可依赖的,这些因素都可能是儿童后来罹患抑郁的危险因素。而人格特征中,具有较为明显的焦虑、强迫、冲动和神经质等特质的个体易发生抑郁障碍。

3. 社会环境因素　研究发现,抑郁症发病与性别、年龄、种族、婚姻状况、社会阶层、经济状况及文化程度均有一定的关联。在世界范围内,一般认为女性的抑郁症患病是男性的两倍;低社会阶层、经济水平较低的人群、文化程度较低的人群患抑郁症的风险更高。除此之外,应激性生活事件,如丧偶、离婚、失业、严重躯体疾病等均可导致抑郁障碍的发生,而来自家庭成员、亲友、同事、组织和社区的精神上和物质上的帮助对抑郁症的发病有缓冲作用。

4. 躯体因素　躯体疾病,特别是慢性中枢神经系统疾病或其他慢性躯体疾病可能成为抑郁障碍发生的重要危险因素,比如恶性肿瘤、内分泌疾病(例如甲状腺功能减退、糖尿病)、心血管疾病(例如冠心病等)、神经系统疾病(例如脑卒中、帕金森病、癫痫)等。

(三)临床主要症状

抑郁障碍的临床症状主要分为核心症状、心理症状群以及躯体症状三大类。

1. 核心症状　情绪低落、兴趣缺乏、乐趣丧失。

2. 心理症状群

(1)焦虑。

(2)认知症状:表现为注意力和记忆力的下降,这类症状是可逆的。

(3)自责:表现为对自己既往的一些轻微过错痛加责备,过分贬低自己,严重者认为自己罪孽深重,达到罪恶妄想的程度。

(4)自杀观念和行为:半数左右的抑郁症患者会反复出现自杀观念。轻者觉得生活没意思,重者会觉得生不如死,希望毫无痛苦地死去,并主动寻找自杀的方法并反复寻求自杀。

(5)精神运动性迟滞或激越:迟滞患者在心理上表现为思维发动的迟缓和思维的缓慢,

在行为上表现为显著持久的抑制，临床上可见主动语言减少，语速明显减慢，声音低沉，对答困难严重者可达到木僵的程度。激越患者则与之相反，脑中反复思考一些没有目的的事情，思维内容无条理，大脑持续处于紧张状态，在行为上则表现为烦躁不安、紧张激越。

（6）精神病性症状：主要是妄想和幻觉。

（7）自知力：严重抑郁障碍患者（存在明显自杀倾向）自知力可能有所扭曲，缺乏对自己当前状态的清醒认识。

3. 躯体症状群　抑郁症患者常有诸多躯体症状，如精力缺乏、睡眠障碍、食欲降低、体重下降，抑郁情绪昼重夜轻，此外还有关于躯体各系统的症状。

（1）消化道症状：如恶心、呕吐、呃逆、吞气、腹痛及腹泻与便秘交替出现等。

（2）心血管系统症状：如头晕、心悸、心慌、心前区闭闷不适等。其中，心前区闭闷不适为最常见症状。

（3）疼痛症状：如头痛、肩背痛、胸前区痛、关节或四肢疼痛等。

（4）呼吸系统症状：如胸闷、气喘、呼吸不畅等。

（5）生殖系统症状：最多见的是性欲减退甚至缺乏。

（四）抑郁障碍分类

根据 DSM-5 对抑郁障碍的分类可知，抑郁障碍分为破坏性心境失调障碍、重度抑郁障碍、持续性抑郁障碍（恶劣心境）、经前期烦躁障碍、物质／药物所致的抑郁障碍、由于其他躯体疾病所致的抑郁障碍、其他特定的抑郁障碍和未特定的抑郁障碍共 8 种。

三、康复护理策略

（一）康复护理评定

1. 一般情况评定　如生命体征、营养状态、体位、日常生活活动能力、疼痛、认知功能、社会支持等。

2. 专科评定

（1）抑郁发作严重程度评定

1）轻度抑郁：是指具有至少 2 条典型症状，再加上至少 2 条其他症状，且患者的日常工作和社交活动有一定困难，患者的社会功能受到影响。

2）中度抑郁：是指具有至少 2 条典型症状，再加上至少 3 条（最好 4 条）其他症状，且患者工作、社交或家务活动有相当困难。

3）重度抑郁：是指 3 条典型症状都应存在，并加上至少 4 条其他症状，其中某些症状应达到严重的程度；症状极为严重或起病非常急骤时，依据不足 2 周的病程做出诊断也是合理的除了在极有限的范围内，几乎不可能继续进行社交、工作或家务活动。

做出诊断前，应明确排除器质性精神障碍、或精神活性物质和非成瘾物质所致的继发性抑郁障碍。

（2）常用的抑郁评定量表

1）汉密尔顿抑郁量表（HAMD）：属于他评量表，其原始量表包括 21 条题目。HAMD 的大部分项目采用 5 级评分（0~4 分），少数项目采用 0、1、2 分的 3 级评分法。病情越轻，总分越低。此量表可用于抑郁症、恶劣心境、抑郁障碍等疾病的抑郁症状测量。

2）蒙哥马利抑郁量表（MADRS）：共 10 个项目，取 0~6 的 7 级计分法。主要用于评定抗抑郁治疗的疗效。除其中第一项为观察项外,其余均为自我报告评定。

3)9条目简易患者健康问卷(PHQ-9):筛查用自评问卷,有9项条目,简单易操作。每项为5级评分(0~4分)。

4)抑郁自评量表(SDS):20条题目都按症状本身出现的程度分为4级。患者可根据自己的感觉,分别做出没有、很少时间有、大部分时间有或全部时间都有的反应。这个量表题目是平衡的,一半题目表现消极症状,另一半题目反映积极症状,很容易区分。

5)贝克忧郁量表(BDI):用于评定抑郁的量表,共有21项条目。每项为0~3分的4级评分。评定方法是向被试者读出条目,然后让被试者自己选择备选答案之一。

(二)康复护理策略

1. 分析抑郁的原因

(1)常见负性自动思维:负性自动思维是指在特定情境下自动呈现在意识中的想法,常常不经逻辑推理突然出现,稍纵即逝。大多数患者往往觉得这些想法很有道理,对其情绪影响甚大。常见负性自动思维有:

1)非此即彼:又称极端化或对立分割性思维,用两分法看待事物而不是将事物看作一个连续体。例如,"不成功,就是失败""不是好人,就是坏蛋"。

2)灾难化:消极地预测未来而不考虑其他的可能结局。例如,"考不上清华北大,我就彻底完了"。

3)不合格或打折扣:毫无理由地否认自己的积极经历、事迹或素质。例如"这次成绩好,是因为我运气好"。

4)情绪推理:因为感觉很强烈就认为某件事合乎现实,无视或轻视反面的证据,即将糟糕的情绪当作事实来看待,并以此决定自己的行为。如:"这个人让我不舒服,他一定是个不好的人。"

5)贴标签:给自己或别人贴上固定的大标签,不顾实际情况下结论。例如,"我的工作没有价值,我一钱不值"。

6)最大化或最小化:在评价自身、他人或一件事时不合理地夸大消极面或缩小积极面。例如:"数学得优是因为我的运气好,语文刚及格说明我有多笨,总之,我不是学习那块料。"

7)精神过滤:又称选择性注意。不看整体,仅将注意力集中于消极的细节上。

8)度人之心:以为自己能懂得别人的心思,将自己的推断当成事实,既不理会其他可能性。

9)以偏概全:以一件或几件事推断出一个全面的结论。例如,碰到了一个骗子,便认为天下到处都是骗子。

10)个性化:相信别人都是因为自己才消极行动,而不考虑其他更可能的解释。例如:"他看起来很不开心,一定是我影响了他。"

11)"应该"和"必须"陈述:抱有一些精确固定、刻板僵死的观念,用这些观念来约束自己和别人、认为自己和别人应该怎么做,高估了不这样做的严重后果。例如:"我必须做一个成功的人。"

12)管状视力:只看见事物的消极面。例如:"孩子的老师什么事也做不好,他教学工作迟钝、呆板。"

(2)抑郁的认知:认知三角对自己、世界和未来都持悲观消极的态度。①对自我的消极认知：把自己看成是有缺陷的、不能适应的或是被抛弃的人，并力图把自己的不愉快体验归因于假定的身体、精神或道德缺陷，甚至认为自己缺乏得到快乐或满足的品质。②对个人经历或周围世界的消极解释：把自己的经历看成是挫折不断，周围的世界可望而不可及，认为要达到自己的生活目标会遇到难以逾越的障碍，甚至认为自己与快乐无缘。③对未来或前途的悲观：认为自己目前的症状会无限期地存在下去，未来的生活对自己而言只有黑暗和痛苦。

（3）灾难性事件（反应性抑郁）：在面对突发疾病、亲人去世、地震伤亡等灾难性事件时，人们通常会出现焦虑、悲伤、抑郁等情绪。但是大部分人会随着时间的流逝，通过自我的调整或他人的帮助，逐渐去接受，或去做些改变而改善。但是还有一些人，将因为这些事件，并且在一定的遗传因素、神经生化因素、心理社会因素等综合因素作用的基础上，产生抑郁。

2. 康复护理措施

（1）自我心理康复

1）体会自己的感受：去感受情绪，让我们去真正认识自己的情绪状况，承认糟糕的事情发生了，并逐渐接受。

2）事出皆有因：当我们的情绪发生变化时，总能找到一些原因，为什么会让我们有这样的感受。如果不能改变，也不能回避，那么我们就去努力接受。

3）正念练习：有规律并专注的正念练习，能重塑大脑，这样就可以停止强迫性的焦虑的自我关注，重新调整情绪，体验到比以前更多的快乐。

4）照顾好自己：记录我们认为开心的事情；或者是关注一些小乐趣；做一些具有挑战的、需要高度集中注意力的事情；学会放松等。

5）培养亲密感：对我们的朋友和亲人敞开心扉，得到他们的爱和认同。

6）慷慨大度：可以参与一些慈善活动，做志愿者，既丰富生活，又可以体现价值。

（2）安排活动：抑郁患者往往存在一个恶性循环，心情越不好，越不愿意参加活动，不活动以后心情更差，更没有兴趣。所以，增加行为对抑郁的恢复有重要作用。所以我们要打破这个恶性循环。建立一个自己的活动储蓄罐，将以下"愉快事件列表"中可能让自己感到愉快的事写在纸条上，投进一个容器中，每天当你有30min空闲时，从容器中抽取一个去做，做完后，花一点时间去感受在活动中的感受。愉快事件列表：和朋友通电话；倾听大自然的声音；呼吸新鲜的空气；冥想；赤脚走路；哄宠物；和朋友共进午餐或喝杯茶；侍弄花草；沐浴阳光；睡一个懒觉；做我业余爱好的事；去公园散步；跟着音乐一起唱；读报；购物；制作小吃；做手工艺品；练习深呼吸；看一场电影；做一项运动等。

（3）疾病的自我管理

1）健康管理：定期门诊（急性期1~2周1次，巩固期2~4周1次，维持期4周1次，病情波动及时就诊）；遵医服药（听从专家意见，不擅自改变治疗方案）；定期体检。

2）资金管理：生活费用，学习培训费用，保健治疗费用（最好参加医疗保险），备用资金。

3）人际管理：积极处理人际问题，提高人际交往技能。

4）生活管理：制订每日活动记录表；任务分级；避免昼夜倒置、暴饮暴食、物质依赖等。

5）情绪管理：情绪日志，情绪评定，调节情绪。

6）危机管理：做好危机应对预案。

（4）建立自己的支持系统：制作一张应急卡（表8-2-1），万一情况超出了能控制的范围，将向下列个人或机构求助。

表8-2-1　应急卡

求助对象	姓名	联系信息
家人		电话：
朋友		电话：
医生		电话： 门诊时间：
热线电话		
其他		

（三）常见并发症的预防与处理

1. 自杀行为及预防

（1）家属的重视与支持：家属一定要认识并重视患者的心理状况，给予患者陪伴与支持，家属的陪伴、倾听、理解、帮助，对患者来说是最大的安慰。

（2）早期识别与干预：抑郁患者自杀前的征兆有：在较长时间的抑郁情绪后，突然变得很开心，且无任何理由，情绪突然显得非常冲动，易激惹；谈论死亡与自杀，表示想死的意念并留有遗嘱；常常发呆；有些患者会收集和储藏绳子、玻璃片、刀具等可用来自杀的物品。一旦发现以上情况一定要加强管理并及时送至专业医疗机构诊治。

（3）安全管理：家属加强对患者的安全保护，包括药物需由家属保管；家庭内的危险物品需妥善保存；尽量减少不良刺激；保证有规律的作息及充足的睡眠等。

（4）帮助患者：解决生活中的实际问题，与患者一起分析导致痛苦和自杀企图的原因，并尽力给予帮助。

（5）社区的支持与干预：充分利用社区支持系统，社区内需设置专门的活动场所，方便患者白天可以活动和与人交流。另外社区医护人员需定时到家庭进行随访，督促患者的生活以及服药治疗情况。

（6）签订安全契约：在建立良好护患关系的基础上，与患者签订安全契约，口头不伤害或不自杀协议对自杀患者行为的预防是有一定帮助的，告知患者当天有自杀冲动时，与工作人员联系并寻求帮助，在此协议中，医护人员与患者口头达成不自杀协议，给医疗及护理赢得了一定的时间。

2. 焦虑及预防详见第八章第一节。

3. 睡眠障碍及预防详见第八章第一节。

4. 思维迟缓、活动减少、记忆力减退预防　①适当参加体育锻炼、体力劳动和娱乐活动，如散步、逛街、跳舞等，做一些患者感兴趣且力所能及的活动，以患者不感觉疲劳为度。②鼓励患者多参加社会活动：可到社区、亲戚、朋友家串门，与他人沟通、交流，提高患者的社会交往能力。③参与一些学习活动：可看书、做手工、参加技能学习等，既丰富患者的生活又让患者学习一些技能，增强患者的愉悦感，也可帮助患者提高记忆力。④鼓励患者尽快恢复往常的工作和学习：让患者在疾病恢复期,尽快恢复往常的工作和学习,它可以使患者感受到恢复健康的喜悦与充实感。

5. 疲乏、心悸、胸闷等躯体症状及预防　可用分散注意力的方法缓解症状,如深呼吸、听轻松的音乐、想一些开心的事情等。

（四）健康教育与随访

1. 建立良好的社会支持系统,家属、亲朋好友以及单位领导要关心和帮助患者,解决患者生活和工作中的实际困难和问题,及时给予支持,提高患者应对能力,有效防范消极行为的发生。

2. 照顾者应关注患者的心理变化,保持与患者的积极沟通,包括耐心倾听,从患者的角度去思考,心理疏导等,有效舒缓患者的压力,调节患者的情绪。

3. 必要时坚持药物治疗,首次发病后一般要坚持用药治疗 2 年,如果是 2 次以上发病建议长期服药。

4. 当患者拒绝服药或出现哭泣、消极言行、睡眠差等行为表现时,及时就诊。

5. 培养良好的作息习惯,保证充足的睡眠。少食刺激性的食物,禁饮咖啡、茶、酒等。鼓励患者积极参加有兴趣的活动或者是有益身心的群体活动。

6. 定期心理治疗,得到心理治疗师的帮助,找到一个可以倾诉的地方,从而改善情绪状态,预防复发。

7. 家属加强患者的安全管理,包括危险物品的管理、药物由家属保管、定时定量督促患者服药、患者病情复发迹象的观察与处理等。

8. 督促患者生活自理,并做一些力所能及的事,家属不要过度照顾,促进患者社会功能的恢复。

9. 随访内容见焦虑康复护理指南。

四、常用康复护理技术

心理康复治疗（psychotherapy）又称精神康复治疗,是运用心理学的知识和技术,通过治疗者与被治疗者的相互作用,改善患者心理障碍的过程。心理治疗是通过用语言、表情、行为治疗患者的心理问题,通过运用解释、说服、支持、同情、相互理解等各种方法,改变患者的认知、信念、情感、态度、行为等,从而达到降低患者痛苦、改善患者心情的目的。其适用范围很广,而抑郁障碍患者的心理康复是非常重要的治疗手段和护理方法。常见有以下几种：

（一）支持性心理治疗

又称支持疗法、一般性心理治疗,是最基本的心理治疗技术,是相对于具有系统理论体系和方法程序的心理治疗而言的一般性的心理治疗方法,其通过诸如建议、劝告和鼓励等基本的方式来为患者提供心理支持,目的主要是舒缓消极情绪、提高对自身和环境的认识、鼓励积极行为、增强安全感和信心,故被称为支持性心理治疗。良好医患关系的建立是进行支持性心理治疗的第一要点,所以治疗师要了解患者存在的各种问题,了解家属对患者的态度,争取家庭和社会的共同支持与关心,同时恰当应用各种治疗技术,有效促进患者潜能和积极因素的发挥,通过其自身的因素发挥治疗作用,达到心理治疗的赋能作用。支持性心理治疗常用的技术包括共情、倾听、解释、鼓励、保证、指导、积极关注等。

（二）精神动力学治疗

是在经典的弗洛伊德精神分析治疗方式上逐步改良和发展起来的一类心理治疗方法，分为长程和短程两大类。针对抑郁障碍比较适合的方法是短程疗法，一般每周 1 次，共 10～20 次。在治疗结束前一般安排 2～3 个月的随访，其间逐步拉长会谈见面的间歇期。治疗师通过专业技术帮助患者认识其抑郁障碍的潜意识内容，从而能够自我控制情感症状和异常行为，同时能更好地处理一些应激性境遇。短程动力学心理治疗的实施要点：①在治疗师极少主动参与的前提下，让患者自由联想和自由畅谈。②通过谈话中的某些具体实例去发现线索和若干问题。③从中选择患者认可的某个需重点解决的焦点冲突。④动用治疗性医患关系的作用来解释患者的这类内心冲突。⑤在不依赖治疗师的条件下，通过最为简单的手段让患者自我感悟和沟通，对该问题的冲突达到新的认识，同时学会新的思考或情感表达方式。

（三）认知行为治疗（CBT）

CBT 是一组通过改变思维和行为的方法来改变不良认知，以消除不良情绪和行为的心理治疗方法，可分为认知疗法和行为疗法。详见第七章第一节第四部分。

（四）人际心理治疗（interpersonal psychotherapy，IPT）

该疗法强调人际关系和社会因素在抑郁障碍中的作用，打断抑郁障碍与人际关系之间的恶性循环，从而达到治疗的目的。治疗初期检查、了解患者的抑郁症状，评定和归类患者的人际关系问题，并建立良好的治疗性协作关系；中期主要是解决和处理与患者抑郁发作有关的人际关系问题；后期是帮助患者独立生活，学会自我应对挫折的能力。人际心理治疗所应用的技术并非专门的特殊技术，它们往往也是其他心理治疗方法所常采用的那些技术，如询问的技巧、情感的鼓励和疏泄等。比较具有代表性的人际心理治疗有婚姻治疗和家庭治疗。婚姻治疗（marital therapy）是以一对夫妻为治疗对象，侧重夫妻关系及婚姻问题处理的一类治疗方法。家庭治疗（family therapy）则是以家庭为基本单位，家庭成员共同参与作为治疗对象的一类治疗方法。

（五）森田疗法

详见第八章第一节。

（六）音乐疗法

音乐具有调节情绪的作用，旋律优美和谐的乐曲对于缓解抑郁和焦虑具有莫大的作用。聆听音乐时，脑外皮质神经元会受到良性的刺激，随后调节大脑边缘系统的情感中枢。这是一个系统的干预过程，在这个过程中，治疗师利用音乐体验的各种形式，以及在治疗过程中发展起来的，作为治疗动力的治疗关系来帮助被治疗者达到健康的目的。方法可以分为三种，即接受式的音乐治疗、再创造式音乐治疗和即兴演奏式音乐治疗。

（七）阅读治疗

指由受过专业训练的心理治疗师们负责开出治疗用的书单，提供指导性资料并安排读书计划。阅读治疗的干预水平可分为四个方面：智力的、社会的、行为的和情绪的。对于抑郁障碍患者的阅读治疗主要着重于情绪水平方面，可使读者不必冒险就获得许多经验，使患者能有信心讲出自己的问题，使被压抑的情感和体验进入意识之中、开通情绪和冲动表达的渠道、获得领悟，它也可为读者提供机会，以了解自己的动机和他人在特定情况下的动机，找到解决类似问题的办法，并促使读者去解决自己的问题。

（袁小萍　梅　菁　朱小平）

参 考 文 献

［1］苑杰,程淑英.抑郁新视界［M］.北京:人民卫生出版社,2018.

［2］张克让.抑郁障碍规范化诊疗及临床路径［M］.北京:科学出版社,2017.

［3］李文奇.破茧而出,走出抑郁［M］.杭州:浙江大学出版社,2017.

［4］张宝忠.综合医院抑郁障碍诊治策略［M］.北京:人民军医出版社,2016.

［5］刘端海,丁亚军.护理心理学［M］.武汉:华中科技大学出版社.2017.

［6］罗诚,王延军.实用心理康复手册［M］.昆明:云南科技出版社,2017.

［7］Richard O'Conner.走出抑郁——让药物和心理治疗更有效［M］.2版.张荣华,译.北京:中国轻工业出版社,2019.

［8］詹姆斯·S.戈登.抑郁症的非药物疗法.［M］.王鹏飞,主译.重庆:重庆大学出版社,2016.

［9］Murrough,JW,Perez AM,Pillemer S. et al.Rapid and longer-term antidepressant effects of repeated ketamine infusion in treatment-resistant major depression［J］.Biopsychiatry,2013,74(4):250-256.